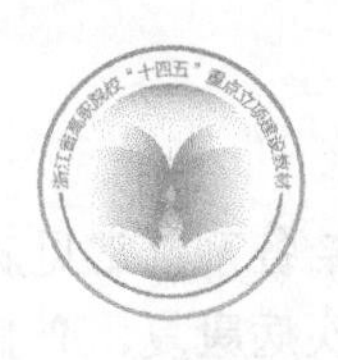

浙江省高职院校“十四五”重点立项建设教材

本教材获浙江特殊教育职业学院教材建设基金立项资助

常见疾病康复

黄 霞 主编

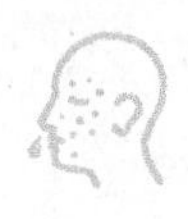
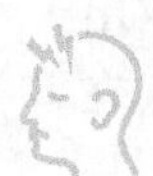
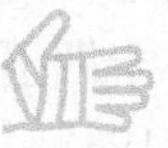

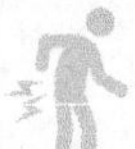

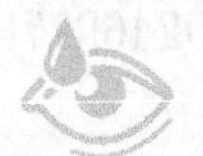

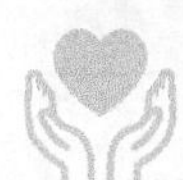
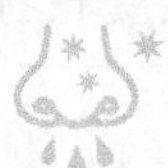

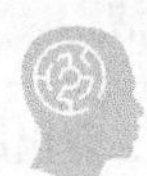
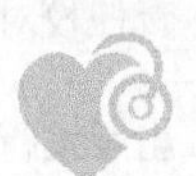

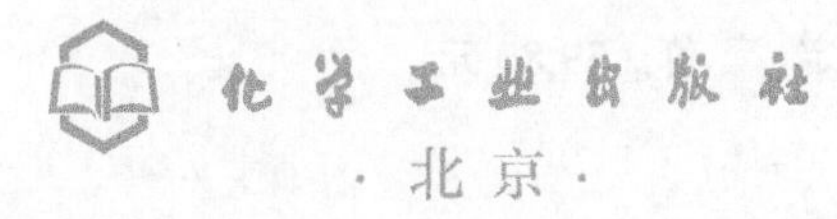

化学工业出版社

·北京·

内容简介

本教材以常见疾病为纲，以功能康复和症状缓解为本，总结各系统常见病的康复治疗重点、难点，内容涵盖神经精神疾病康复、骨骼肌肉疾病康复、心肺和代谢性疾病康复、其他疾病康复、继发疾病和并发症康复。

本教材除可作为康复治疗相关专业方向的教材外，还可作为康复治疗士（师）等相关职业资格考试的参考用书。

图书在版编目（CIP）数据

常见疾病康复 / 黄霞主编. -- 北京 : 化学工业出版社, 2024. 6. --（浙江省高职院校“十四五”重点立项建设教材）. -- ISBN 978-7-122-46119-3

Ⅰ. R49

中国国家版本馆 CIP 数据核字第 20246R77H2 号

责任编辑：张　蕾　　加工编辑：何　芳
责任校对：李露洁　　装帧设计：张　辉

出版发行：化学工业出版社
（北京市东城区青年湖南街 13 号　邮政编码 100011）
印　　装：北京科印技术咨询服务有限公司数码印刷分部
710mm×1000mm　1/16　印张 22　字数 442 千字
2024 年 11 月北京第 1 版第 1 次印刷

购书咨询：010-64518888　　售后服务：010-64518899
网　　址：http://www.cip.com.cn
凡购买本书，如有缺损质量问题，本社销售中心负责调换。

定　　价：59.80 元

编写人员

主　编　黄　霞

副主编　陆　统　叶祥明　邱建维

编　者（以姓氏汉语拼音为序）

何　凡（武警浙江省总队医院）

黄　霞（浙江特殊教育职业学院）

陆　统（浙江特殊教育职业学院）

牛森林（浙江大学医学院附属第二医院）

邱建维（浙江特殊教育职业学院）

吴　琳（浙江特殊教育职业学院）

杨　强（浙江特殊教育职业学院）

叶祥明（浙江省人民医院）

钟海平（浙江特殊教育职业学院）

主　审　赵健乐（杭州明州脑康康复医院）

前言

本教材以习近平新时代中国特色社会主义思想为指导，全面落实立德树人根本任务，立足浙江经济社会发展和职业教育特色，体现产教融合发展生态，以浙江省“两个高水平”和“重要窗口”建设培养高素质康复治疗技术专业人才为宗旨，不仅注重学生康复专业技能培养，同时注重学生人文素养和工匠精神的培养。

现代康复的核心思想是全面康复、整体康复，本教材结合临床康复工作实际情况，考虑到高职学生的特点，进行了如下调整：删除临床发病率较低的疾病，如脊髓灰质炎、多发性硬化症等；纳入临床日渐增多的疾病，如儿童孤独症、精神病等；面对日益严重的老龄化趋势，对一些老年疾病康复的篇幅有所增加；对临床最常见的，国家级、省级康复技能竞赛中经常要求的十余类疾病加强实践实训教学内容，同时附有课程简介、课程标准、实训指导等。做到既突出重点，又保证了知识体系的完整性、实用性、创新性。同时，本教材利用信息技术将纸质教材与数字资源相结合，学生可以通过扫描二维码实现教材内容与线上数字资源的融合对接，让学生学习方式多样化、学习内容形象化、学习时间灵活化，为学习理解、巩固知识提供全新的方式和体验，体现以学生为中心的教材建设理念。

本教材的编写紧紧围绕高等职业教育康复治疗技术专业的教学标准，结合临床需求，以岗位为导向、以就业为基础、以技能为核心、以服务为宗旨，努力打造“岗课赛证”相结合的综合育人教材。相信通过本教材学习，一定会对学生的职业素养、临床思维方式、专业技能水平等有全面的提升，为实习以及就业打下切合临床实际的坚实基础。

本教材主要适用于高等职业院校康复治疗技术专业学生教学、技能竞赛指导、康复治疗士（师）资格证考试，同时也可以作为康复医学工作者的参考用书。

本教材在编写过程中借鉴了康复医学界前辈和同行的学术成果，也得到各编者所在单位的大力支持。谨此表示衷心感谢！

由于编者水平所限，本书不足之处，望广大读者批评指正。

黄霞

2024 年 5 月

目　录

第一章 总论

学习目标

1. 掌握：疾病康复的基本概念、内容与目标。疾病康复的工作模式。
2. 熟悉：疾病康复在现代医学中的地位。康复治疗师的资格与职责。
3. 了解：疾病康复的临床思维方式及学习方法。

二维码 1-1 课程短片

二维码 1-2 疾病康复的内涵

第一节 概述

一、疾病康复的基本概念

疾病康复（disease rehabilitation）是综合采用各种康复治疗手段，根据临床各专科各类疾病所导致的功能障碍的特点，进行有针对性的康复医疗实践的学科。疾病康复学研究的主要对象是临床相关疾病所引起的功能障碍患者。由于功能障碍可以是潜在的，也可以是现存的、可逆的或不可逆的，可以在疾病之前出现、与疾病并存或成为疾病的后遗症，所以，疾病康复学涉及临床各个学科，它涵盖了临床各学科的知识，侧重康复医学的内容，形成了如骨科康复学、神经康复学、心脏病康复学、肿瘤康复学、老年病康复学、儿童康复学等专科康复学。

在现代医学体系中，保健医学、预防医学、治疗医学、康复医学都是必要的组成部分，它们相互联系形成一个统一体。康复医学针对功能障碍，是一个不断发展的新兴学科。早期，欧美国家有学者认为康复是临床治疗的延续，认为如果患者剩余的功能得不到很好的康复训练，就不能很好地生活和工作，也就意味着医疗工作并没有结束。20 世纪 80 年代以来，欧洲许多学者主张康复医学与临床治疗应相互渗透、紧密结合。康复医学不仅是临床治疗的延续，而且与临床治疗齐头并进，即从临床治疗的第一阶段就开始进行。比如在伤病的抢救期后，一旦生命体征稳定就应立即介入康复治疗，康复医学科医师和治疗师应及时地进行康复评定、制定并实施康复训练计划，以获得最大程度的功能恢复。

长期以来疾病康复最常见和最重要的适应证是神经系统疾病和骨关节肌肉疾病，但随着儿科疾病康复、老年病康复、心脑血管疾病康复、呼吸系统疾病康复、肿瘤康复和慢性疼痛康复等学科的逐步开展，疾病康复的适应证愈来愈多。

二、疾病康复的内容与目标

（一）疾病康复的内容

各系统疾病在所有阶段中，都应有康复的介入。康复介入得越早，结局越好。目前疾病康复涵盖了多个临床亚专业，如肌肉骨骼康复学、神经康复学、内外科疾病康复学等。本教材根据高等职业院校康复治疗技术专业的培养目标，主要介绍以下内容：神经精神疾病的康复、骨骼肌肉疾病的康复、心肺和代谢性疾病的康复、恶性肿瘤的康复、烧伤后康复及继发疾病与并发症的康复（慢性疼痛的康复、痉挛的康复、挛缩的康复、压疮的康复、吞咽障碍的康复以及盆底功能障碍性疾病的康复）。

（二）疾病康复的目标

疾病康复的最终目标是使病、伤、残患者通过功能的改善和（或）环境的改造而能重返社会成为对社会有用的人，重新参加社会生活，履行社会职责，成为自食其力、对社会有贡献的劳动者。有能力参加社会生活，是人类健康的重要标志之一。

三、疾病康复在现代医学中的地位

（一）康复医学与相关学科的关系

世界卫生组织（WHO）已将康复医学和保健医学、预防医学、临床医学并列为现代医学的四个领域。康复医学是一门新兴的跨科性学科，从医疗时间上看，康复医疗不再是临床医疗的延续，而应在伤病的急性期尽早与临床医疗同时进行。从医疗空间或范围上看，康复医学已深入临床治疗医学的各专科领域，形成了如骨科康复学、神经康复学、心脏病康复学、肿瘤康复学、老年病康复学等专科康复学。卫生医疗的方向和内涵从治病-救命的二维思维，发展为治病-救命-功能的三维思维，从原来的医学-生物学模式变为生物-心理-社会模式。功能的恢复越来越引起人们的关注。康复医学与临床医学的区别见表 1-1。

表 1-1 康复医学与临床医学的区别

区别点	康复医学	临床医学
治疗对象	功能障碍（病残的个体）	疾病（患病的个体）
治疗目的	以改善、代偿、替代的途径来提高功能，提高生活质量，回归社会	消除病因，逆转疾病的病理和病理生理过程
诊断方式	功能评定（按 ICF 分类）	疾病诊断（按 ICD-10 分类）
治疗方法	主动康复训练为主（物理治疗、作业治疗、言语治疗、假肢-矫形器治疗、心理治疗），辅以必要的药物、手术治疗	被动临床治疗为主（药物、手术治疗），辅以其他治疗
护理方式	自我护理和协同护理	替代护理
专业人员	康复小组（康复医师、康复治疗师、康复护士、康复工程人员、心理治疗师）	临床医疗小组（临床各科医生、护士、医技人员等）
患者地位	主动参与治疗	被动接受治疗
家属介入	需要家属直接介入	一般不需要家属直接介入

（二）疾病康复在现代医学中的地位

随着康复医学的发展，人们逐渐认识到身体功能在疾病发生发展中的重要性，对康复的认知，从康复是临床医疗后阶段的工作，转变为强调在疾病的早期及时将康复介入。当前临床上非常强调重症的早期康复，可以降低死亡率，减少 ICU 住院时间和总住院时间，降低医疗费用。重症患者由于介入康复，提高了身体功能水平，出院时的活动表现也得到改善。加速康复外科、强化康复等新的康复理念和治疗模式在骨折术后康复、肿瘤治疗、心肺康复等过程中取得了显著的效果，加快了疾病的恢复，减少了并发症，降低了医疗成本，死亡率和遗留的功能障碍问题也大幅度下降。

第二节 疾病康复的工作模式及康复治疗师资格职责

一、基本工作模式

二维码 1-3 疾病康复的工作模式

康复医学是一门综合性学科，涉及康复医学、医学工程学、社会学、心理学、生理学、病理学、教育学等多学科领域。人体本身是一个复杂的整体，产生的障碍基本上是多层面、多器官的。单一的学科方法无法全面解决临床障碍，在康复的临床工作中，更多强调加强多学科的协同，包括与临床学科的协同治疗。多学科协同的效果比单一专科或单一学科的方法带来的康复结局更加明显，尤其在肿瘤、心脏病等疾病的康复中，多学科协同康复起到非常重要的作用。

学科内合作是指在康复医学学科内各专业的合作，包括物理疗法、作业疗法、传统康复疗法、心理疗法、言语训练、假肢矫形器制作等不同专业。康复医学涉及的功能障碍和功能康复常常包括身体的、心理的、社会参与能力等多方面内容。因此，需要学科内多专业合作。如物理治疗师主要侧重运动功能康复；作业治疗师主要侧重双手功能及手眼协调功能训练、个体活动能力训练；言语治疗师侧重于语言交流沟通能力训练；假肢矫形器师设计装配假肢和矫形器等。因此，各专业之间团结协作，发挥本专业的技术专长，实现共同目标。

二、康复治疗团队成员

康复治疗团队成员是指参与康复治疗的所有人员，主要有康复医师、康复治疗师、康复护士、假肢及矫形器师、心理治疗师、社会工作者等，除此还包括患者及其他有影响的人员。康复治疗组成员均有其相应的任务，现介绍如下。

（一）康复医师

康复医师（rehabilitation physician，physiatrist）首先必须是合格的临床医师，然后经过系统的康复医学专业训练和考核并取得国家认可资格的专业医师。其任务主要是：接诊患者，采集病史及体格检查，进行临床诊断、功能测评，制订康复治疗计划，指导、监督、协调各部门康复治疗工作，负责领导本专业领域的康复医疗、科研、教学工作。

（二）物理治疗师

物理治疗师（physical therapist，physiotherapist，PT）是接受3～5年康复治疗技术专业教育，并取得国家认可资格的治疗师。主要负责肢体运动功能的评定和训练，特别是对神经肌肉、骨关节和心肺功能的评定与训练，经评定后制订和执行物理治疗计划。

（三）作业治疗师

作业治疗师（occupational therapist，OT）是接受3～5年康复治疗技术专业教育，并取得国家认可资格的治疗师。其职责主要是指导患者通过进行有目的的作业活动，恢复或改善生活自理、学习和职业工作能力。对永久性残障患者，则教会其使用各种器具，或调整家居和工作环境，以弥补功能的不足。

（四）言语治疗师

言语治疗师（speech therapist，ST/speech pathologist）是接受3～5年康复治疗技术专业或言语听力治疗技术专业教育，并取得国家认可资格的治疗师。其职责主要是对有语言障碍的患者进行构音能力、失语情况、听力、吞咽功能等的评定，并进行相应的训练及宣教，以改善其语言沟通能力。

（五）康复护士

康复护士（rehabilitation nurse）是受过康复医学培训的护士。康复护士在病区工作，主要负责患者卧床期间的体位摆放、床上活动、皮肤护理、直肠和膀胱处理、个人卫生、病房环境控制、辅助器具使用辅导、治疗时间安排等。没有专职康复护士时，护理部将从整体上承担上述任务。

（六）假肢及矫形器师

假肢及矫形器师（prosthetist/orthotist）是受过假肢和矫形器培训的技师。在假肢及矫形器科（室）或专科门诊工作，接受康复医师或矫形外科医师介绍来诊的患者。主要对患者进行肢体测量及功能检查，确定制作处方及制作假肢或矫形器；指导患者如何保养和使用假肢或矫形器。

（七）心理治疗师

心理治疗师（psychologist therapist）是心理学专业毕业的专业治疗人员。心理治疗师在康复治疗组内配合其他人员为患者进行必要的临床心理测验，提供心理咨询及进行必要的心理治疗，帮助康复治疗组和患者本人恰当地确定治疗目标，以便从心理康复上促进患者全面康复。

（八）社会工作者

社会工作者（social worker）是社会学专业毕业并受过康复医学基础培训的人员，一般在大型康复中心或康复医院工作。社会工作者作为促进患者社会康复的工作人员，其职责主要是与患者家庭和社区联络，评定患者的家居、家庭收入情况、就业情况、生活方式，协调患者的治疗费用，为患者做出院安排，为患者家属排忧解难。

（九）文体治疗师

文体治疗师（recreation therapist）通过组织患者（特别是老人、儿童残疾者）参加适当的文体活动，促进身心康复并重返社会。

（十）其他治疗师

与康复治疗相关的其他治疗技术人员有音乐治疗师（music therapist）、舞蹈治疗师（dance therapist）、园艺治疗师（horticultural therapist）等。

康复治疗组所有成员不仅要致力于特定的专业目标，而且要对康复治疗的所有结果承担共同责任，共同参与康复治疗目标的确定，提供与目标相关的观察结果（不仅局限于本专业），与所有成员共享工作经验，互相学习，取长补短。

三、康复治疗师资格职责

（一）康复治疗师的资格

康复医学自 20 世纪 80 年代初引进我国，经过四十多年的发展，取得了长足进步。但也存在许多问题，其中最重要的一个问题就是康复治疗技术专业人才的缺乏。某种意义上说，这个问题成了我国康复医学发展的一个瓶颈。2001 年教育部开始在高等学校开设康复治疗专业，目前已有 400 所高校开设了本科和专科教育，2017年教育部批准设立康复治疗硕士和博士点，标志着康复治疗学实现了包括大专、本科、硕士和博士各个层次的学历教育。

为了适应医药卫生体制改革的需要，科学、客观、公正地评价卫生专业人员的技术水平和能力，完善评价机制，提高卫生专业人员的业务素质。报据人事部、卫生部下发的《关于加强卫生专业技术资格评聘工作的通知》和卫生部、人事部关于印发《临床医学专业技术资格考试暂行规定的通知》（卫人发462号文），1999年卫生部和人事部共同组建全国卫生专业技术资格考试办公室，2001年开始举行每年一次的康复医学专业中级技术资格考试，2002年开始举行每年一次的康复治疗技术专业初级、中级资格考试，2003开始举行康复医学专业副主任医师和副主任治疗师技术资格考试的试点工作。开始逐步推行卫生专业技术资格考试制度，实行以考代评与执业准入并轨的考试制度。考试在人事部、国家卫健委统一领导下进行，实行全国统一组织、统一时间、统一考试大纲、统一考试命题、统一合格标准，原则上每年进行一次。

康复治疗师资格认定条件有：①正规学校康复治疗专业学习3年以上，考试合格、取得毕业证；②正规医学院校学习毕业，经系统康复医学培训1年以上，考试合格；③在国外学习获得康复治疗师资格或证书。资格获得认定后，需经执业考试合格方可从业。并且初级阶段为综合康复治疗师，以后逐渐过渡到专业治疗师（如PT治疗师、OT治疗师、ST治疗师等），以突出专业特长，促进专业发展，提高专业技术水平，与世界接轨。

康复治疗师的初级、中级考试内容包括基础知识、相关专业知识、专业知识和专业实践能力。四个科目的具体内容包括：①基础知识，本学科的基本概念、相关的解剖学、生理学、运动学、神经生物学、人体发育学、医用物理学、免疫学与微生物学、药理学等。②相关专业知识，本专业相关疾病和病症的定义、病因、病理生理、临床表现、辅助检查、实验室检查、诊断、鉴别诊断、临床分型、临床处理原则、临床治疗要点。③专业知识，本专业的基本概念，康复评定和康复治疗的基本概念，临床疾病和康复治疗的适应证及禁忌证、康复治疗分期、康复治疗原理和原则、功能障碍、特殊康复评定、治疗方案和程序、康复预防原则和方案。④专业实践能力，本专业需要的体格检查、功能评定技术、诊断技术、治疗技术、康复预防知识和技能以及相关临床治疗技术的操作方法和操作注意事项。

（二）康复治疗师的职责

临床康复治疗师是在康复医疗机构工作，为患者进行康复治疗的专业技术人员。他们的主要职责包括：①在上级康复治疗师的指导下，遵医嘱执行各项康复治疗工作，并做好康复治疗的登记、治疗记录和相关医疗文书书写；②在治疗过程中，密切观察病情、治疗效果及反应，并向上级康复治疗师反馈，如有反应及时处理；③严格按照各项操作规程进行康复治疗，遵守各项规章制度，严防差错事故发生；④负责对患者进行康复常识的宣传工作，介绍各项康复方法的治疗作用及注意事项，以便患者能理解、配合并主动参与康复治疗；⑤熟悉并掌握各种康复治疗设备的基本理论知识、操作方法，负责对有关康复设备进行简单的维护和保养，定期检查和维修，保证治疗与操作的安全；⑥积极研究业务，不断提高业务水平；⑦对经治患者的满意度负责。

第三节　疾病康复的临床思维方式及学习方法

一、疾病康复的临床思维方式

在疾病康复的过程中，康复治疗师应当以《国际功能、残疾和健康分类》（International Classification of Functioning，Disability and Health，ICF）为准绳，抓住身体结构和功能、个体活动、社会参与三个层面作为临床思维的基本方式。

（一）身体结构和功能

确定常见疾病与损伤导致了患者身体结构的何种异常，是否存在解剖结构上的缺失或偏差，身体结构是指身体的解剖部分，如系统、器官、肢体等及其组成；确定常见疾病与损伤导致了患者身体功能哪些方面的障碍或受限，身体功能包括运动功能、感觉功能、认知功能、平衡功能、言语功能、心理功能及各器官、组织和系统的功能。

（二）个体活动

确定身体结构与功能异常导致患者个体哪些方面的活动受限，主要涉及日常生活活动相关内容；患者个体日常生活活动密切相关的活动，有哪些受到身体结构与功能异常的影响，主要涉及家务等。

（三）社会参与

确定患者身体结构与功能异常和个体活动受限对患者参与工作的能力是否有影响；确定身体结构与功能异常和个体活动受限对患者参与社区活动的能力是否有影响；确定身体结构与功能异常和个体活动受限对患者参与社会交往和朋友聚会的能力是否有影响；确定身体结构与功能异常和个体活动受限对患者参与休闲娱乐是否有影响；确定身体结构与功能异常和个体活动受限对患者生活质量是否有影响。

二、疾病康复的学习方法

（一）前后联系、融会贯通

康复医学概论、康复评定技术、物理治疗技术、作业治疗技术、言语治疗技术和康复辅具与技术等是学习常见疾病康复的基础，不同疾病和并发症的康复是各种康复评定技术与康复治疗技术的具体应用，应加强联系、融会贯通。如脑卒中的康复，内容涉及康复评定、物理治疗、作业治疗、言语治疗、康复护理、心理治疗、中国传统康复等。同一种疾病的不同发展阶段，各种治疗方法所占比例是不同的，急性期以物理治疗、康复护理、心理治疗为主，恢复期以物理治疗及作业治疗、言语矫治、康复辅具为主。

基础医学知识是指导常见疾病康复临床实践的科学依据。疾病康复的基础知识涉及人体解剖学、生理学、人体运动学、人体发育学等，如不了解这些基础知识，在实施康复时就难以得心应手，难以使患者在功能上得到改善和补偿。

（二）自主学习、强化临床

康复医学与临床医学相互渗透、相辅相成，康复评定和康复治疗贯穿在疾病防治的始终。在临床康复工作中，康复医务工作者所面临的患者病情千变万化，要求康复医务工作者具备一定的处理临床各科疾病的能力。如脑卒中和颅脑损伤患者需要降低颅内压，就要了解降低颅内压的药物有哪些，其治疗作用和不良反应有哪些等。高血压是脑卒中患者常见的危险因素，因而对高血压病常用的药物应有所了解。在学习某一疾病的康复时，也应了解某一疾病的临床处理，以利患者的康复治疗。例如骨折患者康复，康复前常需复位固定，由于骨折部位的不同，固定方法的不同，哪些活动有利于骨折稳定，可以加快骨折愈合；哪些活动不符合力学要求，不利于骨折稳定，有可能使骨折断端移位或成直角，则应避免。

（三）角色扮演相互练习

常见疾病康复是一门实践性很强的专业核心课程，是以综合的康复治疗手段恢复患者身体、精神和社会活动功能，使其活动能力达到尽可能高的水平，并由此以较好的生活质量重返社会。康复评定中的每一个评定项目需要逐项进行评测，每一项康复治疗技术需要熟练操作。在给患者应用前同学之间可以互为模特，进行角色扮演，一人扮演患者，另一人扮演治疗师，反复练习常见疾病的康复评定和康复治疗的方法，通过不断的相互练习，掌握常见疾病的康复评定技能和康复治疗技能，为今后开展临床康复、社区康复、康复保健等工作打下坚实的基础。

（四）充分利用数字资源

随着“互联网+”的广泛应用，高等职业学校的教学也要求建设与使用职业教育专业教学资源库。

为此，2019 年初，《常见疾病康复》立项为浙江特殊教育职业学院第二批院级精品在线开放课程建设项目，并已经拍摄制作完成通过了认定。2016 年，教育部批准了职业教育康复治疗技术专业教学资源库立项建设项目。同时，有大量康复治疗相关的精品在线开放课程可供选择学习。因此，我们应充分利用《常见疾病康复》院级精品课程、国家职业教育康复治疗技术专业教学资源库中《常见疾病康复》课程资源、临床教学案例库及相关专业课程在线开放课程（MOOC）等数字化教学资源，拓展课外知识，激发学习兴趣，提高自主学习效率。

（五）关注康复新技术发展

近年来，一些前沿科学技术应用到康复医学领域，如神经调控技术、功能电刺激技术、运动追踪技术、外骨骼、虚拟现实、数字疗法、大数据、5G 技术等，形成了新的康复医疗技术、装备和理念。如神经调控技术促进了功能的精准康复，功能电刺激技术增强了肌肉力量和运动控制能力，运动追踪技术可以精确地追踪和记录患者的运动，外骨骼机器人实现患者与机器人之间主动/被动/主被动的运动协作，虚拟现实增强了康复训练的乐趣和动力，数字疗法、大数据、5G 等技术优化了康复医疗信息化建设和康复服务模式、业态。

二维码 1-4　测试题

第二章　神经精神疾病康复

第一节　脑卒中康复

学习目标

1. 掌握：脑卒中主要功能障碍、康复评定、康复治疗。
2. 熟悉：脑卒中概念、康复治疗分期及各期目标。
3. 了解：脑卒中的病因病理、临床表现。

一、概述

（一）基本概念

1. 定义

脑血管疾病（cerebrovascular disease，CVD）是脑血管病变导致脑功能障碍的一类疾病的总称。脑卒中（stroke）为脑血管疾病的主要临床类型，包括缺血性卒中和出血性卒中。前者包括脑血栓形成、脑栓塞和腔隙性脑梗死；后者包括脑出血和蛛网膜下腔出血。

2. 流行病学

脑卒中是导致人类死亡的第二位原因，它与心脏病、恶性肿瘤构成人类三大致死疾病。根据全球疾病负担研究报告，2019 年我国新发卒中 394 万例，其中缺血性卒中 287 万例，脑出血 85 万例，蛛网膜下隙出血 22 万例；2019 年我国人群的卒中发病率为 276.7/10 万，男性为 269.2/10 万，女性为 284.5/10 万。《中国脑卒中防治报告（2023）》显示，我国 40 岁及以上人群脑卒中现患人数达 1242 万，且发病人群呈年轻化。我国平均每 10 秒就有 1 人初发或复发脑卒中，每 28 秒就有 1 人因脑卒中离世；幸存者中，约 75%留下后遗症、40%重度残疾，病患家庭将因此蒙受巨大的经济损失和身心痛苦。

（二）主要危险因素

引起脑卒中的原因是多方面的，常见的危险因素主要有以下几种。

（1）高血压　高血压是脑卒中最重要的危险因素。收缩压和（或）舒张压增高都会增加脑卒中的发生风险，且呈线性关系。根据 WHO 的标准，血压应控制在 140/90mmHg 之下。

（2）心脏病　心房颤动、瓣膜性心脏病、冠心病、心肌梗死、充血性心力衰竭等均是肯定的脑卒中危险因素。其中心房颤动是最重要因素，有效防治这些疾病可降低脑卒中的发生率。

（3）糖尿病　高血糖是缺血性卒中的独立危险因素，糖尿病使缺血性卒中的患病风险增加 4 倍。高血糖可加重卒中患者的脑损伤程度。

（4）颈动脉狭窄　颈动脉狭窄是缺血性脑血管病的重要危险因素，多由动脉粥样硬化引起，狭窄超过 70%的患者，每年脑卒中发病率大约为 3%～4%。

（5）吸烟和酗酒　吸烟可提高血浆纤维蛋白原的含量，增加血液黏度和血管壁损害；尼古丁刺激交感神经导致血管收缩、血压升高。酗酒者脑卒中的发生率是一般人群的 4～5 倍，特别是容易增加出血性脑卒中的危险。

（6）高脂血症　易引发血液黏稠度的增加，使脑动脉硬化速度加快。低密度脂蛋白增高与缺血性脑卒中的发生关系密切。

（7）其他脑卒中危险因素　包括饮食不当（如盐量、肉类、动物脂肪等摄入量过高）、体力活动减少、肥胖、滥用药物、口服避孕药、高龄、性别、种族、气候、卒中家族史等因素。

（三）病理生理

缺血性卒中后由于局部脑组织血供障碍和受压，病灶中心出现水肿、变性、坏死，小病灶出现瘢痕机化和多个不规则的小腔隙，大病灶可以发展为囊腔，坏死部位局灶小血管发生破裂出血会加重病情。出血性卒中后出血的血块会逐渐被吸收，病灶中心周围有一个低密度区域称为“半暗带”，它是由于局部脑组织水肿所致，该部位脑细胞结构尚保持完整，只是细胞电活动消失，及时治疗可以恢复其功能。

（四）临床表现

1. 缺血性脑卒中

临床上多发于 60 岁以上既往有高血压病或糖尿病等病史的人群，多在睡眠过程中或安静状态下发病。发病前多有前驱症状，起病较为缓慢，初起多以肢体麻木无力、言语不利、偏瘫、面瘫为主要表现，多无明显头痛、呕吐、意识障碍，典型者出现三偏征：一侧肢体偏瘫、偏身感觉障碍、偏盲，随着病情发展加重而出现头晕、昏迷。

2. 出血性脑卒中

临床上多发于 50～70 岁人群，冬春季发病较多，多有高血压病史。常在用力活动或情绪激动时突然发生。脑出血发病急，出血量多者常在数分钟至数小时内达高峰。多数病例病前无预兆，部分病例有头痛、头晕、肢体麻木等症状。重症患者发病时出现剧烈头痛、反复呕吐、血压增高，短时间内转入意识障碍，出现局灶体征、颅内高压、脑膜刺激征等。随着中枢神经的继发损伤可表现有偏瘫、感觉障碍、语言障碍、偏盲等症状。

（五）主要功能障碍

脑卒中发生后，会引起多方面的功能障碍，常见的功能障碍如下。

1. 运动功能障碍

脑卒中使高级中枢神经元受损，下运动神经元失去控制。患者肢体不能完成在一定体位下单个关节的分离运动和协调运动，而出现多种形式的运动障碍。患者早期多表现为弛缓性瘫痪，在恢复过程中逐渐出现痉挛性瘫痪，呈上运动神经元性瘫痪。在进入痉挛后，同时伴随着共同运动、联合反应等异常运动模式的出现。

（1）典型的痉挛模式

① 头部：头向患侧屈曲并旋转，面部朝向健侧。

② 患侧上肢：肩胛骨回缩，肩带下降，肩关节内收、内旋；肘关节屈曲伴前臂旋后或旋前；腕关节屈曲并向尺侧偏斜；拇指对掌、内收、屈曲；其余四指手指屈曲内收。

③ 患侧下肢：骨盆旋后上提，髋关节后伸、内收、内旋，膝关节伸展，踝跖屈、足内翻，趾屈曲、内收。

④ 躯干：向患侧侧屈并向后方旋转。

（2）共同运动　共同运动是病理性的异常运动模式，是指偏瘫患者期望能够完成某项活动时所引发的一种不可控制的共同运动，形成特有的、定型的活动模式。临床上主要表现为上肢屈曲共同运动模式，下肢为伸展共同运动模式，详见表 2-1。

表 2-1　共同运动模式

部位		屈曲模式	伸展模式
上肢	肩胛骨	回缩、上提	伸展、前伸
	肩关节	后伸、外展、外旋	前屈、内收、内旋
	肘关节	屈曲	伸展
	前臂	旋后	旋前
	腕关节	屈曲	伸展
	手指	屈曲	屈曲
下肢	髋关节	屈曲、外展、外旋	伸展、内收、内旋
	膝关节	屈曲	伸展
	踝关节	背屈、外翻	跖屈、内翻
	足	屈曲	跖屈

（3）联合反应　偏瘫患者在进行健侧肢体的抗阻力收缩运动时，其兴奋可以波及患侧而引起患侧肢体相应部位的反射性肌张力增高，健侧抗阻运动强度越大，患侧联合反应越明显，肌张力增高程度越强，持续时间也越长。常表现为对称性和不对称性两种反应状态。

（4）步态异常　脑卒中后，由于患者在没有足够的肌力、肌张力异常和协调平衡功能障碍的情况下，过早的强行站立及步行，导致行走姿势出现异常状态。常见的脑卒中后步态有划圈步态、长短步态和膝过伸步态。

2. 感觉功能障碍

脑卒中患者以偏身感觉障碍为常见，包括一般感觉障碍，如浅感觉的痛觉、温觉、触觉；深感觉的关节位置觉、震动觉、运动觉等；复合感觉障碍，如皮肤定位感觉、两点间辨别觉、体表图形觉、实体觉和重量觉障碍；特殊感觉障碍最常见有偏盲。

3. 认知功能障碍

脑卒中后认知障碍是指在脑卒中发生后6个月内出现的一系列认知障碍综合征，主要有注意障碍、记忆障碍、思维障碍、失认症和失用症等。认知功能障碍发生率较高，也是患者日常生活活动能力下降，工作和家庭生活严重受限的主要因素之一。严重的认知障碍表现为痴呆，痴呆会给患者日常生活和康复治疗带来极大的困难。

4. 言语功能障碍

言语功能障碍主要表现有失语症和构音障碍等。

（1）失语症　失语症是因脑功能受损所致的语言能力障碍，多发生在优势半球，表现为对后天所获得的各种语言符号（听、说、读、写等）的表达及认识能力的受损或丧失。脑卒中患者约有1/3伴发失语症，常合并认知障碍、构音障碍及其他高级神经功能障碍，使得失语症更难确定。单纯的失语患者表现为在意识清醒、无精神障碍及严重智力障碍，无视觉和听觉缺损，无口、咽、喉等发音器官肌肉瘫痪和共济失调情况下，却听不懂别人和自己的讲话，说不出自己要表达的意思，不理解也写不出病前会读、会写的字句等。单纯的失语症主要有运动性失语、感觉性失语、传导性失语、命名性失语、经皮质性失语、完全性失语等。

（2）构音障碍　在脑组织病损后与言语产生有关的肌肉麻痹、肌力减弱和运动不协调而引发的言语障碍。表现为患者听理解正常，能够正确的选择词汇，能按语法排列词汇，但在说话中出现发音困难，说话费力，音调、音量急剧变化，吐字不清，严重者完全不能讲话或丧失发声能力。

5. 心理障碍

脑卒中后抑郁是最常见的并发症，表现为情绪低落、对事物缺乏基本的兴趣、做事动作迟缓、长期失眠、体重下降、常伴有焦虑，各种症状常有夜晚较轻白天严重等特点，会明显影响康复效果。

6. 其他障碍

脑卒中患者还可出现其他功能障碍，如智力障碍、精神障碍、吞咽障碍以及大、小便控制障碍等。少数患者会在后期出现一些并发症，常见的并发症有肩关节半脱位、肩手综合征、废用综合征、误用综合征等。

（1）吞咽障碍　脑卒中患者急性期吞咽障碍发生率为30%～50%。正常的吞咽运动过程可分为三阶段，即口腔期、咽喉期、食管期。当脑血管意外发生时，主要影响前两期。出现流口水、进食呛咳、误咽、口腔失用等障碍。

（2）肩手综合征　在弛缓性瘫痪期，如果忽略了对肩关节的保护，很容易引发肩关节半脱位。肩手综合征的特征是偏瘫侧上肢肩手疼痛，皮肤潮红、皮温升高，手指屈曲受限。

（3）废用综合征　废用综合征是因长期卧床或长期的肢体制动引起废用性肌无力及肌萎缩、关节挛缩、废用性骨质疏松等。

（4）误用综合征　误用综合征是因为在治疗和护理过程中所造成的人为性损伤，主要有肌腱、韧带和肌肉的损伤，关节的变形，痉挛的加重等。

二、康复评定

全面准确的康复评定，有助于制定出相应的康复治疗方案，观察治疗效果及分析预后。

（一）脑卒中患者神经功能缺损程度和病情程度的评定

主要采用第四届脑血管病学术会议制定的脑卒中患者神经功能缺损程度评定标准（MESSS）来评定脑卒中损伤程度（表2-2）。

病情严重程度与总分的关系为：最高分45分，最低分0分。轻度障碍为0～15分；中度障碍为16～30分；重度障碍为31～45分。

（二）运动功能评定

运动功能障碍的常用评定方法有Brunnstrom运动恢复6阶段分期评定、上田敏偏瘫运动恢复12阶段分级法、Fugl-Meyer运动评定量表等进行评定。Brunnstrom偏瘫功能评定法在临床中以其简便易于操作而应用广泛。

1. Brunnstrom运动功能恢复评定

瑞典学者Brunnstrom将脑卒中后肢体偏瘫恢复过程结合肌力肌张力变化情况分为6个阶段进行评价（表2-3）。

2. 痉挛评定

脑卒中所致的中枢神经损害为上运动神经元损伤，其运动功能障碍的发生主要是肌张力异常所致，并以痉挛性为主要特征。目前广泛使用的评定是改良Ashworth分级评定法。

表 2-2 脑卒中患者临床神经功能缺陷程度评定内容和标准（1995）

评价内容	得分	评价内容	得分
Ⅰ. 意识（最大刺激，最佳反应）		抵抗自身重力抬臂高于肩	2
1. 两项提问 （1）年龄（相差两岁或一个月都算正确） （2）现在是几月份		抵抗自身重力抬臂平肩或低于肩	3
均正确	0	抵抗自身重力抬臂大于 45°	4
一项正确	1	抵抗自身重力抬臂等于或小于 45°	5
都不正确者，再作以下检查		无运动	6
2. 两项指令（可以示范） （1）握拳、伸指 （2）睁眼，闭眼		Ⅵ. 手运动	
均完成	3	正常	0
完成一项	4	所有抓握均能完成，但速度和准确性比健侧差	1
都不能完成者，再作以下检查		可作球状或圆柱状抓握，手指可作共同伸屈，但不能单独伸屈	2
3. 强烈局部刺激健侧肢体		能侧捏及松开拇指，手指有半随意的小范围的伸展	3
定向退让	6	可作钩状抓握，但不能释放，指不能伸	4
定向肢体回缩	7	仅有极细微的屈曲	5
肢体伸直	8	无任何运动	6
无反应	9	Ⅶ. 下肢运动	
Ⅱ. 水平凝视功能		正常	0
正常	0	不能充分抵抗外力	1
侧凝视动作受限	2	抬腿 45°以上，踝或趾可动	2
眼球侧凝视	4	抬腿 45°左右，踝或趾不能动	3
Ⅲ. 面瘫		抬腿离床不足 45°	4
正常	0	能水平移动，不能抬离床面	5
轻瘫、可动	1	无任何运动	6
全瘫	2	Ⅷ.步行能力	
Ⅳ. 言语		正常行走	0
正常	0	独立行走 5m 以上，跛行	1
交谈有一定困难，需借助表情、动作表达，或言语流利，但不易听懂，错语较多	2	独立行走，需扶杖	2
可简单交流，但复述困难，言语多迂回，有命名障碍	5	有人扶持下可以行走	3
不能用言语达意	6	自己站立，不能走	4
Ⅴ. 肩、臂运动		坐不需支持，但不能站立	5
正常	0	卧床	6
不能抵抗外力	1		

表 2-3 Brunnstrom 运动功能恢复分期

分期	运动特点	上肢	手指	下肢
Ⅰ	无随意运动	无任何运动	无任何运动	无任何运动
Ⅱ	引出联合反应，共同运动	开始出现痉挛，仅出现共同运动模式	仅有极细微的屈曲	出现痉挛，仅有极少的随意运动
Ⅲ	随意出现的共同运动	可随意发起共同运动	可有钩状抓握，但不能伸指	在坐和站立位上，有髋、膝、踝的共同性屈曲
Ⅳ	共同运动模式打破，开始出现分离运动	出现脱离共同运动的活动：肩0°，肘屈90°的条件下，前臂可旋前、旋后；肘伸直的情况下，肩可前屈90°，手臂可触及腰骶部	能侧捏及松开拇指，手指有半随意的小范围伸展活动	坐位屈膝90°以上，可使足向后滑动。在足跟不离地的情况下能使踝背屈
Ⅴ	肌张力逐渐恢复，有分离精细运动	出现相对独立于共同运动的活动：肘伸直时肩可外展90°；肘伸直，肩前屈30°～90°时，前臂可旋前和旋后；肘伸直，前臂中立位，上肢可举过头	可作球状和圆柱状抓握，手指同时伸展，但不能单独伸展	健腿站，病腿可先屈膝后伸髋；在伸膝下可作踝背屈
Ⅵ	运动接近正常水平	运动协调近于正常，手指指鼻无明显辨距不良，但速度比健侧慢（≤5s）	所有抓握均能完成，但速度和准确性比健侧差	在站立位可使髋外展到抬起该侧骨盆所能达到的范围；坐位下伸直膝可内外旋下肢，合并足内外翻

3. 平衡功能的评定

（1）三级平衡评定标准

Ⅰ级平衡：人体在各种静止姿势状态下维持重心稳定。

Ⅱ级平衡：人体在不受外力干扰基础上，能够在一定的范围内进行随意运动而重心稳定。

Ⅲ级平衡：人体能够在抵抗一定的外力干扰，维持各种姿势重心稳定。评定时对脑卒中患者通常选用坐位、站立位进行三级评定。

（2）Berg 平衡量表　Berg 平衡量表是评定平衡功能的标准化量表，该量表将平衡功能从易到难分为14项，每项分为5级，即0、1、2、3、4，最高得4分，最低得0分，总积分最高为56分，最低分为0分。

4. 步态评定

偏瘫患者多表现有划圈步态、长短步态、膝过伸步态。评定时可根据医疗机构的设备条件选择相应的评定方法。常用的方法有目测观察法、足迹分析法、步态分析仪评定法等。

（三）感觉功能评定

（1）浅感觉功能评定　浅感觉的评定主要对偏瘫侧的触觉、痛觉、温度觉、压觉分别进行评定。

（2）深感觉功能评定　深感觉的评定重点对偏瘫侧肢体的关节位置觉、振动觉、运动觉等进行评定。

（3）复合感觉障碍评定 复合感觉障碍评定是对皮肤定位感觉、两点间辨别觉、体表图形觉、实体觉和重量觉分别进行评定。

（4）特殊感觉障碍评定 脑卒中患者如累及内囊、大脑枕叶等部位，可导致偏盲，需对是否存在偏盲进行评定。可进行视野粗测及精确视野测定。

（四）认知功能评定

脑卒中后因大脑损害的部位、范围、性质、程度的不同，会引发形式多样、程度不一的认知功能障碍，在病理机制上与颅脑损伤后认知障碍相同，因此评定内容详见颅脑损伤患者的康复（本章第二节）。

（五）言语功能评定

脑卒中患者言语功能障碍的筛查和评定方法可参阅“言语治疗技术”课程相关教材的相关章节。

（六）日常生活活动能力（ADL）评定

脑卒中后，对于患者的 ADL 评定根据功能程度和评定的时间阶段分别采用 Barthel 指数分级法、Katz 分级法、Kenny 自理评定和 FIM 功能独立性测评进行评定。

（七）生活质量（QOL）评定

QOL 评定分为主观的生活质量评定、相对客观的生活质量评定和疾病相关的生活质量评定。常见的量表有 SF-36、世界卫生组织生存质量测定量表、生活满意度量表等。

（八）心理与精神功能评定

（1）抑郁的评定 优势半球前部的梗死常引发精神抑郁。可依据患者的情绪表现进行分析，客观的评定可应用汉密尔顿抑郁评定量表给予评定。

（2）痴呆筛查 是否存在痴呆会直接影响临床康复进展和康复效果。常先采用简明精神状态检查法（痴呆筛查）进行筛查。

（九）其他功能障碍评定

对脑卒中患者在临床康复中需进行综合性评定和个体性评定。除上述各项外，根据患者的个体功能情况可选择性地作吞咽功能评定、膀胱及直肠功能评定，并发障碍如肩关节半脱位、肩手综合征时，还需进行关节活动度评定、肌力评定、疼痛评定、肢体围度评定等。

三、康复治疗

脑卒中所引发的功能障碍以运动障碍为主，常伴发言语、吞咽、感觉、认知及其他多方面障碍。在发生卒中最初几周内患者恢复最快，达到平台期的时间基本在3个月以内。脑卒中6个月后偏瘫肢体的运动恢复速度减慢，但言语、认知和ADL在2年内都还有进一步改善。因此，脑卒中的康复原则：①康复应尽早介入；②调动患者积极性和主动性；③注重全面康复，康复应与临床治疗并进；④康复评定贯穿于康复治疗全过程。

Brunnstrom将偏瘫运动恢复分为弛缓、痉挛、共同运动、部分分离运动、分离运动和正常六个阶段。脑卒中患者运动康复可根据Brunnstrom偏瘫运动恢复六阶段特点进行分期治疗。

（一）急性期康复

急性期一般为脑卒中发病1～2周，相当于BrunnstromⅠ期（又称为软瘫期），待病情稳定后，在神经内科常规治疗基础上，开展康复治疗。一般患者尚需安静卧床，可开始床边的康复训练。此期的特点：①腱反射减弱或消失；②肌张力低下；③随意运动丧失。

1. 康复目标

（1）防止可能引发的各种并发症，如肩痛、肩关节半脱位、肩手综合征、关节挛缩、坠积性肺炎、压疮、肢体肿胀、深静脉血栓形成等而妨碍后期的康复进程。

（2）尽快从床上的被动活动过渡到主动运动，为主动运动训练创造条件。

（3）使用各种方法恢复和提高肌张力，诱发肢体主动运动。

2. 运动疗法

（1）正确的良肢位摆放　良肢位摆放是对偏瘫患者早期最基础的治疗，对抑制痉挛模式（上肢屈肌痉挛、下肢伸肌痉挛）、预防肩关节半脱位、早期诱发分离运动、防止偏瘫患者关节僵硬、减少并发症的发生等均能起到良好的作用。并且，良肢位可以增强对患侧肢体的感知觉的输入，有利于恢复。良肢位摆放的好坏直接影响后期的康复效果。对于卧床患者，可采取仰卧位、健侧卧位、患侧卧位3种。

① 仰卧位：患者头下垫一软枕，可根据患者拳头大小，选择一拳高的软枕。肩胛骨下垫一软枕，且要求使肩胛骨尽量前伸，避免后缩，使肩上抬前挺，上臂外旋稍外展，肘、腕均需伸直，掌心向上，手指伸直并分开，整个上肢放在枕头上。臀部和大腿外侧垫一软枕，目的使髋关节稍向内旋。膝关节下垫一软枕，使其呈轻度屈曲位。但是，由于长时间仰卧位会引发压疮的危险，并且会加重伸肌痉挛，所以这个动作只作为体位更换的一个过渡性卧位，不要长期保持这个姿势。

② 健侧卧位：头部垫一拳高软枕，尽量避免向后扭转。背后放一枕头，使身体放松，身体稍微向前倾。患侧上肢、肩胛骨向前平伸，放在胸前的枕头上和躯干呈90°～130°角，肘伸直，腕关节、指关节伸展放在枕头上，避免腕及手悬空。

患侧下肢：髋关节、膝关节自然弯曲，放在身前的枕头上，踝关节尽量保持中立位，避免足悬空。健侧上肢自然放置，健侧下肢髋关节伸直，膝关节自然屈曲。双腿之间用枕头隔开。

③ 患侧卧位：头部垫一拳高软枕，身体稍微向后仰。后背放置一个枕头固定，使身体放松。患侧上肢肩胛向前平伸，患侧上肢和躯干呈80°～90°角，使肘关节尽量伸直，手指张开，手心向上，健肢在前，患肢在后，患侧髋关节、膝关节屈曲，稍做被动踝关节背屈。健侧下肢髋关节、膝关节屈曲，由膝至脚部用软枕支持，避免压迫患侧下肢肢体。这个姿势增加了对患侧的知觉刺激输入，不影响健侧手的正常使用。

以上三种卧位姿势，一般每2小时就要给患者翻身1次，并且建议患者多采用侧卧位姿势。

（2）关节活动度维持训练　可保持关节活动度，预防关节挛缩，促进患肢血液循环，刺激本体感觉器而完成对肌肉的再教育，诱发运动感觉，促进患肢主动运动的早日出现。治疗手法要轻柔、缓慢，避免用暴力，宜在无痛的范围内进行，以免造成软组织损伤。

① 肩胛骨：主要防止肩胛骨后缩畸形。可在俯卧位、健侧卧位、坐位进行。治疗者一手托起患侧上肢，保持肩关节外旋位，另一手固定肩胛骨的内缘与下角，双手同时用力使肩胛骨做向内、向外、上抬、下降的活动。

② 肩关节：在软瘫期因肩周肌肉无力，会造成肩关节的半脱位，治疗同时注意保护关节，不可用力过大和过度活动。治疗师一手握住患者上肢做运动，另一手固定于患者肩关节予以保护，分别进行屈曲和外展、外旋和内旋的被动活动。

③ 前臂旋转：前臂易出现旋前挛缩。训练时治疗者一手固定患者肘关节，另一手握住其前臂远端，缓慢地充分旋转前臂，做旋前和旋后的动作。

④ 腕和手指关节：进行腕关节的桡侧偏、尺侧偏、掌屈、背伸及环绕动作、掌指关节和指间关节的屈和伸训练，并注重拇指外展和对掌方向的运动。

⑤ 下肢各关节：做患侧下肢髋、膝、踝三个关节的全范围被动活动训练，防止因痉挛而继发关节的挛缩僵直。特别注意患侧髋关节的外旋挛缩、膝关节的腘绳肌挛缩和小腿三头肌痉挛导致踝关节跖屈，需要对这些肌肉进行充分的牵张。

（3）增强肌张力训练　为促进肌张力出现、防止肌肉萎缩，在病情允许条件下，可用本体促进疗法进行治疗，对软瘫肌群应用Rood技术的多感觉刺激疗法、牵拉肌肉法、轻扣肌腱或肌腹法及挤压法等。如用软毛刷快速来回刷擦软瘫肢体的皮肤、轻触摸手和（或）足的指和（或）趾间背侧皮肤等；快速、轻微地牵拉肌肉；轻叩软瘫的肌腱或肌腹以及挤压肌腹等。应用Bobath技术的加压和负重、放置和保持、压迫性牵伸的治疗技术对软瘫肢体实施治疗。应用Brunnstrom技术的共同运动、联合反应、姿势反射等神经促通技术予以治疗，以提高肌张力，促进软瘫肢体肌肉的主动收缩。同时也可以进行功能性电刺激、肌电生物反馈和中频电疗法等物理因子治疗，改善其张力。

（4）直立性低血压的适应性训练　对一般情况良好、症状较轻的患者，可以在医生的指导下尽早地进行从卧位到坐位的体位变化训练，以克服直立性低血压。利用角度可调节的病床，床头抬高从倾斜30°、维持5min开始，每日增加床头倾斜的角度10°～15°，维持时间5～15min，增加角度不增加时间、增加时间不增加角度，逐渐增加到床头抬高80°、可维持床上坐位30min。在此基础上逐渐增加坐位训练的次数，并开始床边和轮椅坐位训练，争取尽早离开病房到训练室训练。进入训练室之后应用电动起立床依照上述方法继续训练，使患者重获直立的感觉，为后期康复做准备。在训练过程中如患者出现头晕、心慌、出汗、面色苍白等直立性低血压症状，应立即将床头放平或调回原角度，待患者适应后再缓慢增加角度和时间。

（5）床上活动

① 桥式运动：如果偏瘫患者的患侧肢体有一定的活动能力，可以先进行辅助桥式运动。训练方法：患者仰卧、屈膝；将臀部从床上抬起，并保持骨盆呈水平位。训练者可给予如下帮助，一只手向下压住患者膝部，另一只手轻拍患者的臀部，帮助其抬臀、伸髋。训练目的是缓解躯干及下肢痉挛；促进下肢正常运动；训练腰部控制能力；提高床上生活自理能力。

② 双手叉握的自我运动：偏瘫患者的上肢运动能力比较差的患者需要进行双手叉握的自我运动训练。训练方法：双手叉握，患侧拇指位于最上方，并稍外展；双上肢充分前伸，尽可能抬起上肢，然后上举至头顶上方。训练目的是改善偏瘫上肢的感觉和知觉；防止肩胛骨后缩，减轻上肢屈肌痉挛；保护偏瘫侧的肩和手。

③ 抱膝运动：如果偏瘫患者出现上肢屈肌痉挛、下肢伸肌痉挛时，可以采取抱膝运动。训练方法：患者仰卧，双腿屈膝；双手叉握；将头抬起，轻轻前后摆动，使下肢更加屈曲；训练者可帮助固定患手，以防滑脱。训练目的是缓解下肢和躯干的伸肌痉挛；促进骨盆运动；缓解上肢的屈肌痉挛。

（6）改善水肿，防止深静脉血栓　在弛缓性瘫痪阶段，肌肉失神经支配、肌肉泵作用消失、血管舒缩功能失调等原因都可引起肢体血液循环和淋巴循环减慢，易引发肢体水肿、深静脉血栓形成和废用性肌萎缩。可进行肌肉按摩和局部空气压力治疗，这些可使瘫痪肢体肌肉通过被动引发的收缩与放松逐步改善其张力。

3. 中医治疗

（1）针灸疗法　一般脑卒中患者只要生命体征稳定就可以开始针灸治疗。

① 头皮针：头皮针治疗脑卒中具有较好的疗效，头针取穴方法很多，常用的有头皮针标准线取穴、头穴分区取穴法、头穴透刺取穴法、头穴丛刺取穴法，可根据临床症状选择相应的治疗区进行治疗。

② 体针：此期多为弛缓性瘫痪，治疗应尽快提高肌张力，促进肌力恢复，使患者尽早摆脱弛缓状态。针刺以阳明经为主，配以太阳、少阳经穴位，取肩髃、曲池、手三里、合谷、外关、环跳、足三里、阳陵泉、血海、三阴交、太冲等穴，接电针仪，采用疏波，每次30min。每日1次。

（2）推拿疗法　对患侧上下肢进行推拿，有利于改善血液循环、消除水肿、缓解疼痛，促进功能恢复。方法是从肢体远端开始逐渐移向肢体近端、再从肢体近端向躯干部位做向心性推拿，动作要柔和、缓慢且有节律，略加大推拿的强度有助于肌张力的提高。

（二）恢复期康复

1. 恢复早期康复

恢复早期一般指临床的亚急性期，在脑血管意外后3～4周，相当于Brunnstrom Ⅱ～Ⅲ期。此阶段偏瘫侧逐渐进入典型的痉挛状态，患者病情稳定，神经症状不再进展。此期特点：①腱反射亢进；②出现联合反应；③肌张力增高。多数患者心理状态已从休克期摆脱出来而进入否定期，他们不能接受偏瘫的事实，要千方百计地活动。此阶段容易导入大量的错误动作模式，非对称性单纯健侧代偿、痉挛、联合反应、病理性联带运动均在此阶段被强化。

（1）康复目标　①抑制痉挛、联合反应，打破共同运动模式；②易化正确的运动模式，促进运动分离；③提高和恢复日常生活活动能力；④强化患侧感觉刺激，改善功能障碍。

（2）运动疗法

① 抑制痉挛：脑卒中患者到Brunnstrom Ⅱ期后，偏瘫侧肢体开始出现肌张力升高，最常见为上肢屈肌痉挛和下肢伸肌痉挛。此时抑制痉挛的治疗尤为重要，是防止Brunnstrom Ⅲ期进入异常的共同运动模式最佳时机。运动治疗除了床边关节活动之外，还包括以下内容。

a．躯干抑制痉挛技术：由于患侧背部局部肌肉痉挛，常使患侧的躯干短缩，因此躯干抗痉挛技术原理是使患侧躯干伸展。方法是患者健侧卧位，治疗师立于患者身后，一手扶其肩部，另一手扶住髋部，双手作相反方向的牵拉动作，可缓解躯干肌的痉挛。

b．上肢屈肌和下肢伸肌痉挛抑制技术

ⓐ 远端控制点：对于手部屈肌张力高的患者，治疗师一手握住患者的拇指，使其外展伸展，另一只手握住其余4指，持续牵拉，可缓解患者手指的痉挛。

ⓑ 上肢的痉挛：使患侧上肢处于外展、外旋、伸肘、前臂旋后、伸腕或指及拇指外展的位置，可对抗上肢的屈曲痉挛。

ⓒ 下肢痉挛：稍屈髋屈膝，内收内旋下肢，背屈踝、趾，可对抗下肢的痉挛。

ⓓ 抑制下肢伸肌痉挛训练诱发下肢主动活动：患者采取仰卧位，保持患侧的足背屈，让患者的患侧做屈髋屈膝的动作，活动范围从小到大。

c．神经生理促通技术：如Rood技术的挤压、牵拉等抑制手法；Bobath技术的控制关键点、反射性抑制及调正反应、促进姿势反射等治疗；Brunnstrom技术的各种反射的应用，如紧张性迷路反射（当头处在中间位时，仰卧位会使伸肌张力增加，四肢伸展容易，俯卧位会使屈肌张力增加，四肢屈曲容易）；PNF 技术的对角线螺旋式运动，促进分离运动的进一步成熟和正常运动模式的重新建立等。

② 床上运动：脑卒中导致了肌肉失去控制、正常姿势反射机制紊乱和运动协调性异常，而这些功能的恢复是需要患者主动参与的再学习过程，患者主动参与程度越高，恢复越快，恢复程度越高，所以当患者神志清醒，生命体征稳定，体能有一定程度恢复后，宜尽早进行床上运动的治疗。

a．翻身训练：翻身是通过躯干的旋转和肢体的摆动来完成，能促进全身反应、肢体活动、平衡和协调功能的恢复，并且还可以抑制痉挛，预防压疮。开始应以被动为主，待患者掌握翻身动作要领后，在治疗师帮助下由辅助翻身过渡到主动翻身，包括向健侧翻身和向患侧翻身。

b．向健侧翻身：患者取仰卧位，将健足置于患足下方，治疗师站在患者患侧，患者取 Bobath 握手，肩关节屈曲 90°，肘关节伸展，双上肢上举，左右摆动，利用躯干的旋转和上肢摆动的惯性向健侧翻身。开始训练时，治疗师可辅助其骨盆旋转，协助完成翻身动作，或是辅助患侧下肢保持在髋关节屈曲、膝关节屈曲、全足底着床体位。在此基础上利用上肢摆动的惯性完成翻身动作。一般患者通过数次训练大多可以掌握。

c．向患侧翻身：患者仰卧，治疗师立于患侧，令患者健侧上、下肢抬起并伸向治疗师方向，与此同时躯干向患侧旋转。开始训练时治疗师可扶持健侧上、下肢予以辅助。因向患侧翻身是由健侧完成的，患者并不存在困难，因此这种翻身方法很快被患者掌握并接受，由于此方法简单、省力，不会诱发患侧的痉挛和联合反应，故应反复练习并嘱咐患者和家属落实在日常生活活动中。

③ 患侧上肢训练：上肢训练是防止肩胛骨的回缩、下降、痛肩和肩关节半脱位，维持关节的活动度及抑制痉挛的治疗。

a．Bobath 握手：用健侧上肢带动患侧上肢，进行以下动作：使肩前屈 90°、伸肘、伸腕；双肩向前平举进行屈肘和伸肘活动；双肩向前平举并伸肘然后双肩进行左右水平摆动以运动患侧的肩胛带。

b．摸对侧肩：患者仰卧，治疗师一手控制远端控制点（手），另一手控制肘关节，在下达“摸嘴”的口令后，辅助患者进行上肢的随意运动，随着患者运动感觉的改善逐渐减少辅助量，当患者可以自己摸到嘴时，再进行“摸头”“摸对侧肩”的训练。由于这种动作模式是在肩关节屈曲的同时内收内旋，在肘关节屈曲的同时前臂旋前，因此有效地抑制了上肢屈肌联带运动，易化了上肢的分离运动，并为患者将来进食、刷牙、洗脸、梳头、更衣等日常生活动作打下良好的基础。

④ 患侧下肢的训练：是早期防止异常步态出现的治疗。脑卒中后遗症患者步态异常的原因是步行摆动相时患侧屈髋、屈膝，踝背屈均不充分，迈步时足下垂使患肢长度增加，需通过划圈或提胯方可向前方摆动，称为“划圈步态”；或因腘绳肌痉挛和（或）挛缩，膝关节伸展受限导致长短步态。治疗方法如下。

a．屈髋屈膝训练：患者仰卧，治疗师站于患者的患侧，一手自腘窝下扶持患肢膝部，另一手握持患足跟部用前臂托住患足底，同步屈曲患侧髋关节和膝关节，同时保持其足背屈外翻，注意避免下肢外旋外展。完成后使患者主动控制此姿势10秒左右，再转为有控制地主动垂直伸展患腿。

b．伸髋位屈膝训练：患者俯卧，患侧下肢伸展，治疗师站于患者的患侧；治疗师一手稳定大腿远端腘窝部，另一手托起患侧足部向患者的头部方向推进，使患者在髋关节伸展状态下屈曲膝关节和踝关节。

c．屈踝训练：患者仰卧，患肢屈髋屈膝，治疗师一手在踝关节前方向下向后用力推压，另一手将足前部提起，使足处于背屈位，防止足跖屈。

d．患侧下肢控制训练：是在健腿活动时对患腿活动进行的控制，促使脱离共同运动模式。训练的方法是患者仰卧，双腿屈曲，足平放于床面，然后先固定健腿，活动患腿，再固定患腿，活动健腿。训练时注意稳定患腿不可外展、外旋，经过训练后可以将其控制在运动中的任一位置。

⑤ 桥式运动：能提高骨盆及下肢的控制能力。因完成此动作时，髋关节伸展，膝关节屈曲、踝关节背屈，有效地抑制了下肢伸肌联带运动，易化了分离运动。主要有辅助双桥运动、双侧桥式运动、单侧桥式运动和动态桥式运动。单侧桥式运动方法是在患者能主动完成双桥运动后，让患者抬起健腿，患侧下肢支撑负重将臀部抬离床面做以上的活动。动态桥式运动：在做双桥运动时，双髋做内收内旋和外展外旋运动。

⑥ 卧坐转移：是指患者主动完成的从卧位转移至坐位的训练。转移时要求在侧卧的基础上，逐步转为床边坐位。开始练习该动作时，应在治疗师的帮助指导下完成。

a．从健侧位坐起：让患者在仰卧位下将健腿插入患侧小腿的下方，用健腿勾住患腿并带动患腿向健侧翻身，将躯干翻至健侧卧位，用健肘撑起躯干，再用健腿将患腿勾到床边，双足移到床沿下，用健手推床坐起。辅助坐起时，治疗者用一只手在患者肩部给予向上的助力，另一手帮助患侧下肢移向床边并沿床缘垂下。注意在辅助坐起时不能牵拉患侧肩部。

b．从患侧坐起：先转换成患侧卧位，让患者将健腿插入患侧小腿的下方，勾住患腿移患腿于床缘外自然下垂。指示患者在用健手支撑的同时抬起上部躯干起坐。或治疗者给予辅助。

⑦ 坐位训练：应尽早让患者坐起，这样可以防止肺部感染，改善心肺功能，增加视觉信号输入。常从床上有支撑坐位开始，待患者适应后，逐渐转至端坐位和床边坐位，坐起时间逐渐延长，并开始进行无支撑坐位训练。有效的坐姿要求骨盆提供稳定的支持，躯干保持直立位，两侧对称，防止半卧位。

a．坐位平衡训练：患者具备坐位一级平衡后，可进行坐位姿势下躯干重心向前、后、左、右移动，治疗师应对其患者头部、肩峰、胸骨及脊柱处从各方向施加外力，诱发头部及躯干向正中线的调整反应，以改善坐位的平衡功能。治疗要循序渐进，由静态平衡过渡到自动态平衡，再训练他动态的平衡。在治疗师的辅助指导下，逐步由助力过渡到主动完成，进一步应用到日常生活活动中。

在坐位平衡训练的同时，进行脊柱屈伸运动、躯干旋转运动、向偏瘫侧转移重心、侧方肘支撑训练，膝手位平衡训练，三点支撑、两点支撑和跪位平衡训练等训练，增加躯干的主动控制能力，为后期站立与步行训练做好准备。

b．偏瘫上肢的训练：对于偏瘫上肢训练主要在防止上肢屈曲痉挛模式的形成和促使正常的分离运动模式及早出现。训练方法有患肢负重训练、健臂带动患臂运动、患侧上肢运动控制训练、患肢独立运动训练和腕指关节的训练。

c．偏瘫下肢功能活动：训练方法有训练足跟着地踝背伸和患肢随意运动控制训练。训练足跟着地踝背伸：患者端坐，双膝屈曲，双脚平放地面。治疗者用一手放在患膝上并用力向下压，使足跟着地，用另一手握住患侧足趾使踝充分背伸。患肢随意运动控制训练：患者坐姿如前，治疗师指导患者慢慢屈髋抬起患腿，抬起时防止外旋外展，尽量保持踝关节背屈。

⑧ 坐站转移：在患者获得良好的坐位平衡功能后，进行从有帮助到无帮助的坐站转移能力训练。

a．辅助性站起：治疗师坐于患者患侧，用双足抵住患足，用双膝夹住患侧膝部。患者端坐，双脚平放于地面，足尖朝向前方，双手 Bobath 握手，肩充分前伸，肘关节伸展，躯干前倾，在双侧髋关节屈曲下重心前移，使头部前伸超过脚尖，同时伸髋、伸膝。治疗师上方手握扶患侧上肢肘部以防屈曲，下方手握持患者腰部以适当的上提辅助站起。

b．主动性站起：患者取端坐位，双手 Bobath 握手，肘关节伸展，肩充分前伸，躯干前倾，两脚平放于地面，健腿在后患腿略放置于前，使健腿负重，足尖朝向正前方，髋关节屈曲，然后重心自臀部上方缓慢移至双脚上方同时伸髋、伸膝而站立。

c．由站立向坐位转换：使患者抬头，重心后移，缓慢屈髋屈膝，防止坠坐。治疗师仍位于患者的患侧予以辅助。

⑨ 站立训练：此项训练是为步行做充分的准备。

a．正确站立姿势：站立时保持颈部直立、面向正前方，躯干端正，双肩水平放置，骨盆左右水平，伸髋、伸膝、足跟着地，使重心均匀分布于双侧下肢。

b. 双下肢负重站立训练：治疗师应站在患者的患侧，给予一定的帮助或辅助。要求患者站立姿势同上，治疗师给予患膝一定帮助，防止膝关节屈曲或膝过伸，要求双侧下肢同时负重或患侧为主，防止重心偏向健侧。

c．患侧下肢负重：健腿屈髋屈膝，足离地面，患腿伸直负重，其髋膝部从有支持逐步过渡到无支持。

d．健腿支撑患腿活动训练：主动抬起患肢，分别做屈髋屈膝踝中立上抬、屈髋伸膝背屈踝关节、伸髋屈膝踝跖屈抬起等下肢训练。治疗师位于患者患侧，帮助控制髋关节防止外旋、保持膝关节中立位、防止足内翻。

e．站立平衡训练：患肢能单腿完全负重后即可进行站立平衡训练。重心分别做前、后、左、右向移动，移动幅度由小逐渐增大，可应用运动训练器械或配合作业训练进行，以促进髋膝踝关节的屈伸协调，使患者逐渐达到三级平衡。

⑩ 物理因子治疗：根据需要选择恰当的物理因子治疗手段，以改善肌力、缓解痉挛、促进功能重建等，如功能性电刺激、肌电生物反馈和低中频电刺激等治疗仪。

（3）作业治疗　此期可根据患者的机体整体状况选择适合其个人的功能性作业治疗和日常生活活动进行训练，以提高患者的生活能力。重点进行如下训练。

① 功能性作业治疗：对偏瘫患者应针对其功能障碍采用相应的治疗。如应用桌式插件进行肩关节、肘关节、腕关节的训练；应用捶钉木板、调和黏土等进行肘关节屈伸训练；应用拧龙头、拧螺丝训练前臂旋前旋后；应用编织、拼图、打字等训练手指精细能力。

② 日常生活活动能力训练

a. 更衣训练：穿上衣训练是先穿患侧，然后将上衣拉到肩部，袖口尽量上提，再穿入健手，最后再用健手整理衣服和系衣扣。脱上衣训练是先脱患侧的肩部，再脱健侧，最后脱掉患侧。穿裤子训练可分别训练患者的床上坐位穿裤子和座椅上坐位穿裤子。床上坐位穿裤子是先穿患腿再穿健腿，然后从坐位转换成仰卧位用后背和双脚支撑抬起臀部，再用健手将裤子向上拉起，最后用健手整理好裤子。座椅上坐位穿裤子是先穿健侧再穿患侧，然后站起用健手整理好裤子。

b. 进食训练：观察患者进餐的过程，分析造成进食困难的原因，进行针对性的功能训练，同时改良进食器具以补偿患侧不足的功能（如使用勺柄加粗或勺柄弯曲的勺子、安装手固定夹的筷子、改变形状和用力方向的刀具等；或使用固定装置，如底部带吸盘的碗、边缘装上盘挡的盘子等）。

c. 个人卫生能力训练：进行刷牙、洗脸、洗澡等日常清洁活动技能的训练。

d. 转移能力的训练：主要训练患者从床边到轮椅的转移和从轮椅到床边的转移。

（4）中医治疗

① 针灸疗法

a. 头皮针：取穴方法同“急性期”。

b. 体针：此期偏瘫多以痉挛为主，在针刺选穴时应主要在偏瘫侧肢体相应拮抗肌上选穴，兴奋拮抗肌以对抗痉挛肌。针刺取肩髃、天井、曲池、手三里、合谷、外关、环跳、足三里、阳陵泉、血海、三阴交、太冲等穴，接电针仪，采用疏波，每次30min。每日1次。

c. 耳针：可取神门、脑干、肝、肾，用针刺或王不留行贴敷，每日1次。

② 推拿疗法：推拿可疏通经脉，缓解肢体痉挛，改善局部血液循环。多采用缓和的手法，如揉、摩、擦、推、拿、滚等手法，治疗时间宜长，使痉挛肌群松弛。每日1次。

2. 恢复中后期康复

恢复中后期一般指临床恢复的1~6个月，相当于Brunstrom Ⅳ～Ⅵ期。本期患者的肌张力逐渐降低或趋于正常，运动由共同运动转向分离运动。此期特点：

①坐位、立位平衡反应正常；②独自完成由坐位到站立位的转换；③可维持单腿站立，重心转移良好；④具有骨盆和下肢的运动控制能力。

（1）康复目标

① 促进运动分离，改善肢体控制和精细运动能力，提高运动的速度。

② 掌握双下肢步行能力。

③ 恢复日常生活活动能力。

（2）运动疗法

① 上肢和手的训练

a. 前臂旋前和旋后：使患者端坐于治疗桌前，前臂和手平放于治疗桌上，手握一圆木棒拇指向上，然后前臂分别进行旋前和旋后的活动，使木棒的头部尽力触及桌面。

b. 背伸腕关节训练：体位同上，使患者将前臂平放于桌面，双手伸出桌缘外，治疗者帮助固定患者前臂，使患者尽力背伸腕关节。

c. 拇指功能训练：拇指是手功能活动的重要器官，主要进行拇指的外展、背屈、对捏和与四指的对指训练。训练中与日常生活活动相结合。

d. 手指的精细活动训练：通过手作业治疗，提高双手的相互配合和患手的抓握与放松训练，患手拇指与其余四指的对指活动。

② 步行训练

a. 步行的常见问题：患侧下肢站立相时，伸髋和踝背屈不充分，膝关节屈伸缺乏控制，骨盆水平侧移幅度过大；患腿摆动相时，足趾离地时膝屈曲不充分，屈髋不充分，足跟着地时膝关节伸展及踝背屈不充分；行走时所需肌肉的启动顺序和收缩时值错误。因此，训练时要特别注意患肢的问题，如支撑相时，应保持髋膝踝的稳定、全脚掌触地、躯干直立、双肩尽量保持水平。摆动相时，应注意髋膝关节的屈伸控制和踝关节选择性背屈、跖屈控制，防止划圈步态的出现。

b. 步行的分解动作训练：在平行杠中，患侧下肢分别进行前后摆动、屈膝、踏步、伸髋等练习，以及患腿负重，健腿向前、向后移动，以防止划圈步态。治疗师对各个动作予以矫正。

c. 骨盆和肩胛带旋转训练：肩胛带的旋转可以带动上肢摆动，骨盆的旋转有助于抑制下肢痉挛，它们都对改善步行的协调性起重要作用。可进行患者双臂交替前后摆动的肩胛带旋转训练；以及骨盆旋转训练，在患者步行中，治疗师在患者后方双手辅助骨盆旋转。

d. 主动伸髋训练：患腿支撑期为避免患腿负重时因伸髋不充分而引起代偿性的膝过伸，需要练习主动选择性伸髋。如患者无法完成，治疗者双手扶持骨盆两侧向前移动以帮助伸髋。

e. 患腿摆动期训练：患腿在此期因下肢髋、膝、踝协同性伸展易发生划圈步态。训练时，在指导患者放松髋、膝的同时，治疗者可站在患者后面用手沿股骨线向前向下挤压骨盆，帮助骨盆向前下运动。

f. 平行杠内行走：经过训练在患侧下肢能够适应单腿负重后，可以进行平行杠内行走，为避免患侧伸髋不充分、膝过伸或膝关节屈曲，治疗师应在患侧给予帮助指导，伴有足内翻患者可在平行杠内加用足内翻矫正板；踝背屈不充分患者可穿戴踝足矫形器，预防可能出现的偏瘫步态。

g. 室内行走与户外活动：在患者能较平稳地进行双侧下肢交替运动的情况下，可先行室内步行训练，必要时可加用手杖，以增加行走时的稳定性。在患者体力和患侧下肢运动控制能力较好的情况下，可行户外活动，由治疗师陪同逐渐过渡到自行活动。

h. 助行架的应用：助行架可增加支撑面，提高步行的稳定性和安全程度，可用于独立步行功能无法良好恢复的患者以及年龄较大、躯体整体能力相对较差的患者，也可以辅助步行训练。

③ 上下阶梯训练：上下阶梯训练通过主动地屈伸髋关节、膝关节、踝关节及躯干配合的左右旋转和屈伸，有利于患者整体协调运动的改善，更有利于步行能力的提高。上下楼梯训练应遵循健足先上、患足先下的原则，治疗师对整个过程给予辅助、指导和保护。

a. 上楼梯：训练方法是先训练两足一阶法，能力改善后再训练一足一阶法。两足一阶法是患者面对台阶站立，健手抓扶在楼梯的扶手上，重心转移至患腿上方，然后健足踏上第一台阶，躯干前倾，健腿用力伸膝伸髋以上移身体，使重心移至健腿上方，最后再分别屈曲患侧髋关节、膝关节、踝关节以使患侧下肢上提，患足上到第一台阶以跟上健足。一足一阶法是在患者对前一种方法熟练掌握后，进一步提高重心转移和患肢支撑能力进行的训练。方法是用健足先登第一个台阶，待重心移在健腿上方后再用患足登第二个台阶，依靠患肢的主动伸髋伸膝和躯干的前倾最后将重心移至患肢上方，即双足交替登台阶法。

b. 下楼梯：同上楼梯法，先训练两足一阶法，再训练一足一阶法。两足一阶法是患者面对台阶站立，用健手抓扶楼梯扶手，用患足下第一个台阶，再移动重心于患肢上方，然后健腿跟着迈到同一个台阶。熟练后练习一足一阶法，即健足与患足交替下台阶。

④ 外骨骼机器人训练：中枢神经受到损伤导致肢体无法控制，通过外骨骼机器人带动下肢进行康复训练，能够重塑肢体与中枢神经之间的联系，实现肢体运动功能的恢复。机器人训练具有良好的重复性和一致性、丰富的训练模式以及较好的训练反馈效果。

⑤ 运动训练注意事项

a. 中止训练标准：安静时心率大于 120 次/分，血压大于 160/100mmHg 时不宜进行训练；训练过程中出现头晕、恶心、心绞痛、呼吸困难、心率大于 140 次/分、收缩压上升大于 40mmHg 或舒张压上升大于 20mmHg 等表现时，应立即中止训练，对症处理。

b．主动参与：脑卒中康复治疗的实质是“学习、运动，再学习、再运动”的过程，因此，要求病人正确理解并主动积极投入才能取得良好的康复效果。

c．反复练习：只有通过反复练习，才能真正获得运动的能力；才能在不同环境条件下切实运用对运动的控制。

d．避免屏气和过度用力：屏气易引起血压增高，过度用力可使兴奋在中枢神经系统扩散，易诱发痉挛和代偿动作出现，应注意避免。

e．练习有控制的肌肉活动：在运动学习过程中，保持低水平用力，进行重复的、任务导向性的、有控制的肌力训练不仅能增加肌肉力量，还能改善功能、减轻痉挛。

f．训练应多样化：完成某一动作时，可在不同条件下练习。如踝背屈训练，应在仰卧位、俯卧位、坐位和站立位分别练习踝背屈，更容易诱发该动作出现，也更利于患者将这一动作运用于日常生活中。

g．训练内容应随时随地运用到日常生活中：患者每天由治疗师进行康复治疗的时间有限，需要患者、家属和护工了解所进行的康复训练内容，随时随地保证患者应用正确的运动模式完成日常生活活动。

（3）作业治疗　此期是作业治疗的重要阶段。其目的在于恢复患者的日常生活活动能力、工作能力和娱乐活动能力。训练应遵循从简到繁、从易到难、不能独立完成者可用辅助器具的原则。辅助器具目的是发挥患侧残存的功能，使用“代偿技术”，配合健侧完成日常生活活动，尽可能克服瘫痪影响，争取最大限度的生活自理，重返家庭和社会。主要有：矫形器的使用，进食、穿衣、洗澡等自助具使用的训练，手杖和助行器的使用训练，轮椅的使用训练等。

（4）中医治疗

① 针灸疗法

a．头皮针：取穴方法同“急性期”。

b．体针：此期肌张力逐渐降低或趋于正常，多以协调性障碍为主，在针刺选穴时应注意阴阳平衡。针刺取肩髃、肩髎、天井、曲池、手三里、合谷、外关、环跳、足三里、阳陵泉、血海、三阴交、太冲等穴，接电针仪，采用疏波，每次30min。每日1次。

c．耳针：可取神门、脑干、肝、肾，用针刺或王不留行贴敷，每日1次。

② 推拿疗法：推拿可疏通经脉，缓解痉挛，改善局部血液循环。多采用缓和的手法，如揉、摩、擦、推、拿、搽等手法，治疗时间宜长。每日1次。

（三）后遗症期的康复治疗

后遗症期一般是指脑卒中发生1年以后，仍存在有各方面功能障碍的时期。其常见的后遗症主要表现为面瘫、失语、构音障碍、营养不良、患侧上肢运动控制能力差和手功能障碍、下肢的偏瘫步态、患足下垂行走困难，大小便失禁、血管性痴呆等。

1. 康复目标

（1）加强残存能力的功能训练，防止异常肌张力和挛缩的进一步加重。

（2）避免废用综合征和误用综合征及其他并发症的发生。

（3）家庭、社区的环境适应训练，对家庭环境进行必要的环境改造。

（4）加强患者的饮食营养和健康教育，预防复发。

2. 康复治疗

（1）关节活动训练　维持和提升关节活动范围，改善 ADL 质量，减轻护理工作量。如肩关节、肘关节的活动范围会影响穿衣以及进食等。

（2）肌力训练　肌肉力量也与 ADL 有直接关系。肌肉增强训练不仅可以改善肌肉力量，还能强化骨、软骨组织，维持适当的体重。患者的活动量如果减少，其肌肉力量也会减弱，所以在后遗症期，肌肉力量的增强训练也很重要。

（3）步行训练　步行训练不仅可以维持、改善步行的能力，还可以维系、提升肌肉力量以及关节的活动范围等，是一举多得的训练项目。但是，步行训练前需要做相关的功能评估，然后根据患者的情况设定运动强度、负荷量以及使用辅助工具等进行训练。

（4）生活空间改造　患者在出院前后，可以根据患者的身体状态，改造一下生活空间，为自立生活提供便利。例如，在卫生间、浴室安装扶手，准备一些生活工具等。

（四）脑卒中并发症的康复

1. 肩手综合征（shoulder hand syndrome，SHS）

肩手综合征是脑卒中后常见的并发症，常在脑卒中后 1～3 个月内发生。发病机制尚不清楚，一般认为与反射性交感神经营养不良有关，也有人认为与机械作用致静脉回流障碍有关。

（1）临床表现　突然出现的肩部疼痛，运动受限，手部疼痛及水肿；后期出现手部肌肉萎缩，手指挛缩畸形，甚至患手的运动功能永远丧失。

（2）康复治疗　常用的预防及治疗方法如下。

① 患肢正确的放置：将患肢抬高，防止患手长时间处于下垂位；维持腕关节于背伸位，可采用上翘夹板固定腕关节。卧位时，将上肢平放，远端抬高与心脏平齐，手指放开，半握空拳，可置一圆形物体于手掌中。此姿势可促静脉血的回流。

② 向心性加压缠绕：即以一根粗 1～2mm 的长布带，对患肢手指、手掌、手背作向心性缠绕至腕关节以上，随后立即除去绕线。反复进行可减轻水肿，促进周围血管收缩舒张自行调节功能。

③ 冰疗：即将患手浸于冰水混合液中，连续 3 次，中间可有短暂的间歇，本法可消肿、止痛并解痉。但应注意避免冻伤和血压升高。

④ 冷热水交替法：即先把患手浸泡在冷水中 5～10 分钟，然后浸泡在温热水

中 10～15 分钟，每日 3 次。以促进末梢血管收缩舒张调节的能力。

⑤ 主动运动：在可能的情况下，练习主动活动，如可训练患者旋转患肩，屈伸肘腕关节，但要适量适度，以患者自觉能承受的感觉为度，避免过度运动人为损伤肌肉及肌腱。

⑥ 被动运动：医护人员帮助活动患肢，顺应肩、肘、腕各关节的活动，活动应轻柔，以不产生疼痛为度。在卒中早期即开始训练，卒中后 24～48 小时即可进行，越早越好，可预防肩痛的发生，维持各个关节的活动度。

2. 深静脉血栓形成

深静脉血栓（deep vein thrombosis，DVT）形成是脑卒中患者的常见并发症之一。若不加以干预，30%～40%的脑卒中患者会发生深静脉血栓，而严重偏瘫的患者发生率高达 60%～75%。50%～60%的 DVT 患者会合并肺栓塞，后者导致的死亡占脑卒中急性期死亡的 25%。

动脉粥样硬化是脑卒中的重要病因之一，脑卒中患者本身就存在广泛血管内膜受损及全身凝血系统与抗凝系统失衡，再加之卒中患者往往伴有肢体的瘫痪，下肢失去肌肉泵的挤压作用，更容易造成血流缓慢。如果患者因呛咳或导尿而出现感染并发症，或使用脱水药治疗颅高压均可导致高凝状态出现，因此脑卒中患者比其他疾病患者更易发生 DVT。

（1）临床表现　DVT 约 66.7%位于小腿，以腓静脉受累最多，且左下肢的发生率高于右下肢，这可能与左髂静脉的解剖结构有关。其主要临床表现为患肢疼痛、肿胀、发硬，活动后加重，偶伴发热、心率加快。常见体征为患肢压痛、皮肤呈青紫色、皮温下降，沿血管可扪及索状物。

（2）康复治疗　脑卒中早期康复锻炼至关重要。患者生命体征平稳后，结合个体情况，制定锻炼计划，早期开展主动或被动运动，如踝泵运动、良肢位摆放、按摩。也可以应用气压循环治疗和医用弹力长袜。脑卒中住院患者鼓励多饮水，疾病本身有限制除外。饮食方面，为患者制定好科学的饮食计划，进食高纤维、低脂肪、低盐、易消化食物，忌辛辣、油腻，多食新鲜蔬菜和水果。禁止吸烟。保持大便通畅。避免在双下肢输液穿刺。注意保暖。

3. 脑卒中后的抑郁症（post-stroke depression，PSD）

抑郁是脑卒中常见的并发症之一。严重患者可能会产生轻生的念头，如不及时防范，部分患者可能导致自杀的后果。至少有 40%～50%的脑卒中患者在卒中后有抑郁的体验，多发生在脑卒中后 2 个月～1 年。

（1）临床表现　卒中患者出现持续的悲伤和焦虑、对以前喜爱的食物失去兴趣、经常觉得疲劳、难以集中注意力、容易发怒、失眠或嗜睡、食欲缺乏或暴饮暴食、不愿意与家人交谈。如果不及时治疗任其发展，可能会导致患者重度抑郁，出现紧张、焦虑、体重减轻、食欲减退、思维困难、绝望及自杀意念等症状。

（2）康复治疗

① 家庭的支持：首先家庭成员一定要给予患者更多的关心，给予生活上的照顾，鼓励患者力所能及地参加社会活动。要关注患者病后的精神状态，做到早发现、早治疗。

② 社会的支持：良好的社会医疗保险可解除患者的后顾之忧，单位的领导和同事及朋友的关心，有利于减轻和消除患者的不良情绪。

③ 心理治疗：积极治疗原发病、帮助患者进行肢体功能康复对患者的抑郁有很好的治疗作用。多与患者交流，及时了解患者的心理活动，帮助患者消除不良情绪，树立战胜疾病的信心。

④ 药物治疗：应用较多的是5-羟色胺再摄取抑制剂（SSRI）如氟西汀等，一般要服用3～6个月或更长时间，如能正规治疗绝大多数患者的抑郁症状可以完全消除，有利于肢体功能的恢复，使病人的生活和社会交往能力尽快得到恢复。

⑤ 针灸疗法：可使用电针疗法，常采用疏波、断续波脉冲电流，取合谷、内关、太阳、风池等穴，中等或强电流刺激，每次15分钟，每日1次，10次为一个疗程。

4. 面瘫的康复

脑卒中引起的面瘫为中枢性面瘫。

（1）临床表现　常表现为病损对侧眼眶以下的面肌瘫痪，患者出现鼻唇沟变浅、口角歪斜、流涎、讲话漏风等，吹口哨或发笑时尤为明显，不能完成耸鼻、鼓腮、示齿、努嘴等动作；进食时，食物常滞留于患侧的齿颊间隙内。

（2）康复治疗

① 面肌按摩：面肌按摩能够预防肌肉萎缩，放松患侧面部肌肉，促进其张力正常化。康复方法是：患者面向镜子端坐，治疗师站于患者前方，沿面部肌肉的解剖学走向，用拇指指腹着力于皮肤上，轻柔的揉动按摩，揉动时手指应始终接触皮肤，使被按摩部位肌肉随着揉动而滑移，力度以产生温热感、平和、舒适为宜。每组肌肉按摩5～8次。

② 面肌肌力增强训练：通过强化残存肌肉功能，恢复中枢神经对面部肌肉的再支配。训练方法：练习耸鼻、鼓腮、示齿、努嘴、微笑等动作，训练时患者面向镜子端坐，治疗师将手置于指定位置给予助力，同时用另一只手抑制健侧的过度活动，所有动作均与健侧同步，每个表情动作练习8～10次，全部麻痹面肌做完为1遍；治疗师每日指导患者做1遍，嘱患者再对镜练习2遍。

知识拓展

运动想象疗法（motor imagery therapy）

运动想象是一个认知处理过程，想象者想象自己执行一个动作，但是没有肢体的活动，甚至没有肌肉的收缩。运动想象可分为：①肌肉运动知觉想象，即在肌肉运动知觉想象过程中，在未产生运动的情况下被试者感觉到自己实际完成了动作；②视觉运动想象，即在视觉运动想象中，被试者好像在一定距离处看到自己或者其他人完成了动作。功能影像学证据表明运动想象与认知功能、运动功能可能激活同样的神经网络。即通过运动想象疗法可以激活脑卒中患者损伤的运动网络，为运动想象疗法的理论依据。

二维码 2-1　课程相关视频

二维码 2-2　测试题

第二节　颅脑损伤的康复

学习目标

1. 掌握：颅脑损伤后主要功能障碍、康复评定、康复治疗。
2. 熟悉：颅脑损伤概念。康复治疗分期及各期目标。
3. 了解：颅脑损伤的分型及预后。

一、概述

（一）基本概念

1. 定义

颅脑损伤（traumatic brain injury，TBI）是外界暴力对头部造成的损伤。常与身体其他部位的损伤复合存在，颅脑损伤主要分为头皮损伤、颅骨损伤与脑损伤，这三种情况既可单独发生，也可同时并存。其中脑损伤患者大多数会遗留意识、认知、情绪情感、运动、感觉、言语等功能障碍。因此，本节主要论述脑损伤的康复。

2. 流行病学

颅脑损伤是危害人类生命健康的重要疾病，在青年人的意外死亡中，颅脑损伤是主要的死亡原因。在我国发病率已超 100/10 万，其中 10～39 岁发病最多，占 63%。在有关颅脑损伤的研究中发现，男性发病率多于女性，两者比例为 2∶1。一般来说，颅脑损伤占全身各处损伤的 10%～30%，仅次于四肢伤，居于第二位，但病死率居于首位。颅脑损伤很少是孤立的，大多数并发身体其他部位的严重损伤，因此必须进行全面检查。

（二）临床分型

颅脑损伤伤情复杂，不同原因造成的颅脑损伤类型各异。

1. 按损伤方式

（1）开放性脑损伤（open brain injury）　多为利器伤，头皮、颅骨和硬脑膜同时破裂，脑组织与外界相通。

（2）闭合性脑损伤（closed brain injury）　多为钝器伤，头皮、颅骨和硬脑膜至少有一层保持完整，脑组织不与外界相通。

2. 按发病时间

（1）原发性脑损伤（primary brain injury）　指受伤后立即发生的脑损伤，包括脑震荡、脑挫裂伤、原发脑干损伤等。

（2）继发性脑损伤（secondary brain injury）　指受伤后一段时间才出现的脑受损病变，包括脑水肿和颅内血肿等。

3. 按血肿部位

（1）硬脑膜外血肿（epidural hematoma）　血肿位于颅骨与硬脑膜之间。

（2）硬脑膜下血肿（subdural hematoma）　血肿位于硬脑膜下腔。

（3）脑内血肿（intracerebral hematoma）　血肿位于大脑皮质或脑白质深部。

（三）病因病理

颅脑损伤的常见原因有交通事故、工伤坠落、暴力打击、运动损伤、火器伤等。根据颅脑损伤发生的机制分为原发性损伤和继发性损伤，两者具有不同的病理特征。原发性损伤是脑外伤后直接及迅速发生的损害，主要是皮质损伤和弥漫性轴突损伤，表现为神经纤维的断裂和传出功能障碍，不同类型的神经细胞功能障碍甚至细胞死亡。继发性损伤包括脑缺血、脑内血肿、脑肿胀、脑水肿、颅内压升高等，这些病理生理变化是由原发性损伤导致的，但反过来又可以加重原发性损伤的病理改变。

（四）临床表现

颅脑损伤后的临床表现具有多样性，主要取决于损伤的部位及所继发的脑组织损害部位，但同时也有一些共同的临床表现。

（1）意识障碍　是颅脑损伤的一个突出的临床表现，可表现为立即出现，也可以表现为意识障碍逐渐加重。按意识障碍的程度不同分为嗜睡、昏迷、浅昏迷、深昏迷等。意识障碍的程度和持续时间可提示颅脑损伤的严重程度。

（2）头痛、呕吐　可因头皮的损伤或颅骨骨折造成。一旦患者表现为持续胀痛伴喷射状呕吐时要高度怀疑颅内高压。

（3）生命体征改变　是监测颅脑损伤严重程度和病情变化的一项重要内容，生命体征的变化较大多提示病情危重，急需处理，如血压升高、脉压加大、呼吸深慢和呼吸节律不规整等。

（4）眼部征象　由于颅脑损伤的患者一般病情较重，多有昏迷，因此瞳孔大小变化、对光反射、眼球活动和眼底的改变在评估病情方面具有重要的意义。

（5）神经系统局灶性症状与体征　如单肢瘫、偏瘫、四肢瘫、感觉障碍、失语等症状。如果内囊损伤，可出现典型的“三偏”综合征。

二、康复评定

颅脑损伤患者存在着意识、认知、运动和言语等功能障碍，因此应针对功能障碍来进行康复评价。

（一）意识障碍的评估

意识障碍（disorder of consciousness，DOC）是指患者对自身和周围环境刺激的觉醒感知能力不同程度降低或丧失。可分为昏迷、植物状态（vegetative state，VS）/无反应觉醒综合征（unresponsive wakefulness syndrome，UWS）、最小意识状态（minimally conscious state，MCS）。临床常用的评估量表包括格拉斯哥昏迷量表（Glasgow coma scale，GCS）和昏迷恢复量表修订版（coma recovery scale-revised，CRS-R）。

1. 格拉斯哥昏迷量表（GCS）

Glasgow 昏迷量表是国际性量表（表 2-4），是反映急性期损伤严重程度的可靠指标，而且对预后也有估测意义。优点是简便、有效，可广泛应用于临床，但也有不足之处，对于意识障碍的描述比较粗糙，无法反映意识的细微变化。

表 2-4　格拉斯哥昏迷量表（GCS）

项目（代号）	检查方法	患者反应	评分
睁眼反应（E）	观察患者	自动睁眼	4
	言语刺激	大声呼唤患者时睁眼	3
	疼痛刺激	捏痛时患者能睁眼	2
	疼痛刺激	无睁眼反应	1
运动反应（M）	口令刺激	能执行简单命令	6
	疼痛刺激	捏痛时患者推医生的手	5
	疼痛刺激	捏痛时患者撤出被捏的手	4
	疼痛刺激	患者呈去皮质强直状态：上肢屈曲、内收内旋、腕指屈曲；下肢伸直，内收内旋，踝跖屈	3
	疼痛刺激	患者呈去大脑强直状态：上肢伸直、内收内旋、腕指屈曲；下肢与去皮质强直相同	2
	疼痛刺激	无运动反应	1
言语反应（V）	言语交流	能正确回答时间、地点	5
	言语交流	能会话，但言语错乱，回答错误	4
	言语交流	无韵律地说一些不适当的词	3
	言语交流	患者发出声音但不能被理解	2
	言语交流	无语言反应	1

注：GCS 评分=E 分+M 分+V 分。

最高分为15分，属正常，评分≤8分为昏迷，评分≥9分表示无昏迷；格拉斯哥昏迷量表（GCS）得分越低，说明昏迷程度越深，颅脑损伤情况越重。

根据GCS积分和昏迷时间长短可将颅脑损伤分度。

轻度：GCS 13～15分，伤后昏迷时间为20分钟以内。

中度：GCS 9～12分，伤后昏迷时间为20分钟～6小时。

重度：GCS≤8分，伤后昏迷时间在6小时以上。

2. 昏迷恢复量表修订版（CRS-R）

昏迷恢复量表修订版对各种感觉刺激（听觉、视觉、运动、言语、交流和觉醒水平）是否有特定行为反应进行评分，可以对意识水平作出判断，特别适用于对植物状态与最小意识的鉴别，支持对预后的评估（表2-5）。

CRS-R量表包括听觉、视觉、运动、语言、交流和觉醒6个子量表。每个子量表均有独立评分，相加后得到总分，用于判断患者的意识水平，满分23分。分数越低表示意识障碍越重。

表2-5　昏迷恢复量表修订版量表（CRS-R）

项目	描述	评分
听觉	对指令有稳定的反应 +	4
	可重复执行指令 +	3
	声源定位：转头/注视	2
	对声音有眨眼反应	1
	无	0
视觉	辨识物体 +	5
	物体定位：伸手寻物 −	4
	眼球追踪性移动 −	3
	视觉对象定位（>2秒）	2
	对威胁有眨眼反应（惊吓反应）	1
	无	0
运动	功能性物体运动 *	6
	自主性运动反应 −	5
	能摆弄物体 −	4
	疼痛定位 −	3
	疼痛致肢体回缩	2
	疼痛致异常姿势（过屈/过伸）	1
	疼痛刺激无反应	0
言语反应	可理解的言语表达 *	3
	发声/发声动作	2
	反射性发声运动	1
	无	0

续表

项目	描述	评分
交流	交流完全准确 *	2
	交流不完全准确 -	1
	无	0
唤醒度	能注意	3
	无刺激下能睁眼	2
	刺激下睁眼	1
	无	0

注：+表示为最小意识状态+（MCS+）；-表示为最小意识状态-（MCS-）；*表示为脱离最小意识状态。

（二）认知功能评定

认知功能障碍的评定主要涉及认知功能障碍严重程度的分级、认知障碍的成套测验、注意、记忆、思维、失认症、失用症、痴呆等。

1. 认知功能障碍严重程度的分级

可采用 Rancho Los Amigos（RLA）医院的认知功能分级标准评定（表 2-6）。依据 RLA 的评定标准，颅脑损伤患者恢复过程中的认知与行为变化包括从无反应到有目的反映共分 8 个等级。该评定在临床中广泛应用，作为制定康复治疗计划的依据。

表 2-6　Rancho Los Amigos 认知功能分级（RLA）

分级	特点	认知与行为表现
Ⅰ级	没有反应	患者处于深昏迷，对任何刺激完全无反应
Ⅱ级	一般反应	患者对无特定方式的刺激呈现不协调和无目的的反应，出现的反应与刺激无关
Ⅲ级	局部反应	患者对特殊刺激起反应，但与刺激不协调，反应直接与刺激的类型有关，以不协调延迟方式（如闭着眼睛或握着手）执行简单命令
Ⅳ级	烦躁反应	患者处于躁动状态，行为古怪，毫无目的，不能辨认人与物，不能配合治疗，词语常与环境不相干或不恰当，可以出现虚构症，无选择性注意，缺乏短期和长期的回忆
Ⅴ级	错乱反应	患者能对简单命令取得相当一致的反应，但随着命令复杂性增加或缺乏外在结构，反应呈无目的性、随机性或零碎性；对环境可表现出总体上的注意，但精力涣散，缺乏特殊注意能力，用词常常不恰当并且是闲谈，记忆严重障碍常显示出使用对象不当；可以完成以前常常有结构性的学习任务，如借助帮助可完成自理活动，在监护下可完成进食，但不能学习新信息
Ⅵ级	适当反应	患者表现出与目的有关的行为，但要依赖外界的传入与指导，遵从简单的指令，过去的记忆比现在的记忆更深更详细
Ⅶ级	自主反应	患者在医院和家中表现恰当，能主动地进行日常活动，很少有差错，但比较机械，对活动回忆肤浅，能进行新的活动，但速度慢，借助结构能够启动社会或娱乐性活动，判断力仍有障碍
Ⅷ级	有目的反应	患者能够回忆并且整合过去和最近的事件，对环境有认识和反应，能进行新的学习，一旦学习活动展开，不需要监视，但仍未完全恢复到发病前的能力，如抽象思维，对应激的耐受性，对紧急或不寻常情况的判断等

2. 认知障碍的测验

对于认知功能的监测和评价临床上应用各种量表，它们能够更简单快速的评价患者的情况，患者病情有量化的标准，对于患者病情的对比记录和疾病研究有很大的意义。国际上认可的使用频率较高的量表有神经行为认知状态检查表（neurobehavioral cognitive status examination，NCSE）、简明精神状态量表（minimentalstate examination，MMSE）、蒙特利尔认知评估量表（Montreal cognitive assessment，MoCA）等。

（1）神经行为认知状况检查表（NCSE）　由北加利福尼亚神经行为联合组（The Northen California Neurobe Havioral Group Incorporated）于1983年制定，并经1988年、1995年两次修订。NCSE是一个全面的标准认知评定，可用于床边评定认知功能，按患者的认知状况先做甄别筛选，再做定量评估，若甄别筛选合格，则不必再做定量评估，若不合格，则应进一步定量评估。NCSE测试可通过打分定量评估患者的意识程度、定向能力、注意能力、记忆能力、计算能力、推理能力、空间结构能力、语言能力等。NCSE能较敏感地反映患者认知功能障碍及其程度，且操作简便，结果可以图示，比较直观。

（2）简明精神状态量表（MMSE）　MMSE是由美国Folstein等于1975年制定的，该方法简单易行，国外已广泛应用，名为精神状况检查，实际上是一种针对老年人认知和智能功能方面有无衰退的筛查工具；全量表分为5个认知方面的内容即定向、记忆力、注意力和计算力、回忆、语言，结果评定总分为30分；该量表测验的成绩与文化水平密切相关，根据文化水平来划分，文盲≤17分，小学文化程度≤20分，初中及以上文化程度≤24分。

3. 注意功能的评定

根据参与器官的不同，可分为视觉注意和听觉注意。

（1）视觉注意　视跟踪和辨认测试。

① 视跟踪：让患者目光追随一个光源移动，治疗师在患者面部上、下、左、右移动光源，观察患者视线随光源移动的情况，每个方向评1分，正常为4分。

② 形状辨认：让患者临摹四种图形，即一根垂线、一个正方形、一个圆和一个大写字母 A，每项评1分，正常为4分。

③ 字母划消测验：是常用的视觉注意的评定方法，英文字母的大小规格按标准要求设置，共6行，每行30个字母，其中有9个目标字母，目标字母是随机排列在字母中的，让患者以最快的速度划掉这列字母中的目标字母，每100秒内划错或划漏超过1个为注意有缺陷。

（2）听觉注意　听跟踪和字、词、声的辨别测试。

① 听跟踪：在闭目的受试者的前、后、左、右及上方摇铃，要求患者指出摇铃的位置。每个位置记1分，少于5分为不正常。

② 听认字母：治疗师在60秒内以每秒1个的速度念无规则排列的字母，其中有10个为指定的同一字母，让患者每听到此字母时举一次手，举手10次为正常。

③ 听词辨认：向患者播放一段短文录音，其中有10个为指定的同一个词，让患者每听到此词时举一次手，举手10次为正常。

④ 声辨识：向患者放一段有嗡嗡声、电话铃声、钟表声和号角声的录音，其中有5次号角声，让患者每听到号角声时举一下手，举手5次为正常。

⑤ 词辨识：在杂音背景中辨认词。具体给患者播放一段有喧闹集市背景声的短文，其中有10个指定的词，让患者每听到此词时举一次手，举手不到8次为有缺陷。

4. 记忆功能的评定

记忆是信息的输入、编码、储存和提取。

（1）韦氏记忆量表（Wechsler memory scale，WMS）是国际公认的评定记忆功能的量表，该量表共分10分测试项目，分别评测经历、定向、数字顺序、再认、图片记忆、视觉再生、联想学习、触觉记忆、逻辑记忆、背诵数目。该量表全面评定了记忆功能，其结果有助于鉴别气质性和功能性的记忆障碍。

（2）Rivermead 行为记忆测试（Rivermead behavioral memory test，RBMT）主要测试日常记忆能力，包括11个项目，检测患者对日常行为的记忆能力，可帮助治疗师了解患者在日常生活中因记忆功能障碍所带来的不便，以指导治疗师有针对性的设定康复训练计划。

5. 思维的评定

思维是心理活动最复杂的形式和认知过程的最高级阶段，包括推理、分析、综合、比较、抽象、概括多种过程，表现于人类解决问题的过程中，以下是评定思维的简易方法。

（1）从一个系列的图形或数字中找出其变化的规律，如“2、4、6、8、10”。

（2）将排列的字、词组成一个有意义的句子。如“周杰伦”“演唱会”“抢票”可组成“周杰伦的演唱会抢票很难”。

（3）给出某些词语的反义词，如“高兴”的反义词是“难过”。

（4）成语或名人名言的解释，如“牛郎织女”“三人行，必有我师”。

（5）假设突发情况下的如何应变，如上班路上遇到塞车，将要迟到该怎么办等。

6. 失认症的评定

脑损伤后失认症临床常见有视觉失认、听觉失认、触觉失认和躯体失认症，还常伴各种忽略症和体像障碍。

7. 失用症的评定

失用症包括结构性失用、运动性失用、穿衣失用、意念性失用和意念运动性失用等。

（三）情绪障碍评定

对于颅脑损伤患者的抑郁，可用汉密尔顿抑郁量表（Hamilton depression scale，HAMD）进行评定；对于颅脑损伤患者的焦虑，可用汉密尔顿焦虑量表（Hamilton anxiety scale，HAMA）进行评定。

（四）行为障碍评定

颅脑损伤患者行为障碍的评定，主要依据患者的临床症状。颅脑损伤常见的行为障碍见表2-7。

表2-7　颅脑损伤常见的行为障碍

性质	表现
正性	攻击、冲动、脱抑制、幼稚、反社会性、持续动作
负性	丧失自知力、无积极性、自动性、迟缓
症状性	抑郁、类妄想狂、强迫观念、循环性情绪（躁狂-抑郁气质）、情绪不稳定、癔症

下面介绍几种行为障碍的临床表现。

（1）发作性失控　发作性失控常见于额叶损伤患者，临床表现为无诱因、无预谋、无计划的突然发作，直接作用于身边的人或物，如打砸家具、冲人怒吼、打伤他人等发狂行为，发作时间短暂，过后有自责感。

（2）负性行为障碍　负性行为障碍常见于额叶和脑干部位受损患者，临床表现为精神萎靡、感情淡漠、缺乏主动性、嗜睡、不愿活动，即使最简单、最常规的日常活动完成起来也很困难。

（3）额叶攻击行为　额叶攻击行为又称脱抑制攻击行为，因额叶受损引起，临床常见为对细小的诱因挫折发生过度强烈的反应，表现为间歇性激惹。

（五）运动功能评定

颅脑损伤所致运动障碍的评定与脑卒中所致运动障碍的评定相似。

（六）日常生活活动能力评定

颅脑损伤患者ADL评定可用Barthel指数，但由于颅脑损伤患者多有认知障碍，故更宜选用含认知项目的评定量表，如功能独立性评定量表（FIM）。

（七）言语功能评定

颅脑损伤患者言语障碍的评定方法可参考“言语治疗技术学”课程教材相关章节。

（八）颅脑损伤预后评定

颅脑损伤患者预后评定常采用综合评定量表和临床预测。

1．综合评定量表

该量表（表2-8）最低分为7分，最高分为36分。7～19分为预后不良；>25分为预后良好；20～24分为不能判定。

表 2-8 综合评定量表

内容	评分	内容	评分
Ⅰ. GCS 评分	3～15	B. 体温 正常	3
Ⅱ. 脑干反射		38～39℃	2
A. 额-眼轮匝肌反射	5	>39℃	1
B. 垂直性眼反射	4	C. 脉搏 60～120 次/分	3
C. 瞳孔对光反射	3	>120 次/分	2
D. 水平头眼反射	2	<60 次/分	1
E. 眼心反射	1	D. 血压 正常	3
Ⅲ. 运动姿势		150/90mmHg	2
A. 正常	2	<90mmHg	1
B. 去皮质强直	1	Ⅴ. 年龄 0～20 岁	3
C. 去大脑强直或弛缓型麻痹	0	21～40 岁	2
Ⅳ. 生命体征		41～60 岁	1
A. 呼吸 正常	2	>60 岁	0
30 次/分	1		
病理性呼吸	0		

2. 临床预测

影响颅脑损伤的预后的因素很多（表 2-9），可以依据症状、体征、电生理检查结果及临床用药情况等方面推测颅脑损伤患者的预后。

表 2-9 影响颅脑损伤预后的临床因素

影响因素	预后较好	预后较差
昏迷时间	<6 小时	>30 天
创伤后遗忘时间	<24 小时	>30 天
GCS	≥8 分	≤5 分
损伤范围	局灶性	弥漫性
颅内压	正常	增高
颅内血肿	无	有
脑室大小	正常	扩大
脑水肿	无	有
颅内感染	无	有
伤后癫痫	无	有
冲撞所致凹陷性骨折	无	有
脑电图	正常	异常
诱发电位	正常	异常
抗癫痫药物的使用	无需使用	需长期使用
影响精神的药物使用	无需使用	需长期使用

（九）颅脑损伤结局评定

颅脑损伤患者结局的评定常采用格拉斯哥结局量表（Glasgow outcome scale，GOS），见表 2-10。

表 2-10 格拉斯哥结局量表

分级	简写	特征
Ⅰ. 死亡（death）	D	死亡
Ⅱ. 持续性植物状态（persistent vegetation state）	PVS	无意识、无言语、无反应，有心跳呼吸，在睡眠觉醒周期的觉醒阶段偶睁眼，偶有打哈欠、吸吮等无意识的动作，从行为判断大脑皮质无功能。特点：无意识，但能存活
Ⅲ. 严重残疾（severe disability）	SD	有意识，但由于精神、躯体残疾或由于精神残疾而躯体尚不能自理生活。记忆、注意、思维、言语均有严重残疾，24 小时均需他人照顾。特点：有意识但不能独立
Ⅳ. 中度残疾（moderate disability）	MD	仍有记忆、思维、言语障碍和性格障碍，以及轻偏瘫、共济失调等，可勉强地利用交通工具，在日常生活、家庭中尚能独立，可在庇护性工厂中参加一些工作。特点：残疾，但能独立
Ⅴ. 恢复良好（good recovery）	GR	能重新进入正常社交生活，并能恢复工作，但可遗留有各种轻的神经学和病理学的缺陷。特点：恢复良好，但仍有缺陷

三、康复治疗

颅脑损伤患者的康复应全面康复。从急诊外科手术、ICU 阶段开始，直到康复中心、社区康复和家庭康复。应帮助患者从康复机构向社区康复过渡，每个阶段均应帮助患者及家庭面对伤病现实、精神和社会能力方面的变化。重度颅脑损伤患者需要持续多年康复，一些患者需要长期照顾。

颅脑损伤的康复治疗分三个阶段即急性期康复、恢复期康复和后遗症期康复。每期各有其不同的目标和策略。

（一）急性期康复

颅脑损伤后，康复治疗在治疗中占据重要地位，而且均采取综合性治疗措施。

1. 康复介入时间

颅脑损伤患者的生命体征即体温、呼吸、脉搏、血压稳定，颅内压持续 24 小时稳定在 20mmHg 即可进行康复治疗。

2. 康复目标

稳定病情，提高觉醒能力，预防并发症，促进功能恢复。

3. 康复治疗

（1）床上良肢位摆放 注意头的位置不宜过低，以利于颅内静脉回流；肢体摆放的目的和方法同脑卒中患者。

（2）综合促醒治疗 昏迷是一种丧失意识的状态，既不能被唤醒也没有注意力。对指令没有运动反应和没有语言。昏迷存在于损伤的早期阶段，通常持续不超过3～4周。严重脑损伤的恢复，首先从昏迷和无意识开始，功能恢复的大致顺序为：自发睁眼→觉醒周期性变化→逐渐能听从命令→开始说话。可以应用各种昏迷刺激技术帮助患者苏醒，恢复意识。

① 听觉刺激：定期给患者播放病前熟悉的音乐和歌曲；亲人反复与患者谈及病前熟悉和感兴趣的人或事，同时观察患者面部表情和躯体反应。

② 视觉刺激：让患者观看色彩变换频繁的电视广告节目或在患者头上方放置五彩灯，用彩光刺激患者视网膜和大脑皮质，观察患者反应。2次/日，1小时/次。

③ 肢体运动觉和皮肤感觉刺激：由治疗师或家属为患者做四肢关节被动活动，一次约30分钟，3小时/次；用毛巾或毛刷从肢体远端到近端进行擦拭或刺激；在摇摆椅上进行体位的变换刺激。

④ 嗅觉刺激：让患者闻不同气味的物体，如香水、醋、水果等物体，3次/日，20分钟/次。

⑤ 穴位刺激：采用头针刺激感觉区、运动区、语言区等或刺激百会、四神聪、印堂、太阳、十宣等穴位，观察患者反应，需加强刺激时可加用电针仪。

（3）排痰引流，保持呼吸道通畅　定时翻身，约2小时一次，并用空心掌在患者背部反复拍打，拍打顺序是从肺底部向上拍打至肺尖部，以帮助患者排痰，也可以指导患者作体位排痰引流。

（4）维持肌肉和软组织的弹性，防止挛缩和关节畸形　进行各关节的被动活动，即肩、肘、腕、髋、膝、踝等关节，每个关节做10遍/次，3次/日。对易于缩短的肌群和软组织进行牵伸训练，每天2次。

（5）尽早活动　一旦生命体征稳定、神志清醒，应尽早帮助患者进行呼吸训练、肢体主动运动、床上活动、坐位和站位练习，循序渐进，最终达到生活自理的目的。

站立行走的良好作用：①刺激内脏功能，如肠蠕动、膀胱排空；②改善通气，腹部器官向下移动，给肺扩张足够空间，改变灌注/通气比值；③改善心理，增强患者恢复信心。

（6）物理因子治疗　对弛缓性瘫痪患者，可用低频脉冲电刺激提高肌张力，兴奋支配肌肉的运动和感觉神经，提高肢体运动功能。

（7）矫形器的使用　矫形器的使用目的是固定关节于功能位，对肌力较弱者给予助力，使其维持正常运动，如用肩托防止肩关节脱位、用分指板防止患者手的屈曲挛缩、用踝足矫形器矫正足下垂和足内翻。

（8）高压氧治疗　高压氧治疗可改善脑部缺氧情况，有利于减轻继发性损害，促进脑功能恢复。高压氧治疗的主要作用有：①提高血氧张力，增加血氧含量。②增加脑组织、脑脊液的氧含量和储氧量。③提高血氧弥散和增加有效弥散距离。

高压氧的治疗方法：按常规治疗方案，一般2～3绝对压，面罩间歇吸氧，1次/日，90分钟/次，10次为一个疗程，可连续数个疗程。

（9）支持疗法　给予高蛋白、高热量饮食，蛋白质供应量为每日1g/kg以上，避免低蛋白血症，提高机体免疫力，促进创伤的恢复及神经组织修复和功能重建。

（10）中医疗法　急性期可针刺头部及肢体相应穴位，如针刺百会、本神、四神聪、神庭、水沟、内关、三阴交、委中、劳宫、涌泉、十宣等穴位，起到开窍醒神的作用。也可以对肢体进行按摩推拿和主动或被动运动。

（二）恢复期康复

颅脑损伤患者经过急性期的临床处理和康复治疗，生命体征稳定1～2周后，病情已稳定，即可进行恢复期的康复治疗。

1. 康复目标

提高患者记忆、注意、思维和学习能力，最大限度地恢复感觉、运动、认知、言语功能和生活自理能力，提高生存质量。

2. 康复治疗

在颅脑损伤康复中，运动、语言、心理等治疗与脑卒中后功能障碍相似，可参见脑卒中章节，本节主要介绍认知和行为障碍的康复治疗。

（1）认知障碍的治疗　颅脑损伤的认知障碍包括注意障碍、记忆障碍、思维障碍、失认症、失用症等。可依据评定结果，进行相应的康复治疗。

① 注意训练：颅脑损伤患者往往注意力不集中，易受外界干扰。训练方法如下。

a. 猜测游戏：取两个透明玻璃杯和一个弹球，在患者注视下，治疗师将一个杯子扣在弹球上，让患者指出有弹球的杯子，反复数次。无误后可改用不透明的杯子、用三个或更多的杯子、用两粒或更多不同颜色的弹球等方式增加难度。

b. 删除作业：在纸上写一行（约10个）字母如“A S D F G H”，让患者用笔删去由治疗师指定的字母。反复多次无误后，可以进一步增加训练的难度，如增加行数、大小写字母混合出现、插入新字母等。

c. 时间感：给患者一个秒表，要求患者按指令启动秒表，并于10秒停止。反复多次，当误差小于2秒时，可增加难度，不让患者看表，启动秒表10秒停止，以后将时间由10秒逐渐延长至2分钟停止。

d. 数目顺序：让患者按顺序说出或写出0～10的数字，或用数字卡片排列，成功后，增加难度，如让患者按奇数或偶数的规律说出或写出一列数字，或进行算术作业，先加减，再乘除。

② 记忆训练：进行记忆训练时，在进度、难度、时间、信息量等方面要循序渐进，患者成功后，要给予鼓励，增强信心，要反复训练，提高记忆能力。常用方法如下。

a. PQRST法

P（preview）　　先预习要记住的内容；
Q（question）　　向自己提问与内容有关的问题；
R（read）　　为回答问题而仔细阅读资料；
S（state）　　反复讲述阅读过的资料；

T（test）　　　　用回答问题的方式检验自己的记忆力。

b．编故事法：把需要记忆的词和句子编成一个自己熟悉的故事，有助于记忆，亦可利用辅助记忆物来帮助记忆，如带记事本，本中记有家庭地址、常用电话号码、生日等，并让他经常做记录和查阅。

c．环境适应：对于记忆损伤较重的患者，可通过环境改造，满足他们日常生活的需求。如将房间贴上醒目标签；地板上贴上方向标签；物品固定位置摆放以便患者较少依赖记忆。

③ 思维训练：思维包括推理、分析、综合、比较、抽象、概括等多种过程，而这些过程往往表现于人对问题的解决中。针对不同的思维障碍，采用不同的训练方法。

a．报纸信息提取：取一张报纸，让患者把各种信息分门别类。

b．排列训练：让患者把数字、字母、年、月、日的按规律排序。可将数字、字母、年、月、日制成独立的卡片，每次一组，打乱顺序后让患者重新排序，逐渐增加难度。

c．物品分类：给患者1张列有30项物品名称的清单，并告知这30项物品都分别属于三大类（如食品、衣物、电器）物品中的一类，要求患者给予分类。根据患者的反应来调整训练难度，如开始时不能进行，可给予帮助。如成功，则进而要求对上述清单的某类物品进行更细的分类。

d．计算和预算：让患者进行简单的加、减、乘、除计算。再做出一个家庭预算，如每月工资用在房租、水电、伙食、衣着、装饰、文化、娱乐、保健医疗和预算外支出等方面的分配是否合理。

④ 失认症的康复：失认症是指由于大脑局部损害所致的一种后天性认知障碍。常见训练方法如下。

a．单侧忽略训练法：治疗师站在忽略侧与患者谈话和训练；在忽略侧播放患者喜欢的音乐；对忽略侧给予触摸、拍打、挤压、擦刷、冰刺激等感觉刺激；让患者用健手摩擦忽略侧肢体；将食物、饮品放在忽略侧，让患者用健手去拿取；在忽略侧放置色彩鲜艳的装饰品（如气球、彩带等）。

b．视觉失认训练法：对面容失认患者采用亲人照片，让患者反复观看，然后混到几张照片中，让患者挑出亲人照片；颜色失认患者，采用各种颜色的图片和拼版，先让患者辨认、学习，然后进行颜色匹配和拼出不同的图案，反复训练。

c．Gerstmann 综合征训练法：Gerstmann 综合征又称左侧角回综合征，包括手指失认、失算、失写、左右定向力障碍四个症状。左右定向力障碍患者，采用反复辨认身体的左方和右方，再辨认左、右方物体，左右辨认可贯穿于康复训练和日常生活中；手指失认患者，先确认五个手指名称，然后给患者任一手指以触觉刺激，让患者呼出该手指名称，反复在不同的手指上进行；失算患者，给一些简单的加、减、乘、除运算数字，从单位数开始，逐渐增加难度，还可通过玩扑克牌、掷骰子等活动训练患者心算能力；失写患者，辅助其书写并告知所写材料的意义，着重训练健手的书写。

⑤ 失用症的康复

a. 结构性失用：训练患者摆放家庭常用物品，可让治疗师先示范，然后患者模仿，开始练习时可给予提醒，逐渐进展到自行操作；还可让患者复制几何图形、搭积木、拼图等。

b. 运动性失用：主要指一些精细动作，如洗脸、刷牙、梳头等，可让治疗师做，患者模仿学习做，在患者做之前，给肢体以本体感觉、触觉、运动觉刺激。

c. 穿衣失用：治疗师可用衣服暗示、提醒指导患者穿衣，也可用语言指示或亲手教患者穿衣。最好在上衣、裤子和衣服左右标上明显的记号以提醒患者注意。

d. 意念性失用：如训练患者刷牙动作，可把动作分解为挤牙膏、用杯子接水、刷牙等动作，让患者按顺序完成，也可以分别把牙膏、杯子、牙刷依次递给患者，以提醒患者按顺序操作，逐步进展到自行完成。

（2）行为障碍的治疗　治疗目的在于消除患者不正常、不为社会所接受的行为。治疗方法如下。

① 创造良好的环境：创造关心、爱护、顺应患者活动能力的环境，避免那些刺激患者不良行为的因素。

② 药物：应用有效而副作用少的药物，如卡马西平、普萘洛尔、锂盐、奥氮平等对攻击行为或焦虑有效；氟西汀、帕罗西汀、西酞普兰等对症状性抑郁有效。

③ 行为治疗：行为障碍可分为正性和负性行为障碍，正性行为障碍表现为攻击他人，而负性行为障碍常表现为情绪低落，感情淡漠。采用奖励-强化法和处罚-消除法，对恰当的行为给予鼓励，对不恰当行为给予拒绝；在极严重或顽固的不良行为发生后，给患者以他所厌恶的刺激。

3. 中医疗法

（1）针灸疗法　选取风池、百会、水沟、印堂、内关、三阴交等穴位针刺，并用电针，每日1次，每次30分钟，10次为一个疗程。

（2）推拿疗法　点揉印堂，横推太阳、头维穴，扫散双侧颞部，沿头维用双手五指向后平推，经头顶至后顶，拿风池，揉拿颈项，扣大椎。沿膀胱经由上向下推檫，由头顶向项后至背脊轻扣2～3次。从肩至肘到腕，从膝至踝渐次按揉，重点按揉合谷、三阴交等穴，1次/日，10次为一个疗程。

（三）后遗症期康复

经过临床处理和正规的急性期、恢复期康复治疗后，各种功能已有不同程度的改善，大多数可回到社区或家庭，但部分患者仍遗留有程度不等的功能障碍，需要进入后遗症期康复。

1. 康复目标

使患者学会应对功能不全状况，学会用新的方法代偿功能不全，增强患者在各种环境中的独立和适应能力，促进患者回归家庭，回归社会。

2. 康复治疗

（1）加强日常生活活动能力的训练　强化患者自我照料生活的能力，逐步适应外界环境。

（2）矫形器和辅助器具的应用　对运动障碍的患者可使用矫形器和辅助器具提高日常生活活动能力。

（3）继续维持或强化认知、言语等障碍的功能训练　利用家庭或社区环境开展、维持或促进认知、言语等功能，防止退化。

（4）职业训练　对患者进行有关工作技能训练，可在模拟情况下练习操作，以利重返工作岗位。

（5）物理因子治疗　可采用温热疗法、寒冷疗法、生物反馈和功能性电刺激。高压氧治疗也可考虑应用。

3. 中医疗法

参照恢复期中医治疗。应注意，此期患者遗留的各种功能障碍恢复较慢，易导致焦虑，担心自己成为家庭的负担和累赘，丧失生活信心。因此，要积极争取家庭配合，尽早开始详尽的家庭训练方案。

知识拓展

神经调控新技术助力昏迷促醒

传统临床治疗“植物人”的方法有神经营养药物、高压氧、康复理疗和环境刺激治疗等。近年来的研究表明深部脑刺激（deep brain stimulation，DBS）、脊髓电刺激（spinal cord stimulation，SCS）、经颅磁刺激（Transcranial magnetic stimulation，TMS）以及经颅直流电刺激（transcranial direct current stimulation，tDCS）等多种神经调控方式对意识障碍患者有肯定的促醒作用，神经调控治疗可能成为临床治疗意识障碍的有效手段。在诸多神经调控技术应用的助力下，昏迷促醒已不再是一个遥不可及的梦想，也不再是奇闻轶事，据文献报道，目前神经调控综合治疗下意识恢复改善率已接近30%，科学家正向攻克意识障碍顽疾的目标坚定的迈进。

二维码 2-3　课程相关视频

二维码 2-4　测试题

第三节　脊髓损伤的康复

学习目标

1. 掌握：脊髓损伤患者的主要功能障碍、康复评定、运动治疗技术、作业治疗技术。
2. 熟悉：脊髓损伤的分类；并发症的防治方法；不同损伤平面患者的功能预后。
3. 了解：脊髓损伤的病因病理、流行病学、其他康复治疗技术。

一、概述

（一）基本概念

1. 定义

脊髓损伤（spinal cord injury，SCI）是由各种不同伤病因素引起的脊髓结构、功能的损害，造成损伤水平以下脊髓功能（运动、感觉、自主神经功能）的障碍。

2. 流行病学

根据全球疾病负担研究报告，2019 年全球有 90 万新发脊髓损伤病例，2000 万患病病例，对应的发病率和患病率分别为 12/100 万和 253/100 万。男性发病率和致残率高于女性；发病率与各国发展水平呈正相关，表明经济发展程度较高的国家脊髓损伤的发病率也更高。2019 年中国脊髓损伤的发生数约为 23.4 万，对应的年龄标准化发病率约为 13.87/100 万。对患者的年龄结构研究显示，1990 年的患者平均发病年龄为 39 岁，2019 年为 54 岁，表明中国的脊髓损伤疾病负担在过去 30 年逐渐增加，且患者年龄结构也趋向于老年患者。

（二）病因病理

1. 病因

脊髓损伤的病因主要为脊柱脊髓的外力损伤及疾病因素。外伤性脊髓损伤是指脊柱脊髓受到直接或间接的机械外力作用造成脊髓结构与功能的损害，多发生于交通事故、摔伤、外伤、枪伤、刺伤以及重物撞击腰背部。非外伤性脊髓损伤是指脊柱脊髓受病理因素作用导致的损害。主要是由于脊椎滑脱、感染（脊柱结核、脊柱化脓性感染、横贯性脊髓炎等）、肿瘤（脊柱或脊髓的肿瘤）、代谢性疾病及医源性疾病等因素引起。

2. 病理

脊髓为极易受损伤的柔软组织，损伤主要有震荡伤、撕裂伤、挫伤、离断伤等形式，震荡伤可于伤后数日恢复功能。脊髓损伤形态学所见有出血、水肿、循环障碍致组织缺血坏死。脊髓损伤后 30 分钟，脊髓灰质多处片状灶性出血，脊髓损伤后表现为组织出血、水肿、退变和坏死。6 小时内出血累及全灰质，12 小时波及白质，中心灰质开始坏死。脊髓损伤持续性加重的原因除了创伤导致出血、微循环障碍、水肿外，还有自由基蓄积、细胞膜破坏、钙离子进入组织过多、神经递质阿片类等多种生化改变，这些改变加重了脊髓损伤。脊髓损伤病变呈进行性或持续性加重，故伤后 6 小时内是抢救的最佳时期。

（三）临床表现

脊髓损伤的主要临床特征是脊髓休克、运动和感觉障碍、自主神经功能紊乱、痉挛、排尿排便功能障碍、性功能障碍等。不完全性损伤具有特殊的表现。

（1）运动功能障碍　脊髓损伤平面以下脊神经所支配肌肉的随意运动消失或肌力下降。在伤后脊髓处于休克状态，暂时表现为弛缓性瘫痪。随后损伤水平以下脊髓逐渐恢复，出现反射亢进，表现为痉挛性瘫痪。长期缺乏活动常导致关节挛缩，甚至骨关节畸形。

（2）感觉功能障碍　完全性损伤患者损伤平面以上可有感觉过敏，而在损伤平面以下所有感觉完全消失。不完全性损伤患者，因脊髓损伤的部位不同，表现出不同的症状，如脊髓前侧损伤，出现痛觉、温度觉障碍；后侧损伤，则为触觉及本体感觉障碍；侧面损伤，则为对侧的痛觉、温度觉以及同侧的触觉和深部感觉障碍。

（3）自主神经反射亢进　是 T6 水平以上的脊髓损伤患者对内脏的恶性刺激和来自损伤水平以下的其他不良刺激引发的突发性高血压、头痛、面部潮红、多汗、恶心、皮肤充血和心动过缓等症状的阵发性症候群。脊髓休克期后即可发生，主要由于脊髓损伤后，自主神经系统中交感与副交感调节功能失衡所引起，脊髓损伤水平以下的刺激一旦引起交感神经肾上腺素能递质突然释放就会发生。

（4）呼吸功能障碍　脊髓损伤特别是高位脊髓损伤患者因呼吸肌神经支配出现障碍而瘫痪，正常呼吸功能无法维持。同时气道内分泌物增多，咳嗽无力，也可造成通气功能障碍。

（5）循环功能障碍　高位截瘫和四肢瘫患者常出现直立性低血压和心动过缓，这与心脏的交感神经张力下降及血管收缩机制障碍有关。患者由于活动受限和长期卧床，下肢静脉内血液较长时间淤滞易形成深静脉血栓。

（6）排尿功能障碍　脊髓休克期表现为尿潴留，系膀胱逼尿肌麻痹形成无张力性膀胱所致。休克期过后，若脊髓损伤在骶髓平面以上，可形成自动反射膀胱，残余尿少于 100mL，但不能随意排尿。若脊髓损伤平面在圆锥部骶髓或骶神经根损伤，则出现尿失禁，膀胱的排空需通过增加腹压（用手挤压腹部）或用导尿管来排空尿液。

（7）排便功能障碍　脊髓损伤后很多患者立即表现为麻痹性肠梗阻，通常出现于伤后 24 小时，可持续至 1 周。脊髓休克期后脊髓功能恢复，如果骶髓 S2～S4 节段周围神经仍完好，当直肠充盈时可出现反射性排便。若 S2～S4 损伤，排便反射消失，大便潴留。另由于体壁神经受损，肛门外括约肌和盆底肌松弛，大便通过失去抑制的直肠时出现大便失禁。

（8）体温调节障碍　由于瘫痪平面以下的皮肤失去了交感神经支配，不能有效发挥散热作用，出现排汗障碍，产生高热。

（9）性功能及生殖功能障碍　男性颈髓和胸髓损伤患者多数均可有勃起，具有勃起能力的患者大部分在伤后 6 个月内恢复，其余则需要 1 年时间恢复。其中 23%可以成功进行性交，10%可以射精，5%具有生育能力。女性脊髓损伤的患者，不论节段平面和受损程度如何，除生殖器器官的感觉丧失外，其卵巢功能很少发生长期紊乱，大部分患者伤后 6 个月即恢复月经，可以正常妊娠和分娩。

（10）心理障碍　脊髓损伤患者面对突发而来的横祸，往往感到茫然不知所措，对疾病或外伤所至的残疾毫无认识，属于心理反应休克期。此期过后，患者往往不相信残疾的来临及其严重性，此为否认期。随着时间的推移，患者逐渐认识到残疾将不可避免，此时性情变得粗暴，情绪变得焦虑和抑郁，此为焦虑抑郁期。此期过后会逐步承认现实，对残疾状态能够接受，能比较正确地对待身边的人和事，此为承认适应期。

（四）脊髓损伤的分类

脊髓损伤可根据神经功能障碍进行分类，这对患者的治疗、康复及预后判断具有重要意义。

1. 按脊髓损伤部位分类

可分为四肢瘫和截瘫。

（1）四肢瘫　指由椎管内颈段脊髓（C1～T1）损伤而导致的四肢和躯干的瘫痪。

（2）截瘫　指由椎管内胸段、腰段或骶段脊髓（T1 以下，包括马尾和圆锥）损伤导致的下肢及躯干的瘫痪。

2. 按脊髓损伤严重程度分类

可分为完全性脊髓损伤和不完全性脊髓损伤。完全性脊髓损伤的诊断必须在脊髓休克消失后才可作出，因为在脊髓休克阶段，一切反射均暂消失，因而无法判断。脊髓休克一般可持续数小时至数周，偶有数月之久。当出现球海绵体-肛门反射（刺激男性龟头或女性阴蒂时引起肛门外括约肌反射性收缩）和肛门反射（直接刺激肛门引起肛门外括约肌收缩）时，提示脊髓休克期已经结束，可以开始评定损伤程度。

（1）完全性脊髓损伤　指脊髓损伤平面以下的最低位骶段（S4～S5）感觉和运动功能完全丧失。骶部（S4～S5）的感觉功能指肛门皮肤黏膜交界处感觉和深部肛门感觉，运动功能指肛门指检时肛门外括约肌的随意收缩。

（2）不完全性脊髓损伤　指脊髓损伤平面以下的最低位骶段（S4～S5）感觉

和运动功能部分存留。

（3）不完全性脊髓损伤的常见类型

① 中央束综合征：常见于颈脊髓血管损伤，上肢的运动神经元偏于脊髓中央，而下肢的运动神经元偏于脊髓的外周，造成上肢神经受累重于下肢，因此上肢障碍比下肢明显，患者有可能可以步行，但上肢部分或完全麻痹。

② 半切综合征：多见于刀刺伤，同侧肢体本体感觉和运动丧失，对侧痛温觉丧失。

③ 前束综合征：为脊髓前部损伤，临床表现包括损伤平面及以下运动功能、痛温觉功能丧失，而本体感觉存在。

④ 后束综合征：脊髓后部损伤，造成损伤平面以下本体感觉丧失，运动和痛温觉存在。

⑤ 脊髓圆锥综合征：主要为脊髓骶段圆锥损伤，可引起膀胱、肠道和下肢反射消失。偶尔可以保留骶段反射。

⑥ 马尾综合征：指椎管内腰骶神经根损伤，可引起膀胱、肠道和下肢反射消失，马尾的性质实际上是外周神经，因此有可能出现神经再生，而导致神经功能逐渐恢复。

⑦ 脊髓震荡：指暂时、可逆的脊髓或马尾神经生理功能丧失，可见于单纯性压缩性骨折，甚至放射线检查阴性的患者。一般认为脊髓功能丧失是由于短时间压迫所致，随着脊髓水肿的消退，症状会逐渐缓解。此型病人常见反射亢进但没有肌肉痉挛。

二、康复评定

（一）神经损伤平面的确定

神经损伤平面是指在脊髓损伤后，保留身体双侧正常运动和感觉功能的最低脊髓节段水平，并非指实际损伤所在的脊髓节段。在临床上会出现感觉和运动平面不一致、左右两侧不一致的现象，可用右侧感觉平面、左侧感觉平面、右侧运动平面、左侧运动平面来表示神经损伤平面并加以记录。脊髓损伤神经平面的综合判断主要以运动平面为依据，但 T2～L1 节段运动平面难以确定，可以用感觉平面来确定。C4 脊髓损伤可以采用膈肌作为运动平面的主要参考依据。美国脊髓损伤学会（American Spinal Injury Association，ASIA）和国际脊髓学会（ISCOS）根据神经支配的特点，选一些关键肌（确定运动平面的标志性肌肉，见表 2-11）和关键点（标志感觉平面的皮肤标志性部位，见表 2-12），通过对这些肌肉和感觉点的检查，可以迅速确定神经损伤平面。

确定损伤平面时，该平面关键肌的肌力必须≥3 级，该平面以上节段支配的关键肌肌力必须是≥4 级。如脊髓 C7 关键肌是肱三头肌，在检查 SCI 患者时肱三头肌肌力≥3 级，C6 关键肌桡侧腕长伸肌的肌力≥4 级，则可判断损伤平面为 C7。

表 2-11　运动关键肌

平面	关键肌	平面	关键肌
C5	屈肘肌（肱二头肌）	L2	屈髋肌（髂腰肌）
C6	伸腕肌（桡侧腕长伸肌）	L3	伸膝肌（股四头肌）
C7	伸肘肌（肱三头肌）	L4	踝背伸肌（胫前肌）
C8	中指屈指肌（指深屈肌）	L5	伸趾肌（趾长伸肌）
T1	小指外展肌（小指外展肌）	S1	踝跖屈肌（腓肠肌）

（二）运动功能的评定

ASIA 采用运动评分法对运动评分，检查左右两侧 10 对关键肌，采用 MMT 肌力评分法，肌力分 0～5 级，将两侧各关键肌的分值相加，肌力评定分的总和即为运动功能评分，正常人两侧运动平面总分值为 100 分，运动功能评分越高肌肉功能越佳，据此可评定运动功能。

（三）感觉功能的评定

采用 ASIA 的感觉指数评分来评定感觉功能，选择 C2～S5 共 28 个节段的关键感觉点（表 2-12），分别检查身体两侧各点的痛觉和轻触觉，并按三个等级分别评定打分：0=消失；1=异常（减退或过敏）；2=正常；NT=无法检查。每侧每点每种感觉最高为 2 分。每种感觉一侧最高为 56 分，左右两侧为 2×56=112 分，两种感觉总评分为 224 分。分数越高表示感觉越接近正常。

表 2-12　感觉关键点

平面	关键点	平面	关键点
C2	枕骨粗隆	T12	腹股沟韧带中部
C3	锁骨上窝	L1	T12 与 L2 之间 1/2 处
C4	肩锁关节的顶部	L2	大腿前中部
C5	肘前窝的桡侧面	L3	股骨内上髁
C6	拇指	L4	内踝
C7	中指	L5	足背第三跖趾关节
C8	小指	S1	足跟外侧
T1	肘前窝的尺侧面	S2	腘窝中点
T2	腋窝	S3	坐骨结节
T3～T11	第三肋间至第十一肋间	S4～S5	肛门周围（作为一个平面）

（四）严重程度评定

严重程度的评定主要包括完全性与不完全性损伤的确定，这在临床上是非常重要，因为不完全损伤的预后要优于完全性损伤。

根据 ASIA 的损伤分级（表 2-13），损伤是否完全性的评定以最低骶节（S4～

S5）有无残留功能为准。残留感觉功能时，刺激肛门皮肤与黏膜交界处有反应或刺激肛门深部有反应。残留运动功能时，肛门指检时肛门外括约肌有随意收缩。完全性脊髓损伤：S4～S5既无感觉也无运动功能，可有部分保留区，但不超过3个节段。不完全性脊髓损伤：S4～S5有感觉或运动功能，部分保留区超过三个节段。所谓的部分保留区是脊髓损伤水平以下的节段中仍有感觉或运动功能残留的节段，或感觉和运动均保留而功能弱于正常的区域。

表2-13 美国脊髓损伤学会的损伤分级

损伤分级	损伤程度	运动和感觉功能
A	完全性损伤	在骶区节段S4～S5无任何感觉或运动功能
B	不完全性损伤	在受损水平以下和骶区节段S4～S5有感觉功能，但无运动功能
C	不完全性损伤	在受损水平以下运动功能存在，大多数关键肌的肌力小于3级
D	不完全性损伤	在损伤水平以下运动功能存在，大多数关键肌的肌力大于或等于3级
E	正常	感觉和运动功能恢复，可有病理反射

（五）日常生活活动能力评定

（1）截瘫患者　采用改良的Barthel指数（modified barthel index，MBI）进行评定。

（2）四肢瘫患者　需用四肢瘫功能指数法（quadeiplegic index of function，QIF）进行评定。QIF评定内容共10项，前9项主要是与日常生活有关的各项动作，包括转移、梳洗、洗澡、进食、穿脱衣服、轮椅活动、床上活动、膀胱功能、直肠功能；第10项是护理知识测验。总分为100分，能准确地反映出四肢瘫患者日常生活活动的能力。

（六）脊髓损伤的功能恢复的预测

不完全性脊髓损伤的患者，变异很大，常不易定出统一的预测标准。但对于完全性脊髓损伤患者，可以根据损伤的水平推断出预后（表2-14）。

表2-14 脊髓损伤平面与功能预后的关系

损伤水平	功能预后	支具、轮椅、自助具
C4	完全不能自理生活，全部依靠他人帮助	长靠背式电动轮椅
C5	桌上动作自立，其他全部靠他人帮助	电动轮椅、平坦地面可使用长靠背手动轮椅
C6	能部分自理生活，需中等程度帮助	手动轮椅操纵圈上缠上橡胶，多种自助具
C7	能自理生活，可做轮椅转移（平面）及驱动轮椅	手动轮椅，残疾人专用汽车，多种自助具
C8	能自理生活，在轮椅上能独立，不能走路，只能治疗性站立	带骨盆长下肢支具、双拐，必须轮椅，残疾人专用汽车
T1～T2	能自理生活，在轮椅上能独立，完全不需要别人协助可自己上下轮椅，治疗性站立	必须轮椅，需要长下肢支具，可驾驶有手动装置的轿车
T3～T12	能自理生活，能治疗性步行	手动轮椅、长下肢支具、双拐

续表

损伤水平	功能预后	支具、轮椅、自助具
L1	能自理生活，家庭支具功能性步行	长下肢支具、轮椅、双拐
L2	能自理生活，实用性支具步行	长下肢支具，轮椅，双拐
L3～L5	能自理生活，能社区功能性步行	短下肢支具，残疾人汽车

从表 2-14 中可以看出，从自理生活角度分析，C4 为完全不能自理、C5 和 C6 只能部分自理、C7 基本上能自理，因此 C7 是个关键水平；从轮椅能否独立的角度分析，C8 是个关键水平，C8 以下均能独立；从步行功能角度分析，T3～T12 能治疗性步行、L1～L2 能家庭功能性步行、L3～L5 能社区功能性步行。

（七）康复疗效评定

SCI 疗效的评定较难，可参照治疗前后 MBI 或 QIF 评分的改变作出初步判断（表 2-15）。

表 2-15 脊髓损伤康复疗效评定

评定	截瘫（MBI）	四肢瘫（QIF）
优	≥70 分	>50 分
中等	25～69 分	25～50 分
差	<25 分	>20 分

注：1. 显著有效是指治疗后 ADL 评分比治疗前增加一整级者，即治疗前级别为差或中，但治疗后升为中或优者。

2. 有效是指治疗后 ADL 评分虽较治疗前有增加，但达不到升一整级的水平。

3. 无效是指治疗后 ADL 评分与治疗前无差别的。

4. 恶化是指治疗后 ADL 评分较治疗前减少者。

（八）其他评定

对脊髓损伤的患者，还需要进行痉挛的评定、神经源性膀胱评定、性功能的评定、心肺功能的评定和心理障碍的评定。

三、康复治疗

脊髓损伤的康复治疗包括急性期的康复和恢复期的康复。

（一）急性期的康复

抢救期之后，脊髓损伤患者生命体征平稳，脊椎稳定即可开始康复训练。一般应在受伤开始至 4～8 周内。康复目标是防止废用综合征，如预防肌肉萎缩、骨质疏松、关节挛缩等。

1. 运动疗法

（1）保持床上正确体位　患者在床上的正确体位可以促进肢体功能恢复，有助于预防关节挛缩和压疮。

（2）呼吸及排痰训练　高位脊髓损伤患者，由于损伤平面以下呼吸肌瘫痪，胸廓的活动度降低，肺活量下降，尤其是急性期，呼吸道分泌物增多且排痰能力下降，容易发生肺炎等合并症，应每日进行 2 次以上的呼吸及排痰训练。

① 呼吸训练：为保证通气良好，所有患者都要进行深呼吸训练。T1 以上损伤时，膈肌是唯一有神经支配的呼吸肌，为鼓励患者充分利用膈肌吸气，治疗师可用手掌轻压患者胸骨下方，以帮助患者专心于膈肌吸气动作；腹肌部分或完全麻痹的患者不能进行有效呼吸，治疗师可将单手或双手置于上腹部施加压力，在呼气接近结束时突然松手以代替腹肌的功能，辅助患者完成有效的呼气。在施加压力时，应将两手尽量分开，每次呼吸之后，应变换手的位置，以尽可能多地覆盖患者胸壁。为提高患者的肺活量，延长呼气时间，提高呼吸肌肌力，可设计多种形式的呼吸训练，如上肢上举呼吸训练、吹蜡烛、吹气球等。

② 辅助咳嗽训练：腹肌部分或完全麻痹者，不能做咳嗽动作，可进行辅助咳嗽训练。最初两周可每日 3～4 次，以后每日 1 次。方法有以下两种。a. 单人辅助法，即治疗师两手张开，置于患者的胸前下部或上腹部，在患者咳嗽时，治疗师借助身体的力量均匀有力地向内上挤压胸廓协助患者完成咳嗽动作。力量以不使患者疼痛，但又能把痰排出为度。b. 两人辅助法，如患者肺部感染、痰液黏稠或患者胸部较宽时，需两名治疗师同时操作。分别站在患者两侧，将前臂错开横压在患者胸壁上，待患者咳嗽时同时挤压胸壁。

③ 体位排痰训练：当患者因腹肌麻痹而不能完成咳嗽动作时，常使用体位排痰。具体方法有叩击排痰法和振动法。实施体位排痰法时应注意以下几点。a. 体位排痰之前要了解疼痛和关节活动受限的部位，针对肺内感染的部位确定相应的引流体位；b. 叩击和振动动作应在患者最大限度呼气的时间内连续进行，以帮助把粘在支气管壁上的痰液排出，终止叩击振动时应用力压迫。在训练过程中，应防止粗暴手法引起肋骨骨折；c. 饭后 30～60 分钟内不能进行体位排痰；d. 四肢瘫患者每日至少进行一次预防性体位引流；在没有禁忌证的情况下，每次引流可持续进行 20 分钟。

（3）关节被动活动　生命体征稳定后立即开始全身各关节的被动活动，有利于促进血液循环，保持关节最大的活动范围，从而防止关节挛缩和畸形的发生。关节被动活动训练一般每日 1～2 次；操作要轻柔、缓慢而有节奏，活动范围应达到最大生理范围，但不可超过，以免拉伤肌肉或韧带。髋关节屈曲时要同时外展，外展不得超过 45°，以免损伤内收肌群。腰椎平面以上损伤的患者髋关节屈曲及腘绳肌前伸运动特别重要，只有当直腿屈髋达到或超过 90°时（即长腿坐位）才有可能独立坐位，这是各种转移运动和床上活动的基础。

（4）早期坐起及起立床站立训练　长期卧床会引起直立性低血压、压疮、骨质疏松、关节挛缩、血液循环不良以及泌尿系感染、结石等并发症，影响患者的康复效果。因此，应尽早进行直立适应性训练，包括早期坐起训练和起立床的站立训练。训练的时机要根据患者的具体情况而定，在患者病情允许的情况下越早开始训练，效果越好。

（5）肌力训练 在保持脊柱稳定的前提下，所有能主动运动的肌肉都应当运动，以预防卧床期间产生的肌力下降。超负荷训练会诱发骨折部位的不稳定而产生疼痛，例如胸髓损伤，左右不对称的上肢肌力强化训练会产生胸椎旋转，因而训练时以不引起疼痛为准，做等长运动及左右对称运动。

2. 作业疗法

包括轮椅移乘训练、进食、穿脱衣、个人卫生等日常生活活动能力训练。

（1）上肢各关节的被动运动。

（2）在肌力、能力及耐力允许的范围内，对诸关节进行主动运动和辅助主动运动。

（3）对腕关节和肘关节周围肌肉进行再教育训练。

（4）对肘关节进行等长抗阻力运动训练。

（5）必要时设计、制作并训练患者使用夹板、自助具等，以辅助患者完成一些日常生活活动。

3. 物理因子疗法

超短波、短波、直流电、神经肌肉电刺激等物理因子对减轻炎症性反应和改善神经功能有一定疗效。

4. 心理疗法

几乎所有脊髓损伤患者在伤后均有严重的心理障碍，包括极度的压抑和忧郁、烦躁，甚至发生精神分裂症。因此，康复治疗时必须向患者进行耐心细致的心理工作，对于患者的问题给予鼓励性回答，帮助患者建立信心，积极参加康复训练。

5. 中医疗法

利用中医理论，进行针灸、推拿、中药等手段，对脊髓损伤康复有一定的促进作用。

（1）针灸疗法 常采用夹脊电针治疗。主穴：取脊髓损伤平面上下各 1～2 个棘突旁的夹脊穴 2～4 对。痉挛性瘫痪用密波，弛缓性瘫痪用疏波，电流强度以患者能耐受为度。配穴：上肢取曲池、外关、合谷，下肢取委中、环跳、承山、昆仑、三阴交、阳陵泉。与夹脊穴同时通电。每日 1 次，每次 30 分钟，10 次为一个疗程。

（2）推拿疗法 推拿疗法可以改善患肢的血液循环，防止肌萎缩，扩大和维持关节活动度，缓解肌痉挛，是重要的康复治疗手段。根据患者的不同情况，选择不同的手法，以达到疏通经络、通利关节、强壮筋骨、恢复功能的目的。每日 1 次，每次 20 分钟，10 次为一个疗程。

（3）中药疗法 中药能起到扶正固本、补益气血、强壮筋骨和通经活络等作用，根据辨证论治，分成气血亏虚型、肝肾亏虚型、气虚血瘀型和痰瘀阻络型，分别采用八珍汤、虎潜丸、补阳还五汤和双合汤加减。

（二）恢复期的康复

当患者骨折部位稳固，神经损害或压迫症状稳定，呼吸平稳后，即可开始恢复期的康复。

1. 运动疗法

（1）肌力训练　肌力训练的重点是肌力2～3级的患者，可以采用渐进性抗阻训练；肌力2级时可以采用助力运动、主动运动；肌力1级时只能采用功能性电刺激的方式。肌力训练的目标是使肌力达到3级以上，以恢复实用运动功能。脊髓损伤患者为了应用轮椅、拐杖或助行器，在卧床、坐位时均要重视肩带肌力的训练，包括上肢支撑力训练、肱三头肌和肱二头肌训练及握力训练。对采用低靠背轮椅者，还需进行腰背肌训练。卧位时可采用举重和支撑，坐位时可利用支撑架等进行训练。

（2）肌肉牵张训练　主要牵张下肢的腘绳肌、内收肌和跟腱。牵伸腘绳肌是为了仰卧位直腿抬高大于90°，有利于患者直腿长坐，可以进行转移性活动和穿裤、袜、鞋及膝-踝-足支具。牵伸大腿内收肌是为了避免患者因内收肌痉挛而造成会阴部清洁困难。牵伸跟腱是为了防止跟腱挛缩，以利于步行训练。牵伸训练方法包括手法被动牵伸、利用姿势和体位牵张、利用器械牵张和自我牵张训练。

（3）翻身训练　定时的翻身可以改变患者身体的姿势和位置，可以促进血液循环，预防压疮等并发症的发生。脊髓损伤患者应每2小时翻身一次，鼓励患者尽可能发挥自己的残存肌力，不能独立翻身的给予必要的协助和指导。对使用导尿管和各种引流管的患者，应先固定好以防脱离，并注意保持各种管的通畅。

（4）坐位训练　坐位训练可分别在长坐位和端坐位两种姿势下进行。正确的独立坐位是进行转移、轮椅和步行训练的前提，只要实现长坐位才能进行床上转移和穿裤、袜和鞋的训练。实现长坐位的前提是腘绳肌必须牵张良好，髋关节活动超过90°。坐位训练还包括坐位静态训练，躯干向前、后、左、右侧以及旋转活动时的动态平衡训练。这种坐位训练与脑卒中和脑外伤患者的训练相似。

（5）转移训练　转移是脊髓损伤患者必须掌握的技能。包括帮助转移和独立转移。帮助转移可有两人帮助和一人帮助。独立转移是指患者独立完成转移动作，在转移时可以借助一些辅助具。转移训练包括床与轮椅间的转移、轮椅与坐便器间的转移、轮椅-地面间的转移等。

① 床-轮椅间的转移

a. 帮助转移

ⓐ 两人转移四肢瘫的患者：一人位于患者身后，双手从腋下伸出握住患者交叉的前臂。另一人位于患者的侧面，一手置于患者大腿下方，另一手置于患者小

腿下方。两人同时用力向上抬起，移向轮椅，轻轻放下。

ⓑ 一人转移四肢瘫的患者：推轮椅到床边，与床成30°夹角，刹闸，翻起轮椅脚踏板；帮助患者坐于床边，双脚着地；治疗师面向患者站立，直背屈髋，用双膝抵住患者双膝的外侧，双手拉住患者腰带或托住患者的臀部，患者双上肢抱住治疗师的颈部，如完全瘫痪，则可置于膝前。治疗师身体后倾，将患者向上向前提起呈站立位；患者站稳后，治疗师以足为轴旋转躯干，使患者背部转向轮椅，臀部正对轮椅正面，使患者慢慢弯腰坐于轮椅上；翻下脚踏板，将患者双脚放于脚踏板上。

b. 独立转移

ⓐ 利用滑板转移：轮椅与床成30°夹角，刹闸，卸下靠近床侧扶手，将滑板架于床和轮椅之间，患者通过一系列的支撑动作转移到床上。

ⓑ 利用头上方吊环转移：轮椅与床成30°夹角，刹闸。先将腿抬至床上，靠近床侧的手支床，在用力撑起时，另一伸入头上方吊环内的手用力向下拉，抬起臀部，转移到床上。

ⓒ 侧方转移：轮椅与床成30°夹角，刹闸。一手支撑床面，另一手支撑远离床侧的轮椅扶手，同时向下用力撑起躯干转移到床上。

ⓓ 垂直转移：轮椅与床成90°夹角，距离床边约30cm处刹闸。分别将手腕置于对侧膝下，通过屈肘动作将下肢抬至床面。四肢瘫患者因躯干控制能力差，所以需用前臂勾住轮椅把手以保持平衡。打开轮椅闸，向前驱动轮椅至紧贴床缘，刹闸。双手扶住轮椅扶手向上支撑，向前移动到床上。

ⓔ 平行转移：轮椅与床平行放置，刹闸。卸下靠近床侧的扶手，将双腿抬至床面，外侧腿交叉置于内侧腿上。应用侧方转移的方法，一手支撑床面，另一手支撑远离床侧的轮椅扶手，头和躯干前倾，双手同时向下用力撑起躯干转移到床上。

② 轮椅-座便器间的转移：包括座便器的侧方转移和前方转移。座便器的侧方转移方法同床-轮椅间的侧方转移。座便器的前方转移，将轮椅直对座便器，两腿分开，双手置于座便器外上方的扶手上，同时向下用力撑起身体，像骑马一样骑在座便器上。

③ 轮椅-地面间的转移：驱动轮椅发生跌倒时，患者应能自行从地面转移到轮椅上。包括前方转移、后方转移和侧方转移。

（6）轮椅训练　伤后2～3个月患者脊柱稳定性良好、坐位训练已完成、可独立坐15分钟以上时即可进行轮椅训练。上肢力量及耐力是良好轮椅操纵的前提。轮椅训练包括向前驱动、向后驱动、左右转训练、前轮翘起行走及旋转训练、上斜坡训练、跨越障碍训练、上下楼梯训练、越过马路镶边石训练、过狭窄门廊训练以及安全跌倒和重新坐直训练。注意每坐30分钟，必须用上肢撑起躯干，或侧倾躯干，使臀部离开椅面减轻压力，以免坐骨结节发生压疮。

（7）步行训练　步行训练的目标是：①治疗性步行，佩戴各种矫形器，借助双腋拐进行短暂步行，一般适合于 T6～T12 平面损伤患者。②家庭功能性行走，即可在室内行走，但行走距离不能达到 900m，一般见于 L1～L3 平面损伤患者。③社区功能性行走，即终日穿戴矫形器并能耐受，能上下楼梯，能独立进行日常生活活动，能连续行走 900m。

完全性脊髓损伤患者的步行的基本条件是上肢有足够的支撑力，躯干有一定的控制能力。不完全性脊髓损伤患者，则要根据残存肌力的情况确定步行能力。步行训练分为平行杠内站立和行走训练，包括摆至步、摆过步和四点步，逐步过渡到平衡训练和持双拐行走训练。步行训练时要求上体正直、步伐稳定、步速均匀。耐力增强之后可以练习跨越障碍、上下台阶、摔倒及摔倒后起立等训练。目前外骨骼机器人的应用使脊髓损伤患者的早期步行训练成为可能。

2. 作业疗法

本期的作业治疗重点是日常生活活动能力训练、职业能力训练、工艺劳动训练，使患者出院后能适应个人生活、家庭生活、社会生活和劳动的需要。此外作业治疗师还应给患者提供简单的辅助工具，以利于家庭生活日常动作的顺利完成。

3. 物理因子疗法

运用功能性电刺激（functional neuromuscular stimulation，FNS）可预防肌萎缩、控制肌痉挛，使肢体产生功能性活动（如站立和行走，上肢 FNS 的应用尚处于观察阶段）；SCI 后下肢易发生深静脉血栓，电刺激小腿肌肉可减少发生的危险；经皮电刺激缓解疼痛；应用超短波、10%碘化钾离子导入、紫外线等疗法可减轻损伤部位的炎症反应、改善神经功能；脉管仪改善肢体血液循环。

4. 文体训练

文体治疗可以提高患者的反应速度、力量、耐力、灵敏性和协调性。通过参加文体活动可激发患者自强不息、奋发向上的精神，同时也提高患者对生活的兴趣。选择脊髓损伤患者力所能及的一些文娱体育活动，如轮椅篮球、网球、台球、乒乓球、射箭、标枪、击剑、轮椅竞速，游泳等，一方面可恢复其功能，另一方面也使患者得到娱乐。

5. 职业康复

脊髓损伤患者多为青壮年，劳动就业是他们的基本要求，也是他们的基本权利。在康复医疗机构中要为患者提供职业咨询及就业训练，国家实行按比例安排残疾人就业制度，为脊髓损伤患者重新就业提供法律保障。

6. 心理疗法

脊髓损伤给患者在精神上带来了难以描述的痛苦，但大多数患者经过一段时间的心理治疗会勇敢地面对现实。康复治疗绝不仅限于功能训练，还要强调患者在心理、社会方面的适应，这包括在悲伤的时候，提供必需的社会支持和帮助重塑自身形象，形成新的生活方式和对世界的重新认识，重新设计未来的计划，帮助患者在社会中找到自己应有的位置。

7. 中医疗法

参照急性期中医治疗。

（三）脊髓损伤并发症的康复

1. 泌尿系感染

泌尿系感染是脊髓损伤的主要合并症，处理不当会导致肾衰竭。其特点为起病急而快、高热、畏冷寒战、头痛、头胀、白细胞总数升高，出现脓尿、血尿，因多数患者尿失禁，故尿急、尿频等症状不明显。一般通过病史、症状、尿液常规检查及尿培养等可做出诊断。治疗是根据细菌培养结果和药敏试验结果选择敏感抗生素；保持排尿通畅，必要时留置导尿；在排尿通畅的基础上多饮水及输液，以控制感染。

2. 呼吸系统并发症

呼吸系统并发症是急性期最主要的死亡原因。T9 平面以下的脊髓损伤（SCI）患者具有正常的呼吸功能。颈髓特别是高位颈髓损伤的患者，由于膈肌和肋间肌等呼吸肌不能正常工作，要依赖呼吸机维持生命，易发生肺炎。肺部物理治疗的目标是维持、强化肺的换气功能，强化残存呼吸肌，增加肺活量，促进气道分泌物咳出，实行体位排痰，预防肺的并发症，扩张胸廓，预防肋间挛缩并维持其活动性，预防静脉血栓。

3. 骨质疏松

脊髓损伤患者的骨质疏松系废用综合征的表现之一。截瘫后 1 个月即可通过骨密度仪测量出腰椎及下肢骨密度降低，卧床时间越长，骨质疏松越严重。骨质疏松防治强调早期康复训练，尽早离床活动，每天保证 2 小时以上的站立训练是减少骨质疏松的最佳选择。此外还应适当进行体育锻炼和补充钙质，经常晒太阳，适量补充维生素 D。

4. 自主神经反射不良

自主神经反射不良（autonomic dysreflexia，AD）或称自主神经反射亢进，是指 T6 脊髓或以上平面的脊髓损伤（spinal cord injury，SCI）所引起的以血压阵发性骤然升高为特征的一组临床综合征。AD 多发生在受伤后 2～3 个月，也有始发于伤后 15 年的。发病率为 30%～85%，与受损伤平面、损伤程度、泌尿系统处理技术等因素的影响。颈髓损伤 AD 发生率在 60%左右；胸髓损伤发生率在 20%左右。AD 在完全性 SCI 和不完全性 SCI 均可发生，但不完全性 SCI 患者的发作程度较轻。T6 平面以下的 SCI 患者亦可发生 AD，但比例较低，程度较轻。

AD的临床表现均与交感神经兴奋、肾上腺素大量释放有关，包括血压升高、脉搏变慢、剧烈头痛、颜面潮红、鼻黏膜充血堵塞、损伤平面以上出汗、寒战、发冷、焦虑不安、恶心、有尿意，亦可有短暂的视物不清、口腔金属味、头昏、头晕、惊厥以及脑出血等。常见的诱因有膀胱充盈、直肠刺激、便秘、感染、痉挛、结石、器械操作等。处理时应尽快找出和消除诱因，立即抬高床头或采取端坐位，轻症者可以口服钙通道阻滞药，较严重时可静脉注射交感神经阻滞药或硝酸甘油类药物，如果血压超过200/130mmHg且药物效果不佳时，可以考虑采用硬膜外麻醉的方法阻断交感神经节以控制血压。

5. 异位骨化

异位骨化（hetertopic ossification）是指在通常无骨的部位形成骨组织，多见于软组织中。在脊髓损伤后发生率为16%～53%。发病机制不明，局部损伤（主要是关节的过度牵拉引起的损伤）可能是诱因。常见于髋关节，其次是膝关节、肩关节、肘关节及脊柱。异位骨化一般发生在损伤后1～4个月，但早在伤后3周左右或晚至伤后数年也可以发生。通常发生在损伤水平以下，局部多有炎症反应，伴全身不明原因的低热。可分为四期。

Ⅰ期：软组织炎症反应，肢体肿胀、发热，局部触及较硬的肿块、疼痛，关节活动受限，碱性磷酸酶增高。出现症状的7～10日常规X线检查为阴性，骨扫描有助于早期诊断。

Ⅱ期：临床表现与Ⅰ期相似，但X线检查为阳性。

Ⅲ期：疼痛逐步减轻，但关节活动仍然明显受限。

Ⅳ期：疼痛基本消失，病变组织硬化，骨扫描可为阴性，X线检查可见病变部位骨性改变。

治疗包括药物、手术、理疗，早期（Ⅰ～Ⅱ期）常采用局部冷疗，Ⅲ～Ⅳ期可采用温热疗法。异位骨化患者运动训练应轻柔，不可采用暴力，以免损伤肌肉或关节。另外运动训练不可以造成明显疼痛，否则会加重病情。

6. 深静脉血栓

是脊髓损伤后循环系统主要的并发症，常见有小腿肌肉内小静脉丛血栓形成和髂股静脉血栓形成。深静脉血栓的发生率为40%～100%，但具有诸如下肢肿胀、体温升高、肢体局部温度升高等临床表现的只占15%。完全性下肢瘫痪者发生的概率最大，未发现和未处理的深静脉血栓可导致肺栓塞和突然死亡，因此必须对此并发症有所认识。治疗包括：鼓励早期活动，以改善肢体血液循环状态，防止血栓形成；应用弹力袜或弹性绷带及适当抬高床尾有助于静脉回流；国外常规立即给予肝素，我国多采用比肝素使用方便的右旋糖酐40和尿激酶，口服阿司匹林。为防止栓子脱落，引起梗死性并发症，在此期间不能移动肢体、增加活动量及ROM训练。

知识拓展

智能康复技术

机器人辅助下步态训练（robotic-assisted gait training，RAGT）系统是由动力平台、减重系统、一个与腿部或足部相连的驱动装置共同组成。可通过计算机来对平台步速实行控制调整，以尽可能提供给患者平滑、准确、协调的腿部运动，并为患者肢体提供外部支持，在步行时使患肢产生正常运动模式。目前的 RAGT 系统分两类：固定于训练平台并与下肢平行的机电外骨骼；固定于足部的机电外骨骼。在训练时，RAGT 系统通过不断重复的运动不但可以提高步行能力，同时可以保证训练中患者步态的对称性。

二维码 2-5　测试题

第四节　周围神经损伤康复

学习目标

1. 掌握：周围神经损伤的定义、主要功能障碍、康复评定、恢复期的康复治疗。
2. 熟悉：周围神经损伤早期的康复治疗。臂丛神经及坐骨神经损伤的康复治疗。
3. 了解：周围神经损伤的病因。其他常见周围神经损伤的康复。

一、概述

（一）基本概念

1. 定义

周围神经损伤（peripheral nerve injury，PNI）主要是由于各种原因引起受该神经支配的区域出现感觉障碍、运动障碍和营养障碍。周围神经是指中枢神经（脑和脊髓）以外的神经，包括 12 对脑神经、31 对脊神经和自主神经（交感神经、副交感神经）。

2. 流行病学

与颅脑损伤和脊髓损伤相比，周围神经损伤更为常见。四肢神经损伤多发于尺神经、桡神经、正中神经、坐骨神经、腓总神经等。上肢神经损伤较下肢神经损伤为多，占四肢神经损伤 60%～70%。骨折中多并发神经损伤，如 12%的肱骨干骨折可伴有桡神经损伤，18%的膝关节脱位可致胫神经损伤或腓总神经损伤。

（二）病理生理

每当轴突的连续性中断，其轴突和髓鞘在几小时或几天内逐渐向远端崩解，通常在 15～20 天后完全消失（继发或 Wallerian 变性），但只要神经鞘完整并能引导轴突生长，即使神经完全离断，通过缝合使其两端靠近就可导致神经轴突完全再生，一般以每日 2～4mm 的速度向远端生长，直到终末器官，恢复其功能，但恢复过程长达数月。

研究证明，伤后神经远端分泌释放一些神经活性物质，可吸引、引导近端再生的神经纤维定向生长。神经断伤，其终末器官肌纤维和感觉小体发生萎缩，日久后运动终板亦同时变性消失，而影响功能恢复。

（三）周围神经损伤程度及分类

1. Seddon 分类

（1）神经失用（neurapraxia） 神经纤维传导功能暂时丧失，轴突的连续性存在，神经纤维不发生明显的结构和形态改变。临床表现为运动障碍明显而无肌萎缩，感觉迟钝而不消失。神经功能于数日至数周内自行恢复，不留后遗症。

（2）神经轴索断裂（axonotmesis） 神经内膜管完整，轴索断裂致损伤的远端出现瓦勒变性，轴索可沿施万鞘管长入末梢。临床表现为该神经分布区运动和感觉功能部分或完全丧失。神经功能多可完全恢复。因再生速度为每天 1～2mm，故需时较久。

（3）神经断裂（neurotmesis） 神经的连续性中断，神经功能完全丧失。神经断端出血、水肿，日后形成瘢痕。神经断裂必须手术修复，术后神经功能可恢复或不完全恢复。

2. Sunderland 分类

Ⅰ度损伤：同 Seddon 分类中的神经失用，轴突的连续性存在，可有节段性脱髓鞘，轴突传导丧失。

Ⅱ度损伤：同 Seddon 分类中的轴索断裂，轴突与髓鞘受损，神经内膜组织未受损。

Ⅲ度损伤：神经纤维横断，神经束内神经纤维损伤而神经束膜完整。有自行恢复的可能，但多为不完全恢复。

Ⅳ度损伤：神经束损伤断裂，仅神经外膜保持完整，神经干的连续性仅靠神经外膜维持，需手术修复。

Ⅴ度损伤：神经干完全断裂，失去其连续性。

（四）临床表现

（1）感觉障碍 表现为感觉减退或消失、感觉过敏；主观有麻木感、感觉异常、自发疼痛等。

（2）运动障碍　表现为该神经支配的肌肉或肌群呈弛缓性瘫痪，肌张力低下，肌肉萎缩，肢体姿势异常等。

（3）反射障碍　表现为腱反射减弱或消失。

（4）自主神经功能障碍　即神经营养性改变。表现为早期皮肤潮红或发绀、皮温升高，干燥无汗；后期皮肤苍白、皮温降低、指（趾）甲粗糙变脆等。

二、康复评定

康复评定的目的在于进一步确定病损的性质、判断预后，从而确定康复目标，制定康复计划，评价康复疗效。

（一）感觉功能评定

包括浅感觉检查（痛觉、温度觉、触觉）、深感觉检查（位置觉、运动觉、振动觉）、复合感觉检查（皮肤定位觉、两点辨别觉、实体觉、图形觉），此外还可做 Von Frey 单丝压觉试验。周围神经病损后可出现感觉消失、感觉减退和感觉过敏，感觉减退区常处于感觉消失区的边缘，且感觉消失区往往较实际损伤小。周围神经病损后感觉功能恢复的评定可参考英国医学研究会（BMRC）的分级评定表（表 2-16）。

表 2-16　周围神经病损后感觉功能恢复评定表

恢复等级	评定标准
0 级（S_0）	感觉无恢复
1 级（S_1）	支配区内皮肤深感觉恢复
2 级（S_2）	支配区内皮肤痛觉和触觉部分恢复
3 级（S_3）	支配区内皮肤痛觉和触觉恢复，感觉过敏消失
4 级（S_{3+}）	感觉达到 S_3 水平外，两点辨别觉部分恢复
5 级（S_4）	完全恢复

（二）运动功能评定

（1）肌力评定　常用徒手肌力检查法（MMT），按 0～5 级的肌力检查记录，并要求与健侧对比。当肌力达到 3 级以上时，也可用器械测试法，包括握力测试、捏力测试、背肌力测试、四肢肌群的肌力测试等。

（2）关节活动范围测定　测量患肢各关节、各轴位的关节活动范围，包括主动、被动关节活动范围测定，并与健侧对比。

（3）患肢周径的测量　用尺或容积仪测量受累肢体周径并与其相对应的健侧肢体周径对比。

（4）运动功能恢复等级评定　由英国医学研究会提出，将神经病损后的运动功能恢复情况分为 6 级。此法简单易行，是评定运动功能恢复最常用的方法（表 2-17）。

表 2-17　周围神经病损后运动功能恢复评定表

恢复等级	评定标准
0 级（M_0）	肌肉无收缩
1 级（M_1）	近端肌肉可见收缩
2 级（M_2）	近、远端肌肉均可见收缩
3 级（M_3）	所有重要肌肉能抗阻力收缩
4 级（M_4）	能进行所有运动，包括独立的或协同的运动
5 级（M_5）	完全正常

（三）反射检查

反射检查时，必须进行双侧对比，需在患者充分合作下进行。常用的反射有肱二头肌反射、肱三头肌反射、桡骨骨膜反射、膝腱反射、踝反射等。

（四）自主神经功能检查

常用发汗试验。无汗表示神经损伤，从无汗到有汗则表示神经功能恢复，而且恢复早期为多汗。常用的方法如下。

（1）Minor 淀粉-碘试验　即在患肢检查部位涂抹 2.5%碘酒，待其干燥后再扑以淀粉，若有出汗则局部变为蓝色。

（2）茚三酮试验　即将患手指腹印压在涂有茚三酮的试纸上，出现蓝紫色指纹，则表示有汗。

（五）神经干叩击试验

神经干叩击试验是神经损伤及其修复过程中，于损伤相应平面轻叩神经，在其分布区可出现放射痛及触电感或者蚁走感，这种现象称为 Tinel 征。其机制是神经离断后，近端即产生神经瘤，瘤内即含有再生的神经纤维，叩打该处时即产生放射性麻痛。据此判断神经干损伤的水平。若沿神经干皮肤上有多处创口，麻电感最显著处即是神经损伤处。根据叩击点有无向远端延伸及叩击反应的强弱，以粗略判定浅部神经受损后的再生情况。

（六）日常生活活动能力评定

日常生活活动能力（ADL）评定包括躯体的日常生活活动能力（PADL）和工具性日常生活活动能力（IADL）。常用的标准化 PADL 评定有 Barthel 指数、Katz 指数、PULSES 评定、修订的 Kenny 自理评定等。常用的 IADL 评定有功能活动问卷（FAQ）、快速残疾评定量表（RDRS）等。

（七）周围神经电生理学评定

周围神经电生理学评定能较好地反映神经肌肉所处的功能状态，具有诊断和功能评定的价值，对判断周围神经病损的部位、范围、性质、程度和预后等均有重要价值。常用方法如下。

（1）直流感应电测定　应用间断直流电和感应电刺激神经、肌肉，根据阈值的变化和肌肉收缩反应状况来判断神经肌肉的功能状态。

（2）强度-时间曲线　强度-时间曲线是反映神经肌肉兴奋性的电诊断方法。通过时值测定和曲线描记，观察曲线有无折线或光滑、上移或下移，判断肌肉有无失神经支配，是完全性还是部分性失神经支配，并可反映神经有无再生。

（3）肌电图检查　肌电图检查对周围神经病损有重要的评定价值，可判断失神经的范围与程度以及神经再生的情况。

（4）神经传导速度测定　神经传导速度测定是一种客观的定量检查，既可用于感觉神经也可用于运动神经的功能评定，有助于确定受损部位。

（5）体感诱发电位（SEP）　体感诱发电位灵敏度高、重复性好，对病变可定量、定位。对周围神经临近中枢部位的损伤，或在重度神经损伤和神经吻合术后初期，常规肌电图难以查处的病变，此时可从头部记录体感诱发电位，测定周围神经的传导速度，判定障碍的程度，了解神经再生的情况。

三、康复治疗

（一）早期

一般为发病后5～10天。首先要针对病因，尽早消除炎症、水肿，减轻对神经的损害，预防关节挛缩的发生，为神经再生作好准备。具体措施如下。

（1）受累关节保持功能位　应用矫形器、石膏托、三角巾、夹板等将受累肢体各关节保持在功能位，防止挛缩等畸形发生。如腓总神经损伤足下垂时，可用足托或穿矫形鞋将踝关节保持在 90°功能位，以预防跟腱挛缩；桡神经损伤时，将腕关节固定于背伸 20°～30°功能位，以预防垂腕所致的腕屈肌腱挛缩。

（2）受累肢体各关节的主被动运动　由于肿胀、疼痛、制动、不良的肢体位、肌力不平衡等因素，周围神经损伤后关节常易出现挛缩和畸形，故受累肢体早期应在无痛范围内做各关节全范围的被动运动，每天至少1～2次，每个关节各轴向活动由5～10次逐渐增加到10～20次，以保持受累关节正常活动范围。若受损程度较轻，则尽早进行主动运动。周围神经和肌腱吻合术后，要在充分固定后进行主被动运动。

（3）受累肢体出现肿胀的处理　肢体肿胀与病损后血液与淋巴回流受阻，组织液渗出增多有关。可采用抬高患肢、弹力绷带包扎、轻柔的向心性按摩与受累肢体的被动活动、冷敷以及肢体压力疗法等措施。

（4）物理因子的应用　早期可应用超短波、微波、激光等温热疗法，可以改善局部血液循环和营养代谢，既有利于炎症消除、水肿吸收，又有利于提高免疫细胞吞噬功能，促进神经再生。

（5）受累部位的保护　由于受累肢体的感觉障碍，易发生继发性损伤，应注意对受累部位多加保护，如戴手套、穿袜子等。对足部的损伤，宜穿柔软防滑的鞋子，以免磨破足部皮肤。若出现外伤，可选择适当的物理因子进行治疗，如紫外线、超短波、激光等，促进伤口早期愈合。

（6）药物治疗　常用的药物包括维生素 B_{12}、维生素 B_1、维生素 B_6、鼠神经生长因子、甲钴胺、腺苷钴胺、依帕司他等药物，可以营养周围神经，改善患者周围神经损伤导致的肢体麻木、疼痛或者有蚁行感的症状。还要针对引起周围神经损伤的病因进行治疗。

（二）恢复期

急性期炎症水肿消退后，即进入恢复期。此期的重点是促进神经再生、保持肌肉质量、增强肌力和促进感觉功能恢复，最大限度地恢复其功能。

1. 运动治疗

当神经再生进入肌肉内，肌电图检查出现较多动作电位时应开始增强肌力训练，以促进运动功能恢复。

（1）受累神经支配肌肉肌力为 0～1 级时，采用电刺激、电针、针灸、中枢冲动传递训练、被动运动、肌电生物反馈、等长收缩等治疗。

（2）受累神经支配肌肉肌力为 2～3 级时，进行主动-助力运动、主动运动及器械性运动，随着肌力的增强，助力逐渐减少，但应注意运动量不宜过大，以免肌肉疲劳。

（3）受累神经支配肌肉肌力为 3 级以上时，可以进行抗阻力运动，以争取肌力的最大恢复，同时进行速度、耐力、灵活性、协调性与平衡性的专门训练。

2. 作业治疗

根据功能障碍的部位及程度、肌力及耐力的检测结果，进行有关的作业治疗。

（1）上肢周围神经损伤患者可进行木工、编织、泥塑、打字、修配仪器、套圈、雕刻、缝纫、刺绣、拧螺丝等操作，下肢周围神经损伤患者可进行踏自行车、缝纫机等练习。也可选择文艺和娱乐活动以改善心理状态。治疗中不断增加训练的难度与时间，以增强肌肉的灵活性和耐力，并应注意防止由于感觉障碍而引起机械摩擦性损伤。

（2）ADL 训练　上肢练习进食、洗脸、梳头、穿衣、洗澡等动作，下肢练习踢球动作、踏自行车等，提高生活自理能力，为独立行走做准备。

3. 感觉训练

感觉训练包括脱敏训练和感觉重建训练。

（1）脱敏训练　神经再生时常伴随皮肤感觉的过敏，此时应采用脱敏疗法。可用不同程度的连续刺激进行脱敏，即选用不同质地、不同材料的物品，如棉花、棉布、毛巾、毛刷、米粒、沙子等刺激敏感区，刺激物由软到硬，刺激程度由弱到强，刺激量逐渐加大，使之产生适应性和耐受性。感觉训练时间不宜过长、次数不宜过多，以每日训练 10～15 分钟为宜。

（2）感觉重建训练　感觉减退或消失、实体感缺失者，需要采用感觉重建训练法进行训练。先进行触觉训练，选用软物（如橡皮擦）摩擦手指掌侧皮肤，然后是振动觉训练。后期训练涉及对多种物体大小、形状、质地和材料的鉴别，可将一系列不同大小、不同形状、不同质地、不同材料制成的物体放在布袋中让患者用手触摸辨认，如钥匙、螺钉、回形针、扣子、硬币、橡皮块等。训练采用闭眼—睁眼—闭眼方法，患者先睁眼观察训练过程，然后闭眼，集中注意力于他所觉察到的感受，而后睁眼确认，再闭眼练习。感觉训练时间每日 3 次，每次 10～15 分钟；感觉训练后的评定，每月一次。训练原则是由大物体到小物体，由简单物体到复杂物体，由粗糙质地到纤细质地，由单一类物体到混合物体。

4. 物理因子疗法

（1）促进神经再生　可选用神经营养药物以及超短波、微波、直流电离子导入、红外线、蜡疗等物理因子治疗，有条件也可行高压氧治疗，均有利于损伤神经的再生。

（2）神经肌肉电刺激疗法　神经肌肉电刺激疗法可使病变的神经肌肉兴奋性和生物电活性升高，利于损伤神经的修复再生，防止和延缓肌肉萎缩的发生和发展，保持和恢复肌肉质量，迎接神经再支配。失神经支配后的第 1 个月，肌肉萎缩最快，故宜及早进行神经肌肉电刺激，且失神经后数月仍有必要施用神经肌肉电刺激治疗。通常选用三角波电流进行电刺激，还可选择调制中频治疗。

5. 矫形器的应用

矫形器可预防和矫正畸形，通过限制关节的异常活动，维持关节的正常活动范围，稳定关节；保护损伤神经支配的肌肉，防止拮抗肌挛缩，提高肢体功能；动力性夹板可以提供或帮助瘫痪肌肉运动。矫形器重量宜轻，尺寸要合适，避免对感觉丧失部位的压迫。如足部肌力不平衡所致足内翻、外翻、足下垂，可用踝足矫形器矫正；大腿肌群无力致膝关节支撑不稳、小腿外翻、屈曲挛缩，可用膝踝足矫形器矫正。

6. 心理治疗

周围神经损伤患者常常伴有不同程度的心理问题，表现为情感脆弱、焦虑、抑郁等。通过医学宣教、心理疏导等方式，让患者了解疾病的性质、程度和康复治疗方案，消除或减轻患者的心理障碍，使其发挥主观能动性，积极地进行康复治疗。也可通过剪纸、跳交谊舞等作业疗法来改善患者的心理状态。

7. 手术治疗

对保守治疗无效而又有手术指征的周围神经损伤患者应及时进行手术治疗。闭合性神经节后损伤一般先保守治疗 3 个月，如没有神经再生及好转的迹象，需进行手术干预。损伤的周围神经断裂后一般做神经缝合术，若损伤的神经无法做原位缝合时或神经根性撕脱损伤时，需做神经移位或肌腱移位手术，对卡压或粘连较重的可行神经松解术等。

8. 中医疗法

（1）中药疗法　常用方剂有复方马钱子汤Ⅰ方和Ⅱ方、加味二妙丸、参苓白术散、四妙丸、六味地黄丸、知柏地黄丸、人参养荣丸、独活寄生汤、大活络丹、小活络丹等药，根据病情辨证选用。

（2）针灸疗法　针灸治疗周围神经具有较好的疗效。以受损局部取穴为主，远端取穴为辅的原则，采用毫针、电针治疗。毫针治疗时，远近穴位配合，根据辩证采取不同补泻手法。电针采用脉冲电针仪，每次 30 分钟，每日 1 次，10 次为一个疗程。

（3）推拿疗法　推拿的主要作用是改善血液循环、防止软组织粘连、促进肌肉功能的恢复，手法要轻柔，以受损局部治疗为主。

四、常见周围神经损伤的康复

（一）臂丛神经损伤

1. 概述

（1）定义　臂丛神经损伤是由工伤、交通事故或产伤等原因引起的一种周围神经损伤。受伤后患者上肢功能部分或完全丧失，遗留终身残疾。臂丛神经由 C5～C8 前支和 T1 前支大部分纤维组成，分支主要分布于上肢，有些小分支分布到胸上肢肌、背部浅层肌和颈深肌，包括胸背神经、胸长神经、腋神经、肌皮神经、正中神经、桡神经、尺神经。臂丛神经主要支配上肢和肩背、胸部的感觉和运动。临床上常将臂丛神经分为上臂丛（C5～C7）和下臂丛（C8～T1）。

（2）病因　臂丛神经损伤多由牵拉所致，如上肢过度牵拉或过度伸展、肩关节脱位、高处坠落、重物压伤颈肩部以及胎儿娩出时过度牵拉等，暴力使头部与肩部向相反方向分离，皆可引起臂丛神经的全部或部分损伤。

（3）临床表现

① 病史：有相应的外伤史。

② 症状体征：由于解剖特点，臂丛神经损伤各有不同表现。

a. 上臂丛神经损伤时：腋神经、肌皮神经、肩胛上下神经、肩胛背根神经发生麻痹，桡神经和正中神经部分麻痹。肌肉瘫痪主要集中在上肢近段肌肉，即冈上肌、冈下肌、三角肌、小圆肌、肱二头肌、肱桡肌、旋后肌等出现瘫痪或部分瘫痪。肩关节不能外展与上举，肘关节不能屈曲，但伸肘及手指活动尚可。由于瘫痪肌肉萎缩，肩部及臂前部平坦。上肢外侧感觉大部分缺失。

b. 下臂丛神经损伤时：尺神经及部分正中神经麻痹，表现为手的功能障碍，即手指不能伸屈，但掌指关节伸直及肩、肘、腕关节活动基本正常；颈交感神经纤维受侵则患侧出现 Horner 征；感觉障碍在上肢内侧面皮肤。

c. 全臂丛神经损伤时：可引起整个上肢弛缓性瘫痪，同时合并肌肉萎缩、感觉障碍、腱反射消失、自主神经功能障碍及 Horner 征，此型比较严重而少见。

臂丛神经损伤可导致上肢的腱反射减弱或消失。反射检查仅在患侧减弱或消失、健侧存在时才有意义。

2. 康复评定

除前述的常规康复评定内容外，还需要进行周围神经电生理学检查，对判断周围神经损伤的范围、部位、性质与程度有重要价值。

3. 康复治疗

（1）损伤早期　去除病因，消除炎症水肿，减轻对神经的损害，应用神经营养药物促进神经再生。预防关节挛缩畸形的发生，保持功能位，上臂丛神经损伤时，采用外展支架或腋下垫一棉纱卷支撑，手部用拇外展支具以预防肩关节内收、内旋及拇指内收挛缩，三角巾悬吊患肢，肘关节屈曲 90°；下臂丛神经损伤时，采用支具使腕关节保持在功能位，手呈半握拳状。

（2）恢复期　促进神经再生、保持肌肉质量、增强肌力和促进感觉功能恢复，防止肢体发生挛缩畸形，最大限度地恢复其功能。

（二）腋神经损伤

1. 概述

（1）定义　腋神经由 C5～C6 前支组成。腋神经发自臂丛后束，与旋肱后血管伴行向后外，穿过腋窝后壁的四边孔，绕肱骨外科颈至三角肌深面，发支分布三角肌、小圆肌，余部纤维称为臂外侧上皮神经自三角肌后缘穿出，分布在肩部、臂外侧区上部的皮肤。

（2）病因　腋神经损伤多由肱骨外科颈骨折、肩关节脱位或被腋杖压迫所致。

（3）临床表现

① 病史：有相应的外伤史。

② 症状、体征。

a. 腋神经损伤时，三角肌瘫痪、萎缩，肩外展功能丧失，外旋无力，肩部变平；肩部、臂外上部感觉障碍。

b. 腱反射：三角肌反射减弱或消失。

2. 康复功能评定

主要进行肌力、关节活动范围、手精细功能、感觉功能、肌电图评估。

3. 康复治疗

为保持关节功能位，预防关节挛缩变形，可采用外展支架或腋下垫一棉纱卷支撑肩关节以预防内收、内旋挛缩。促进神经再生、增强肌力和促进感觉功能恢复，可采用冷疗、热疗、超短波疗法、激光疗法、神经肌肉电刺激疗法、干扰电疗法、直流电药物离子导入疗法等物理因子治疗。

（三）正中神经损伤

1. 概述

（1）定义　正中神经由 C6～T1 神经组成。从臂丛神经外侧索分出的外侧根，和从内侧索分出的内侧根，两者共同组成正中神经，正中神经支配前臂屈侧的大部分肌肉，以及手内桡侧半的大部分肌肉和手掌桡侧 3 个半手指掌面及中节、远节指背的皮肤感觉。正中神经损伤较多见。少数病例与尺神经同时受伤。

（2）病因　正中神经损伤常见的原因为骨折（肱骨髁上骨折）、肘关节脱位、刀枪伤、腕部切割伤等。

（3）临床表现

① 病史：有相应的外伤史。

② 症状、体征：正中神经损伤多见于前臂下部和腕部，由于解剖特点，正中神经损伤各有不同表现。

a. 高位损伤：如发生在上臂、肘关节附近的损伤，桡侧三个半手指出现感觉异常或麻木，旋前圆肌、桡侧腕屈肌、掌长肌、指浅屈肌、拇长屈肌，以及示、中指指深屈肌和旋前方肌运动功能全部或部分丧失；大鱼际肌明显萎缩，手掌变平，拇指紧靠食指，呈“猿手”畸形。

b. 低位损伤：如发生在腕关节水平的损伤，拇指屈曲、外展，对掌等功能会丧失或受损，示指、中指并拢不严，桡侧三个半手指会出现感觉异常或麻木。

c. 腕管综合征：腕管由腕骨构成底和两侧壁，其上为腕横韧带覆盖成一个骨-纤维隧道。腕管内有拇长屈肌腱，2～4 指的屈指深肌腱、浅肌腱和正中神经通过。腕管综合征是正中神经在腕管内受压而表现出的一组症状和体征。早期表现为桡侧三个半手指的麻木、麻胀等。夜间加重，晨起症状显著，长时间持续或反复的用力抓、握、捏会加重症状。按摩、挤压手和腕可使症状减轻。后可出现抓握、捏的灵巧度下降。病程长者会出现大鱼际肌肉的萎缩，力量减弱。

d. 旋前圆肌综合征：患者的主诉通常是前臂近端掌侧疼痛，前臂反复旋前旋后则加重，同时还有桡侧三个半手指的感觉异常。

2. 康复功能评定

主要进行肌力、关节活动范围、手精细功能、感觉功能、肌电图评估。

3. 康复治疗

为保持关节功能位，预防关节挛缩变形，可应用夹板固定掌指关节及指关节呈半屈状位置，应用拇外展夹板。同时进行屈腕运动、屈手指运动、拇指对掌运动及整个手臂的被动运动和主动运动。

（四）桡神经损伤

1. 概述

（1）定义　桡神经由 C5～C8 组成，支配肱三头肌、肱桡肌、桡侧腕长短伸肌、旋后肌、伸指总肌、尺侧腕伸肌及示指、小指固有伸肌，以及手背桡侧及桡侧三个半手指皮肤。桡神经在肱骨中下 1/3 处贴近骨干，此处肱骨骨折时桡神经易受损伤。骨痂生长过多和桡骨头前脱位可压迫桡神经。手术不慎也可伤及此神经。

（2）病因 桡神经损伤常见的原因为外伤、手术、骨折、酒醉睡眠或极度疲劳后不良的睡姿史等。最多见于臂中部损伤，在肱骨干骨折或上止血带时易被损伤；由于桡神经深支绕过桡骨颈，所以肱骨髁上骨折、桡骨上端骨折或肘关节手术时也易损伤桡神经。

（3）临床表现

① 病史：有相应的外伤史。

② 症状、体征：由于解剖特点，桡神经损伤各有不同表现。

a. 上臂上部损伤：指在腋下桡神经发出肱三头肌分支以上部位受损，表现为上肢各伸肌完全瘫痪，肘关节不能伸直、垂腕，前臂伸直时不能旋后，掌指关节不能伸直，指关节屈曲，拇指不能背伸和外展处于内收位；肘关节、上臂和前臂后面、手背桡侧部位感觉障碍，以“虎口处”皮肤最明显。

b. 上臂中、下部损伤：在肱骨中 1/3，即发出肱三头肌分支以下部位受损时，肱三头肌功能完好，可伸肘，肱三头肌腱反射存在，臂部感觉无异常，其他运动、感觉同高位损伤。

c. 前臂上部损伤：由于损伤部位在外侧肌支以下，无垂腕症，运动障碍主要为伸指肌瘫痪，感觉障碍仅为手背部。

d. 前臂下部损伤：桡神经在前臂中 1/3 以下受损时，主要表现为拇指及食指伸指障碍，无感觉障碍。

2. 康复功能评定

主要进行肌力、关节活动范围、手精细功能、感觉功能、肌电图评估。

3. 康复治疗

为保持关节功能位，预防关节挛缩变形，可使用伸腕关节固定夹板或动力型伸腕伸指夹板，维持腕关节呈背屈、掌指关节伸直、拇指外展位。同时进行腕关节背伸、前臂伸直旋后和手指被动运动、主动-助力运动和主动运动，重点训练伸腕、伸指功能。

（五）尺神经损伤

1. 概述

（1）定义 尺神经由 C8～T1 神经组成。尺神经在上臂行走于内侧，于肘关节附近穿过肘管进入前臂，在肘关节及前臂发出肌支支配尺侧腕屈肌，以及环指、小指指深屈肌。尺神经在前臂远 1/3 附近发出一感觉神经——尺神经手背支，支配手背尺侧的感觉，主干前行通过豌豆骨与钩骨之间的腕尺管（Guyon 管）并分为浅、深两支，浅支向远端走行，发出肌支支配掌短肌，第四、五指总神经支配小指和无名指尺侧半的感觉。深支绕过钩骨钩转向桡侧，在手部支配小指展肌、小指短屈肌、小指对掌肌、骨间肌，第三、四蚓状肌和拇内收肌横头和斜头。尺神经在不同部位的损伤会表现出不同的感觉、运动功能障碍。

（2）病因 因尺神经在股骨内上髁走行位置表浅，在所有周围神经中，最易受伤。尺神经损伤常见的原因为压迫、牵拉、手术、外伤等。临床上当上肢靠在坚硬的支撑物上时，常常导致尺神经受损。

（3）临床表现

① 病史：有相应的外伤史。

② 症状、体征：表现为屈腕能力减弱，环指和小指远节指关节不能屈曲，小鱼际肌、骨间肌、小指内收肌萎缩，手指分开、合拢受限，拇指不能内收，小指、环指掌指关节过伸，近节指间关节屈曲，呈“爪形手”畸形。感觉障碍主要位于手掌面的尺侧部、小指和环指尺侧半，以及手背部的小指、环指和中指的一半。还可伴有小鱼际、小指的皮肤干燥、发凉、变色和指甲畸形等。尺骨膜反射消失。

2. 康复功能评定

主要进行肌力、关节活动范围、手精细功能、感觉功能、肌电图评估。

3. 康复治疗

早期可去除外在压迫因素，休息制动，支具固定。症状加重或已经发生手部肌肉萎缩的患者，建议手术治疗，去除压迫因素。尺神经损伤修复或保守治疗观察期，佩戴矫形支具缓解尺侧爪形手畸形的发展。术后根据手术方式进行针对性康复治疗。

（六）坐骨神经损伤

1. 概述

（1）定义　坐骨神经由 L4～S3 神经根组成，是全身最粗大的神经，走行于臀部和大腿后侧肌肉深部，沿途分支支配股后部的股二头肌、半腱肌和半膜肌，一般在腘窝上方分为胫神经和腓总神经两大终支，主要支配下肢的运动和感觉功能。

（2）病因　常见原因有髋关节后脱位、骨盆骨折、臀部或大腿后侧刀伤、股骨干骨折、臀部肌注药物、臀肌挛缩手术等。

（3）临床表现

① 病史：有相应的外伤史。

② 症状、体征：坐骨神经损伤后可有局部持续性的胀痛、压痛或烧灼样疼痛。根据损伤位置的不同，可出现损伤下肢的皮肤感觉消失，肌肉关节不能活动或活动异常，甚至完全瘫痪等症状。跟腱反射和跖反射减弱或消失。

2. 康复功能评定

主要进行肌力、关节活动范围、感觉功能和肌电图评估。

3. 康复治疗

根据患者病情制定不同的康复计划，尽早恢复下肢活动。为保持关节功能位，预防关节挛缩变形，对损伤所致运动障碍、肌肉瘫痪者，宜配戴支具或穿矫形鞋，以防止膝关节、踝关节挛缩及足内翻、足外翻畸形，维持踝足稳定等。应加强主动下肢功能训练，可以予以适当的理疗，如热敷、电刺激治疗、针灸等，防止患侧下肢肌肉的萎缩，促进感觉和运动功能恢复。

（七）腓总神经损伤

1. 概述

（1）定义　腓总神经是坐骨神经在腘窝处两个终末分支之一。腓总神经自腘窝近侧部由坐骨神经分出后，沿腘窝上外侧界的股二头肌内缘斜向外下，继而弯曲绕过腓骨颈向前，穿过腓骨长肌，分为腓浅神经、腓深神经。腓总神经分布范围包括小腿前、外侧肌群，足背肌和小腿外侧、足背、趾背的皮肤。

（2）病因　因腓总神经绕行腓骨颈处位置表浅，故在下肢神经损伤中最多见。常见的原因为膝关节外侧脱位、腓骨头骨折、小腿石膏或夹板固定太紧、手术时膝带捆绑过紧等，持续跷二郎腿也可导致一过性腓总神经损伤。

（3）临床表现

① 病史：有相应的外伤史。

② 症状、体征：腓总神经损伤时，导致胫骨前肌、小腿前外侧肌麻痹，出现足背屈、外翻功能障碍，呈内翻下垂畸形，晚期形成马蹄内翻足，行走时呈“跨阈步态”。小腿前外侧与足背皮肤感觉障碍。

2. 康复功能评定

主要进行肌力、关节活动范围、感觉功能和肌电图评估。

3. 康复治疗

腓总神经损伤应尽早康复治疗，根据不同情况进行局部理疗、功能锻炼，以保持关节和肌肉的正常功能，防止关节挛缩。可以使用踝足矫形器，避免在行走过程中足下垂而导致的异常步态。

（八）面神经炎

1. 概述

（1）定义　面神经是第Ⅶ对脑神经，为混合性神经，运动神经支配面部表情肌，感觉成分传导舌前 2/3 味觉及外耳道前壁皮肤感觉。味觉纤维横过舌神经后加入鼓索。司分泌神经纤维岩浅大神经支配泪腺，鼓索支配舌下腺和颌下腺。

面神经炎也称特发性面神经麻痹或 Bell 麻痹，可能因茎乳孔内面神经非特异性炎症导致周围性面瘫。早期病理改变为神经水肿和脱髓鞘，严重者可出现轴索变性。

（2）病因　病因不明确，可能因茎乳孔内面神经非特异性炎症（风寒、病毒感染及自主神经功能不稳、局部神经营养血管痉挛）引起。

（3）临床表现

① 病史：发病前常有类似感冒病史。

② 症状、体征：病灶同侧上部及下部面肌瘫痪。表现为眼裂变大、鼻唇沟变浅、口角歪斜、讲话漏风、流涎，不能顺利完成皱眉、闭眼、吹口哨等动作，丧失同侧面部表情。少数患者可出现口唇与颊部的不适感。最常见的特发性面神经麻痹患者，在用力闭眼时，眼球向外上方转动，露出白色巩膜，称为 Bell 现象。

2. 康复功能评定

（1）面部表情肌运动　通过皱眉、鼓腮、示齿、噘嘴等动作，鼻唇沟是否居中、口角是否下垂判定面瘫为周围性或中枢性（中枢性面瘫额纹对称、皱眉正常）。

（2）感觉判定　耳郭及外耳道浅感觉；舌前 2/3 味觉；乳突部痛觉。同时需检查耳郭及外耳道有无疱疹。

（3）听力评定　有无听觉过敏现象。

（4）肌电图检查　面神经传导测定有助于判断面神经暂时性传导障碍或永久性失神经支配。在病后 1～2 周进行测定时，对预后的判断有一定指导意义。

3. 康复治疗

面神经炎的治疗原则是改善局部血液循环，减轻面神经水肿，缓解神经受压，促进神经功能恢复。

急性期可应用皮质类固醇（如泼尼松）和抗病毒药物缓解神经水肿。对不能闭眼的患者，长期暴露角膜易发感染，可用眼药水或睡前用眼药膏、戴眼罩预防。急性期在茎乳孔附近还可行超短波、红外线或局部热敷。

患侧面部稍能活动，应尽早开始功能训练和康复治疗，对着镜子皱眉、闭眼、露齿、鼓腮和吹口哨、做各种表情等，配合面部肌肉按摩，每日数次，每次 10～15 分钟。恢复可用神经肌肉电刺激疗法、针刺或电针治疗。80%的患者可在数周或 1～2 个月内恢复。

知识拓展

肌电生物反馈疗法

肌电生物反馈疗法（electromyographic biofeedback therapy，EMGBFT）是基于肌电生物反馈的机理结合一定强度的低频脉冲对肌肉进行电刺激，使肌肉紧张或松弛，来训练和改善肌肉功能，帮助患者重建并恢复肌肉正常运动功能的一种治疗技术。可以促进代偿功能，开通受抑制的神经通路，最大限度地动员保留的神经肌肉组织的潜力，使其重新发挥正常生理功能。适用于脑卒中及周围神经系统受损引起的运动功能障碍的康复训练，随着科技的进步，正逐渐成为综合性康复较为有效的治疗措施之一。

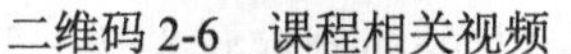

二维码 2-6　课程相关视频　　　　二维码 2-7　测试题

第五节　帕金森病康复

学习目标

1. 掌握：帕金森病的定义、综合评定方法、康复治疗原则及方法。
2. 熟悉：帕金森病的主要功能障碍、身体功能评定和康复治疗目标。
3. 了解：帕金森病的病因、病理改变；日常生活活动能力评定、认知及心理评定。

一、概述

（一）基本概念

1. 定义

帕金森病（Parkinson disease，PD）或称震颤麻痹，是中老年常见的神经系统变性疾病，以黑质多巴胺能神经元变性缺失和路易小体（Lewy 体）形成为特征。临床特征为静止性震颤、运动迟缓、肌强直和姿势步态异常等。1817 年由英国医生 James Parkinson 首先系统描述而得名。

2. 流行病学

本病主要发生在 50 岁以上中老年人，一般在 58～62 岁发病，发病率随年龄增长而逐渐增加，50～79 岁占绝大多数，男女比为 4∶3。此病致残率高，国外报道发病 1～5 年后，致残率为 25%，5～9 年达 66%，10～14 年时可超过 80%。

（二）病因病理

帕金森病根据病因不同分为原发性帕金森病及继发性帕金森病，后者又称帕金森综合征，多由脑血管病、感染、药物、中毒以及其他神经系统变性疾病继发引起。原发性帕金森病的病因仍不十分清楚，目前的研究认为与年龄老化、遗传易感性和环境毒素的接触等综合因素有关。

其主要病理改变为脑部含色素神经元变性丢失，如黑质的多巴胺神经元、蓝斑的去甲肾上腺素神经元等，病变部位神经细胞变性、空泡形成和黑色素缺失，其中黑质破坏最严重，残留神经元胞质中出现嗜酸性包涵体（Lewy 体），伴不同程度的胶质增生，蓝斑、中缝核、迷走神经背核等部位程度较轻。

（三）临床表现

本病起病隐匿，进展缓慢，逐渐加剧，主要症状有静止性震颤、肌强直、运动迟缓等，症状出现孰先孰后因人而异。症状常自一侧上肢开始，逐渐波及同侧下肢、对侧上肢及下肢，常呈“N”字型进展，有的病例症状先从一侧下肢开始。主要临床表现如下。

（1）静止性震颤　约 70%的患者以震颤为首发症状，多始于一侧上肢远端，静止时出现或加剧，随意运动时减轻或停止，精神紧张时加剧，入睡后消失。手部静止性震颤在行走时加重。典型的表现是频率为 4～6Hz 的“搓丸样”震颤。部分患者可合并姿势性震颤。

（2）肌强直　检查者活动患者的肢体、颈部或躯干时可觉察到有明显的阻力，这种阻力的增加呈现各方向均匀一致的特点，类似弯曲软铅管的感觉，故称为“铅管样强直”。

（3）运动迟缓　运动迟缓指动作变慢，始动困难，主动运动丧失。患者的运动幅度会减少，尤其是重复运动时。根据受累部位的不同运动迟缓可表现在多个方面。面部表情动作减少，瞬目减少，称为面具脸。说话声音单调低沉，吐字欠清。写字可变慢、变小，称为“小写征”。洗漱、穿衣和其他精细动作可变得笨拙、不灵活。行走的速度变慢。

（4）姿势和步态异常　立位、步行时可见各种姿势异常。站立时呈特征性前倾屈曲状态；步行时起动困难，走路时下肢拖曳，随病情进展可呈“慌张步态”。部分患者出现“僵冻现象”，是指帕金森病患者的一种双脚突然而短暂地黏附到地面上，使下一步不能够迈出的感觉，以发生于完成节律性及重复性运动的开始或过程中突然而短暂的困难为特征。

（5）其他功能障碍　因口、咽和腭肌运动障碍，患者可出现吞咽困难和语言功能障碍。自主神经症状较普遍，如皮脂腺分泌亢进所致脂颜，汗腺分泌亢进之多汗，消化道蠕动障碍引起的顽固性便秘，交感神经功能障碍所致的直立性低血压等。还可出现情绪低落、焦虑、睡眠障碍、认知障碍和疲劳感等非运动症状。

二、康复评定

（一）运动功能评定

运动功能评定包括肌力、关节活动度、肌张力、协调性、上肢和手指功能、平衡和步行能力、呼吸功能、构音功能、吞咽功能等。

1. 肌力评定

肌力评定多采用徒手肌力检查法评定，但不少帕金森病患者常有肌无力，张力增高，徒手肌力检查不易检出，常用等速测试和等长测试，需借助一些专门的肌力测试装置。

2. 关节活动度评定

可用关节量角尺进行测量。

3. 肌张力评定

大多用改良 Ashworth 量表评估。

4. 平衡功能评定

常用的平衡量表主要有 Berg 平衡量表、Tinetti 量表（Tinetti Balance and Gait Analysis）、跌倒危险指数（fall risk index）等，也可应用平衡测试仪进行测定。

5. 协调功能试验

（1）上肢

① 30 秒内能按动计数器的次数。

② 1 分钟内能从盆中取出的玻璃球数。

③ 1 分钟内能插入穿孔板内的小棒数。

④ 1 分钟内在两线间隔 1mm 的同心圆的空隙内能画出圆圈的个数和画出线外的次数。

⑤ 1 分钟内在两线间隔 1mm 的直线图空间能画出直线的条数和画出线外的次数。

（2）下肢

① 闭眼状态下双足跟与足尖拼拢能站立的时间。

② 睁眼状态下单足能站立的时间。

③ 睁眼状态下前进、后退、横行分别行走 10m 距离所需的时间。

④ 闭眼状态下，前进、后退、横行分别行走 10m 距离所需的时间。

⑤ 睁眼状态下，在 20cm 宽的两直线内行走，计算 10 秒内的步行距离和足出线的次数。

6. 其他身体功能评定

如呼吸功能测定、吞咽功能评定、言语功能评定。

（二）日常生活活动能力评定

包括移乘（使用轮椅、行走）、生活自理（进食、更衣、洗澡等）交流及家务劳动（做家务、购物等方面），通常使用 Barthel 指数或 FIM 评估法。

（三）认知功能评定

可进行记忆力、注意力评定。

（四）心理评定

可用汉密尔顿焦虑或抑郁量表进行评定。

（五）综合评定

1. 韦氏帕金森病评定法

量表采用 4 级 3 分制，0 为正常，1 为轻度，2 为中度，3 为重度。每项累加总分为27分，1～9分为早期残损，10～18分为中度残损，19～27分为严重进展阶段（表2-18）。

表2-18　韦氏综合评定量表

临床表现	生活能力	记分
1．手动作	不受影响	0
	精细动作减慢，取物、扣扣、书写不灵活	1
	动作中度减慢、单侧或双侧各动作中度障碍，书写明显受影响，有小写征	2
	动作严重缓慢，不能书写，扣扣、取物显著困难	3
2．强直	未出现	0
	颈、肩部有强直，激发症阳性，单或双侧腿有静止性强直	1
	颈、肩部中度强直，不服药时有静止性强直	2
	颈、肩部严重强直，服药仍有静止性强直	3
3．姿势	正常、头部前屈＜10cm	0
	脊柱开始出现强直，头屈达12cm	1
	臀部开始屈曲，头前屈达15cm，双侧手上抬，但低于腰部	2
	头前屈＞15cm，单双侧手上抬高于腰部，手显著屈曲、指关节伸直、膝开始屈曲	3
4．上肢协调	双侧摆动自如	0
	一侧摆动幅度减小	1
	一侧不能摆动	2
	双侧不能摆动	3
5．步态	跨步正常	0
	步幅44～75cm，转弯慢，分几步才能完成，一侧足跟开始重踏	1
	步幅15～30cm，两侧足跟开始重踏	2
	步幅＜7.5cm，出现顿挫步，靠足尖走路，转弯很慢	3
6．震颤	未见	0
	震颤幅度＜2.5cm，见于静止时的头部、肢体、行走或指鼻时手有震颤	1
	震颤幅度＜10cm，明显不固定，手仍能保持一定控制能力	2
	震颤幅度＞10cm，经常存在，醒时即有，不能自己进食和书写	3
7．面容	表情丰富，无瞪眼	0
	表情有些刻板，口常闭，开始有焦虑、抑郁	1
	表情中度刻板，情绪动作时现，激动阈值显著增高，流涎，口唇有时分开，张开＞0.6cm	2
	面具脸，口唇张开＞0.6cm，有严重流涎	3
8．言语	清晰、易懂、响亮	0
	轻度嘶哑，音调平、音量可，能听懂	1
	中度嘶哑，单调、音量小，乏力、呐吃、口吃，不易听懂	2
	重度嘶哑，音量小，呐吃、口吃严重，很难听懂	3

续表

临床表现	生活能力	记分
9．生活自理能力	能完全自理	0
	能独立自理，但穿衣速度明显减慢	1
	能部分自理，需部分帮助	2
	完全依赖照顾，不能自己穿衣、进食、洗漱、起立、行走，只能卧床或坐轮椅	3

2．帕金森病病情程度分期评定法

目前国际上较通用的帕金森病程度分级评定法（表 2-19），是对功能障碍水平和能力障碍水平的综合评定，是日本学者在 Yahr 分级评定的基础上按日常生活能力分为三期，一期日常生活无需帮助；二期日常生活需部分帮助；三期日常生活需全面帮助。

表 2-19　帕金森病病情程度分期评定法

分期	日常生活能力	分级	临床表现
一期	日常生活不需帮助	Ⅰ级	仅一侧障碍，障碍不明显，相当于韦氏表总评 0 分
		Ⅱ级	两侧肢体或躯干障碍，但无平衡障碍，相当于韦氏量表总评 1～9 分
二期	日常生活需部分帮助	Ⅲ级	出现姿势反射障碍的早期症状，身体功能稍受限，仍能从事某种程度工作，日常生活有轻重度障碍，相当于量表总评 10～19 分
		Ⅳ级	病情全面发展，功能障碍严重，虽能勉强行走、站立，但日常生活有严重障碍，相当于量表总评 20～28 分
三期	需全面帮助	Ⅴ级	障碍严重，不能穿衣、进食、站立、行走，无人帮助则卧床，或在轮椅上生活，相当于量表总评 29～30 分

三、康复治疗

目前尚无有效方法阻止帕金森病病理过程的进展，故临床需合理、综合应用各种治疗措施，尤其继发性患者应积极治疗原发病，药物治疗结合各种功能训练，消除焦虑不安、恐惧、抑郁、消极的不良情绪，才能获得较满意和长期的疗效。

（一）运动疗法

1．松弛训练

肌强直和肢体僵硬、姿势异常为帕金森病的典型症状，通过缓慢而有节奏的前庭刺激，或有节奏的技术，尤其是 PNF 技术，可使全身肌肉松弛。具体方法如下。

（1）振动或转动法　用摇动的椅子或转动的椅子进行缓慢的躯干、骨盆和肩胛带摇晃，或在垫上支持位置完成缓慢节奏的转动运动，可以降低肌张力，改善肌强直。

（2）PNF 技术　要求由被动到主动、由小范围到全范围进行有节奏的运动。

① 患者仰卧位，双上肢交叉抱在胸前或伸直，髋关节、膝关节屈曲位，头、肩部缓慢转向左侧，屈曲的双下肢转向右侧，然后再做相反动作，此动作可使肩、躯干、下肢的肌肉松弛。

② 仰卧位，双侧肩外展约 45°，屈肘 90°，一侧肩外旋，头转向该侧，对侧肩内旋，然后再做相反动作，如此反复数次，此动作可使颈、肩、上肢的肌肉松弛。

③ 俯卧位，伸髋下被动练习反复屈伸膝关节，可使下肢的肌肉松弛。

（3）深呼吸法　取坐位，背靠椅背，全身放松，将两手放于胸前做深呼吸，结合默念“静”“松”，促进身体放松。

2. 姿势矫正训练

帕金森病患者训练强调姿势训练和旋转运动，在训练中通过有节奏的相互交替运动，同时使用语言、听觉、触觉刺激，增强感觉，有助于患者提高运动意识。

（1）矫正颈部姿势　帕金森病患者的颈部往往呈前倾姿势，加重后可表现为明显驼背，应训练患者最大幅度仰头、低头，低头时下颌尽量触及胸部，仰头至双眼垂直注视天花板；下颌前后运动时，下颌前伸保持 6～10 秒，然后内收 6～10 秒；左右转头、摆头时，头部缓慢地向左右肩部侧靠，尽量用耳朵去触到肩膀，或用下颌触及肩部。

（2）矫正脊柱后凸　在上肢，利用 PNF 技术双侧对称对角屈曲模式，训练患者双肩屈曲上举、外展、外旋，结合扩胸运动，同时配合呼吸，可促进上肢及躯干伸展；利用体操棒在肩后伸时夹脊、挺胸，此动作还可由治疗师配合将体操棒缓慢后拉并维持 10 秒，重复 10～20 次，均可纠正脊柱后凸。

（3）矫正下肢屈曲、内收挛缩　利用 PNF 技术双下肢对角伸展模式，强调髋、膝伸展，重点训练髋外展、内旋以及膝伸展，配合垫上长腿坐位下牵伸腘绳肌，可纠正下肢屈曲、内收挛缩。

3. 关节活动度训练

目的是维持或增加患者主动与被动的关节活动度，尤其是伸展性关节活动度。需尽早进行躯干与四肢各个关节全范围的 ROM 训练，重点是屈曲肌群的牵伸和胸廓的扩张运动，要注意避免过度牵拉及疼痛。

4. 平衡训练

帕金森病患者表现出姿势反射障碍，行走时快步前冲，遇到障碍物或患者突然停步时容易跌倒，通过平衡锻炼能改善注重症状。在跪位、坐位和直立位较慢的重心转移可帮助患者发展躯体的稳定性，防止跌倒发生。另外，训练中应强化患者对自身姿势异常及平衡问题的意识，采取预防跌倒的有效措施，如穿平底防滑鞋等。

5. 步态训练

步行涉及患者身体姿势、下肢协调运动及平衡控制能力，帕金森病患者步态训练重点是增加步幅及支撑面，改善重心移动、停止和转身，加快启动速度，强调交替摆臂动作，防止跌倒。步态模式的节奏可用口令、音乐或节拍来调控。

（1）矫正异常步行姿势　应尽量指导患者高抬脚、增加髋屈曲度，必要时在前面设置 5～7.5cm 高的障碍物，让患者跨步行走，同时配合双手尽量大摆动及喊号子；“仿鹅步”行走，可强调膝的伸展，迈大步行走。佩戴颈围可抑制头颈前倾，但时间不宜长；行走时一侧上肢挎包，可抑制躯干向对侧倾斜。

（2）改善上肢、下肢协调性训练　治疗师和患者各执体操棒或手杖一端，按节拍引导患者双上肢交替摆动、转弯、在行进中停止等动作；患者直立位，一侧肩和上肢向前摆，另一侧向后摆，反复进行，并可逐渐增加幅度。

（3）步行训练　大多数帕金森病患者都有步态障碍，轻者表现为拖步，走路抬不起脚，同时上肢不摆臂，没有协同动作。严重者表现为小碎步前冲、转弯和过门槛困难。步态锻炼时要求患者双眼直视前方，身体直立，起步时足尖要尽量抬高，先足跟着地，再足尖着地，跨步要尽量慢而大，双上肢尽量在行走时前后摆动。其关键是要抬高脚和跨步要大。锻炼时最好有其他人在场，可以随时提醒和改正异常的姿势。还可借助下肢康复机器人等康复设备进行步态矫正训练。

（4）应对“僵冻现象”　帕金森病患者在起步和行进中出现“僵冻现象”时，可以采用下列方法：首先将足跟着地，全身直立站好。在获得平衡之后，再开始步行，切记行走时先以足跟着地，足趾背屈，然后足尖着地；行走时配合节拍或节奏感明显的音乐亦有助于预防或改善僵冻现象。

6. 特异性康复训练

（1）双重任务训练　通常为步行的同时进行另一项运动或认知任务训练，如行走时举着一个盛满水的杯子（步行与携带双重任务），或边走边说出以“发”字开头的词语（行走与言语流畅性双重任务）。在疾病早期，PD 患者在双重任务中仅有轻微障碍，应鼓励进行双重任务训练，通过逐渐增加训练难度，提高同时执行双重或若干任务的技能；在中晚期，双重任务常明显影响活动或任务质量，应尽量避免或减少双重任务，使其专注于执行当前的活动或操作任务。

（2）运动策略训练　运动策略包括心理提示、外部提示和认知运动三种策略，训练时强调任务特异性，最适合在 PD 患者活动受限的场合进行训练，最好是在该场合，或尽可能模仿该场合。运动策略训练方法如下。

① 心理提示策略训练：要求将注意力有意识地集中于当前任务，以改善运动表现。如要求患者学会步行时要想着迈大步，转弯时要转大弯，写作时写

大字。

② 外部提示策略训练：利用视觉、听觉、本体觉或触觉等外部提示，可帮助患者启动运动或促使运动继续进行，有助于改善起步困难和冻结步态。听觉提示可以是节奏感强的进行曲、节拍器或口令等；视觉提示主要为类似斑马线的线条、人行道的瓷砖或地板图案等；本体觉提示通常为振动腕带的有节奏振动。

③ 认知运动策略训练：又称复杂运动序列训练，是指通过将复杂运动分解成多个简单步骤，让患者集中注意力按顺序逐步完成这些动作，以改善复杂动作的执行困难，尤其是转移能力。通过指导和示范进行针对性训练，鼓励患者在开始运动或完成任务前，通过运动想象和内心演练来预演这些步骤。

（二）作业疗法

作业疗法训练主要是激发患者兴趣，纠正前倾姿势，增加关节活动范围，改善手功能，提高日常生活能力。如捏橡胶泥、拉锯、拧螺丝、写毛笔字、编织等作业都可训练手的功能和增加关节活动范围。同时还要进行穿衣裤、穿鞋袜、系鞋带、洗脸、梳头、进食等日常生活技能的训练，建议患者改穿宽松、容易穿脱的衣服和防滑的鞋子，使用辅助具如长柄梳子、防滑垫等。教会患者能量保存技术，如坐在浴凳上洗澡可避免乏力过早出现。

（三）物理因子疗法

对肌强直可应用温水浸浴和漩涡浴、蜡疗、红外线、高频电疗等治疗方法，有缓解作用。应用神经肌肉电刺激的两组交替刺激痉挛肌和拮抗肌，可达到松弛痉挛肌的目的，可促进机体血液循环、肌力和功能的恢复。

（四）言语治疗

（1）呼吸训练　采用呼吸训练增强腹式呼吸（膈肌）及胸式呼吸（肋间肌）的活动范围等。如反复进行深呼吸训练，以增大胸廓扩展度；通过增加肺活量提高音量；通过延长呼气时间增加言语长度等，要求患者在呼吸中体会躯干挺直的感觉。还可练习吹蜡烛、吹气球等提高呼吸功能。

（2）面部动作训练　颜面部需配合吞咽、表情等训练，如对着镜子做微笑、皱眉、眨眼、噘嘴、鼓腮、露齿和吹哨等表情动作，治疗师对面部肌肉进行按摩、牵拉等；吞咽训练要求患者咀嚼面包、饼干等固体食物，均有助于改善面容僵硬程度，增加活动度、运动协调性和发音清晰度。

（3）语言训练　帕金森病属运动减少型构音障碍，言语障碍主要表现声音低沉、说话缓慢、语音短促、缺乏韵律、重音减弱、辅音不准，偶尔伴刺耳音。励-协夫曼语音治疗（Lee Silverman Voice Treatment，LSVT）被认为是针对PD特异且有效的语音治疗技术。通过对声带和喉部的控制训练，及延长元音最大持续发声时间训练，改善音强、音调和音质。

（五）心理疗法

帕金森病患者常存在各种心理问题，在训练时加强心理辅导，使患者保持较为积极乐观的情绪状态，主动参与康复训练，以提高训练效果。

（六）其他康复技术

1. 神经调控技术

（1）脑深部电刺激（deep brain stimulation，DBS）可改善PD运动症状、部分非运动症状及运动并发症，是目前PD神经调控治疗的主要手段。

（2）无创性神经调控技术主要包括重复经颅磁刺激（repeated transcranial magnetic stimulation，rTMS）和经颅直流电刺激（transcranial direct current stimulation，tDCS），可改善运动迟缓和冻结步态，改善异动症，改善言语清晰度；改善工作记忆和执行功能等认知障碍；缓解抑郁等情绪障碍、疼痛和失眠等。

（3）生物反馈训练，包括肌电、呼吸、皮阻、心率变异性等多项生理指标的生物反馈训练，可改善肌肉僵硬、失眠、情绪障碍等；盆底肌生物反馈训练可改善大小便障碍和性功能。

2. 虚拟现实

虚拟现实（virtual reality，VR）技术通过多种不同沉浸程度的情景交互，对患者的步态、平衡、情绪、睡眠、认知等功能障碍均有改善作用。

（七）中医疗法

帕金森病属中医学“痹症”“筋病”等范畴。病理基础是肝肾阴虚、气血两虚，这也是形成风、火、痰、瘀的基本根源。病位在肝，并与脾、肾关系密切。病性属本虚标实。中医学对帕金森病的治疗有一定的疗效。

（1）中药疗法　本病主要分为痰热动风、血瘀生风、气血两虚、肝肾不足、阴阳两虚五个证型。临床可根据辨证论治的原则，选用定振丸、独活寄生汤、大定风珠、养血熄风汤、八珍汤、血府逐瘀汤、逍遥散等方药。

（2）针灸疗法　针刺穴位主选百会、风池、大椎；以震颤为主可加外关、合谷、阳陵泉、足三里、三阴交、太冲、肝俞；颈项强直可加夹脊；上肢强直可加曲池、外关、合谷；下肢强直可加阳陵泉、足三里、太冲、三阴交；吞咽困难可加廉泉；言语功能障碍可加哑门；流涎可加地仓、颊车。另外可采用头皮电针治疗，在头部运动区的皮下刺入针灸针，再连接上电针仪进行通电15分钟，1次/天，15次为一个疗程，可控制震颤。

（3）推拿疗法　肢体、躯干推拿可减轻强直、震颤症状，面部按摩有助于改善表情肌功能。推拿时应注意力量，忌用重手法，因为本病常伴有骨质疏松。

知识拓展

脑深部电刺激术

脑深部电刺激术（deep brain stimulation，DBS）是指通过立体定向技术将微电极植入患者脑内特定核团，通过脉冲发生器发出微电流刺激脑内核团，调节黑质纹状体通路功能，从而达到改善帕金森症状的效果。DBS 的疗效主要表现在明显改善帕金森病患者的运动症状和运动波动，减轻左旋多巴类药物的副作用。其类似“电子药”，通过体外调节“电子药”量的大小（刺激参数和刺激模式等）来控制帕金森病的症状。DBS 手术于 20 世纪 90 年代在国外大量应用于临床，并于 1998 年进入中国使用至今。

二维码 2-8　测试题

第六节　阿尔茨海默病康复

学习目标

1. 掌握：阿尔茨海默病的定义、康复评定方法；运动疗法、作业疗法和认知功能训练。
2. 熟悉：阿尔茨海默病的临床表现。阿尔茨海默病的其他治疗方法。
3. 了解：阿尔茨海默病的病因、病理改变、辅助检查及预后。

一、概述

（一）基本概念

1. 定义

阿尔茨海默病（Alzheimer’s disease，AD）即老年性痴呆（senile dementia），是一种进行性发展的神经退行性疾病，临床表现为认知和记忆功能不断恶化，日常生活能力进行性减退，并有各种神经精神症状和行为障碍。AD 的病因及其发病机制目前尚不完全清楚，年龄增高是重要的危险因素；在某些家族中有遗传倾向，为常染色体显性遗传。

2. 流行病学

据阿尔兹海默病防治协会发布的《2023 中国阿尔兹海默病数据与防控策略》

调查显示，我国已成为世界上AD患者最多的国家，患者近983万人。男性患病率为2.4%，女性患病率为4.2%。我国60岁及以上人群中，痴呆患病率为6.04%，其中阿尔兹海默病为3.94%，血管性痴呆为1.57%，其他类型痴呆为0.53%。据预测，到2050年，我国AD患者将达到（2765～9194）万人，给老年患者、家庭和社会带来沉重负担。

（二）病理生理

主要为大脑皮质弥漫性萎缩，脑沟回增宽，脑回变窄，脑室扩大，神经元细胞大量减少，并可见老年斑、神经原纤维缠结等病变，胆碱乙酰化酶及乙酰胆碱含量显著减少。

（三）临床表现

阿尔茨海默病通常隐匿起病，持续进行性发展，主要表现为认知功能减退和非认知性神经精神症状。按照最新分期，AD包括两个阶段：痴呆前阶段和痴呆阶段。

（1）痴呆前阶段　此阶段分为轻度认知功能障碍发生前期和轻度认知功能障碍期。前者表现为仅有极轻度的记忆减退主诉，后者表现为记忆力轻度损害，学习和保存新知识的能力下降，但不影响基本日常生活能力，达不到痴呆程度。

（2）痴呆阶段　此阶段患者认知功能损害导致了日常生活能力下降，根据认知的损害程度分为轻、中、重三度。

① 轻度：主要表现为记忆力障碍。首先出现的是近事记忆减退，患者表现经常失落物品，记不住新认识人的姓名、电话，忘记承诺的事及重要的约会；接受新事物困难，对熟悉的工作能做，但常感力不从心。常有视空间障碍，在陌生的环境中可迷路。有的患者可出现人格改变，多表现为缺乏主动性、活动减少、孤独、多疑、自私，情绪不稳、易激惹，对人冷淡，甚至对亲人漠不关心。

② 中度：主要表现为远、近记忆均明显减退，继而出现智能下降，表现为判断力及理解力下降，计算力丧失，重复言语及无意义的重复动作，出现独立生活困难。日常用品丢三落四，甚至遗失贵重物品；忘记自己的家庭住址及亲友的姓名，但尚能记住自己的名字；有时因记忆减退而出现错构和虚构。还可出现失语、失用、失认等，有些患者还可出现癫痫、强直-少动综合征。此时患者可有情绪障碍和人格衰退，表现易于激动、淡漠、抑郁、焦虑和欣快等，可出现生活习惯改变、行为紊乱、妄想、错觉甚至幻觉，找不到物品时怀疑被他人偷窃，或怀疑配偶不贞。

③ 重度：此期患者除了上诉各项症状逐渐加重外，还有情感淡漠、哭笑无常、言语能力丧失。患者活动逐渐减少，并逐渐丧失行走能力，甚至不能站立，最终长期卧床，大小便失禁，常并发全身系统疾病，如肺部及尿路感染、压疮及全身性衰竭症状等，最终因并发症而死亡。

（四）辅助检查

（1）影像学检查　头颅CT或MRI可见脑萎缩和脑室扩大，双侧颞叶、海马和杏仁核萎缩为最特征改变；PET 可显示病变区葡萄糖代谢明显下降。

（2）脑电图检查　AD 的早期脑电图主要是波幅降低和 α 节律减慢。晚期则表现弥漫性慢波。

二、康复评定

先应用简易量表进行评定，如结果异常，需要进行详细的成套神经心理学量表测评。

（一）简易神经状态评定

简易精神状态检查量表（mini-mental state examination，MMSE）主要用于阿尔茨海默病早期的筛选。简便易行，耗时 5～10 分钟，可减少长时间检查引起患者疲劳和注意力分散。一共 30 项，回答正确得 1 分，分数在 27～30 分正常；分数＜27 分提示认知功能障碍 。此量表诊断痴呆的敏感性较强，但易受到受试者受教育程度的影响，对文化程度高者有可能出现假阴性，而对文化程度低及受方言影响者有可能出现假阳性。

（二）蒙特利尔认知评估量表

蒙特利尔认知评估量表（Montreal cognitive assessment，MoCA）是一个用来对轻度认知功能异常进行快速筛查的评定工具。它评定了许多不同的认知领域，包括注意与集中、执行功能、记忆、语言、视空间技能、抽象思维、计算和定向力。完成 MoCA 检查大约需要 10 分钟。本量表总分 30 分，如果受教育年限≤12 年则加 1 分，≥26 分属于正常。

（三）7 分钟神经认知筛查量表

7 分钟神经认知筛查量表由线索回忆、类聚流畅性、时间定向及画钟测验组成，耗时约 7 分钟，诊断阿尔茨海默病具有较强的敏感性及特异性。

（四）画钟测验

画钟测验（clock drawing test，CDT）分两种。一种要求受试者在空白纸上画一幅几点几分的钟，反映执行功能；另一种是要求受试者模仿已画好的钟，反映结构能力；总分 16 分。本测验能区分 83%的阿尔茨海默病患者，并能区分 92%的伴有和不伴结构损害的阿尔茨海默病患者。

（五）Alzheimer 病评估量表

Alzheimer 病评估量表（Alzheimer disease assessment scale，ADAS）属于综合认知筛查量表，包括认知行为测验（ADAS-cog）和非认知行为测验。认知行为测验包括定向、语言（口语理解和表达、对测验指导语的回忆、自发言语中的找词困难、指令理解、命名 12 个真实物品与 5 个手指）、结构（模仿圆、2 个交错的四边形、菱形、立方体）、观念的运用、阅读 10 个形象性词语后即刻回忆 3 次的平均数与12个形象性词语的再认。共11题，耗时15～20分钟，满分70分。未经治疗的中度患者每年ADAS-cog总分下降7～10分，但此量表对极轻度和极重度的患者不够敏感。

三、康复治疗

阿尔茨海默病为进展性疾病，康复治疗应遵循早发现、早治疗，利用各种有效的手段配合药物对患者进行全面、多样化的综合治疗，最大限度发挥残存的功能和技巧，改善记忆力、认知、语言等功能。重视家庭训练，提高生活自理能力。改造和帮助患者适应环境，减少痴呆的影响。及时掌握患者心理需求，对其给予更多的心理支持及精神，鼓励增加社会活动，减少独自活动。

（一）运动疗法

运动疗法包括被动运动、牵张活动、主动辅助运动、主动运动、肌力增强训练、关节活动度训练、平衡训练以及步行训练等。轻中度患者在保证安全的前提下，根据基础活动能力进行适合的协调和平衡功能训练。

（1）协调功能训练　令患者按动计数器、抓取玻璃球、穿纽扣和垒积木，记录特定时间内完成动作的次数；分别记录睁眼和闭眼前进、后退和横行5m或10m所需时间；绕瓶步行，将10个矿泉水瓶每隔50cm放置一个，计算走完所需时间，或被碰倒的瓶子数。

（2）平衡功能训练　在坐位和立位下，分别训练静态（1级）、自动态（2级）和他动态（3级）平衡功能。晚期卧床患者需及时翻身和良肢位摆放，进行关节被动活动，以预防肺炎、压疮和关节挛缩等各种并发症，应对肢体的每个关节进行被动活动，作各关节轴向全范围活动，每个关节活动3～5次，每日1～2遍。

（3）体育锻炼　可以改善AD患者在日常生活活动中的表现，并可以改善认知水平和平衡能力。早期患者可以打乒乓球、门球、跳舞以及做体操等，中期患者由家属陪伴下散步和进行简易手指操等运动。中国传统功法包括太极拳和八段锦等，不仅提高AD患者的平衡性与协调性、降低跌倒风险，而且可改善患者的遗忘。

（二）作业疗法

以任务为导向的作业疗法是改善患者活动和参与能力的主要方法，主要包括基本和工具性日常活动、休息和睡眠、教育、游戏、休闲和社会参与活动等内容。为AD患者选择作业活动时应遵循“量身裁衣”的原则，根据患者的能力、兴趣和职业，制定个性化的活动，可选择与家人共同完成的作业活动，包括家务活动和园艺等。对于轻度患者，提醒和督促其主动完成购物、做饭、洗衣物等日常家务劳动，制定有针对性、能促进日常生活功能的作业活动；中度患者凡是能独立完成的，应给予充分的时间。鼓励患者力所能及地参与家务；重度患者康复训练有一定的难度，应从洗脸和吃饭等基本功能着手训练。

（三）认知功能训练

认知康复（cognitive rehabilitation，CR）常采用多模态认知干预方法，旨在维持或改善患者的日常生活活动能力和社会参与能力，提高生活质量。以目标为导向的认知康复可改善早期 AD 患者的生活质量、自我效能感、情绪和认知。常用以下两种方式。一种是认知刺激疗法（cognitive stimulation therapy，CST），以小组形式开展的一些带有娱乐性质的非特异性认知活动，包括讨论时事、词语联想、自然娱乐、使用物品等多个主题，以刺激认知功能。另一种是认知训练（cognitive training，CT），以提高或保持认知能力为直接目标，针对特定认知功能域进行标准化训练，在结构化任务上进行指导练习，改善相应的认知功能，或者增加脑的认知储备，传统认知训练方法主要以纸张卡片为主，采用基本技能训练、功能训练、作业训练以及与思维训练相结合等方法。目前，计算机辅助认知康复（computer-assisted cognitive rehabilitation，CACR）技术具有针对性强、题材丰富、选择性高、时间精确、训练标准化和结果反馈及时等优势，越来越广泛地应用于 AD。另外，CACR 通过远程监控，可在家庭或社区进行，将极大地提高认知康复效率和效果。针对具体认知域的训练方法如下。

（1）复合性注意训练　常用训练方法包括：Stroop 色词测验、同时性双任务（如单词朗读和字形判断）、双耳分听任务、数字或字母划销、数字顺背或倒背等。此外还可进行钓鱼游戏、拼图游戏、填色游戏、棋牌游戏、阅读图书、手工操作等方法。

（2）执行功能训练　让患者尽快列举动物、水果和鸟类等不同范畴的词汇进行快速词汇分类提取训练；将动物、植物、食品等物品或卡片按用途或相关性进行归纳和分类训练；可用按颜色（蓝、黑、白）、形状（圆、方、三角）和大小（大、中、小）对成套卡片进行不同属性的分类和判断训练；也可利用双手进行运动执行训练，如握拳、切、拍等连续变换动作训练，或先右手握拳左手伸展，再右手伸展左手握拳等交替动作训练。

（3）学习和记忆训练　根据 AD 患者记忆损害的类型和程度，可采取不同的训练内容和方法。根据记忆的类型进行训练，针对短时记忆的训练包括视觉和听觉词汇和图形记忆、故事的逻辑记忆；针对长时记忆的训练可让患者回忆最近来访的亲戚或朋友姓名、回忆看过的电视内容、背诵诗歌和谜语等。记忆训练还可采用无错误学习法（自始至终提供给患者正确的信息）和间隔提取法（反复告知患者需要记住的信息并逐渐延长回忆间隔），带无错误学习法的间隔提取法是 AD 患者记忆训练的有效干预措施。此外，可使用辅助记忆工具，如记事本、活动日程表、使用绘图、记忆提示工具，帮助患者保持记忆功能。

（4）知觉性运动训练　训练方法包括：临摹或重新摆放二维拼图或三维积木等，重新布置家具玩具等，辨认重叠图形，描述图片中两物品之间的位置关系。

训练患者对物品、人、声音、形状或者气味的识别能力，如通过反复看照片和使用色卡训练患者命名和辨别颜色以改善视觉失认；进行声-图辨认或声-词辨认改善听觉失认；闭目触摸不同性状的物品而后睁眼确认以改善触觉失认。

（5）社会认知训练　训练患者对不同情绪的识别能力；通过附有问题的故事卡片引出患者对故事卡片上任务的精神状态（思想、欲望和意图等）或经历过的事件的推测，如“女孩在哪里寻找她丢失的包”或“为什么男孩感到悲伤”。

（6）失用症的康复治疗　给予触觉、本体觉等刺激，治疗师通过动作指导患者，出现错误动作及时纠正。治疗过程中减少指令性语言、多使用提示性语言，可选择日常生活中由一系列分解动作组成的完整动作来进行训练，如泡茶后喝茶、洗菜后切菜、摆放餐具后吃饭等。由于次序常混乱，治疗者除将分解的动作一个一个地进行训练以外，还要对一个步骤后的下一个步骤给予提醒；或用手帮助AD患者进行下一个运动，直至有改善或基本正常为止。如已知患者的整体技能已不可能改善时，可集中改善其中的单项技能。

（四）言语训练

根据语言表达和理解受损程度制定不同的目标和训练方法，语言障碍较轻、基本能进行交流的患者以改善语言功能为主；语言交流较困难的患者应以恢复残存功能改善交流能力为主；针对理解和表达严重障碍而无法进行交流的重度患者，可利用残存功能或代偿方法，采用手势姿势等视觉性语言和沟通交流板等方法改善实用性交流功能，建立简单的日常交流方式。语言表达能力训练包括构音训练、口语和文字表达、口语命名、文字称呼和复述以及数数、背诗、唱歌等自动化程 度较高的序列语言；语言理解能力训练包括单词与画及文字匹配、是非反应、会话、听写和执行口头指令等；阅读和书写障碍的患者应给予相应训练。随着语言功能变化，可逐渐更改训练的重点和方法。

（五）其他康复治疗

（1）音乐治疗　音乐治疗可以改善AD患者的认知、心理和行为，提高社会参与性及情绪稳定性，减少问题行为，激活回忆和语言能力，促进AD患者和看护者的关系。音乐治疗的方式包括被动聆听式和主动参与式两类，其中主动式音乐治疗是患者通过参与音乐行为（如演奏、演唱等）来达到治疗与康复的目的。无论音乐干预方式如何，根据患者的年龄、个性和喜好等制定个性化音乐方案能为患者提供最佳效果。治疗性音乐的曲目分类有多种方法，选曲应因病因人而异，推荐以中国民族乐曲为主。

（2）怀旧治疗　怀旧疗法（reminiscence therapy，RT）主要是通过回忆过去的经历，促进患者内在心理功能、认知功能以及人际关系的恢复。AD患者远期记忆力在疾病的大部分时间内仍保存着，有着回忆和整合过去的能力。怀旧可借不同形式进行，包括个人回想、与人面谈、小组分享、展览及话剧等。最基本的是，它涉及讨论过去的活动、事件和经验，通常是借助有形的提示（如过去的照片、家庭和其他熟悉的物品、音乐和录音档案）。最近，数字存储和展示照片、音乐和视频剪辑已被广泛使用。

（3）虚拟现实　虚拟现实（virtual reality，VR）模拟产生三维空间为患者提供视觉、听觉、触觉等多感官逼真的现实体验，可将 VR 与传统的认知功能训练方法相结合，通过高仿真场景模拟给患者带来沉浸式、交互式体验的同时完成标准化设计的任务，以改善认知、情绪和运动功能。

（4）神经调控技术　神经调控技术包括重复性经颅磁刺激（repetitive transcranial magnetic stimulation，rTMS）、经颅直流电刺激（transcranial direct current stimulation，tDCS）、深部脑刺激（deep brain stimulation，DBS）和神经反馈（neurofeedback，NF）。rTMS 和 tDCS 可配合康复训练治疗 AD，通过诱导短暂的突触功效增加来调节皮质兴奋性，改变神经可塑性，从而改善 AD 患者的认知功能。DBS 能改善 AD 患者的认知功能，但目前对于痴呆患者 DBS 治疗的评估仅限于早期的临床结果，缺乏进一步的随访观察结果。神经反馈能改善 AD 患者的认知功能，但研究相对较少。

（六）中医治疗

中医学对痴呆的认识散见于健忘、眩晕、郁证、癫证、脑空虚、脑髓消、情志病等论述中，认为是人脑功能逐渐衰退的疾病。证候与脑主思维、记忆、感觉、五志等功能失调相关，表现为神志失调、智能衰退、行为异常，患者起病隐匿，渐行加重。

（1）中药疗法　本病病机为本虚标实，即脏腑气血虚损为本，痰瘀闭塞清窍为标，而气血失衡导致神明失用为重要病机。治以补肾健脾、益气活血、填精生髓、化痰开窍为主，多选用补精气、安魂魄、开清窍、通神明等药物，方用二仙汤、调心方、芍药当归汤、黄连解毒汤、抑郁散、陈皮半夏汤、钩藤散及三黄泻心汤等。中药人参、刺五加、银杏等均具有一定的益智和提高记忆效果。

（2）针灸疗法

① 毫针疗法：常选用百会、风府、风池、神门、太溪、大钟、肾俞、内关、三阴交、足三里、丰隆、间使、大椎、水沟等穴，一般强调辩证选穴，常与电针联合使用。

② 耳针：取心、脑、皮质下、肾及内分泌穴。

（七）预后

阿尔茨海默病进行性发展，由发病至死亡平均病程为 8～10 年，有些患者病程可持续 15 年或以上，罕见自发缓解或自愈，多死于脏器衰竭和并发症如坠积性肺炎等。

知识拓展

世界阿尔茨海默病日

1994 年 9 月 21 日，国际老年痴呆协会首次设立了世界阿尔茨海默病日，旨在关爱痴呆症患者，预防老年痴呆。1910 年这种病被命名为阿尔茨海默病。国际阿尔茨海默病协会（ADI）发布的《世界阿尔茨海默病 2018 年报告》显示，每 3 秒世界上就有一人确诊此病。而且随着中国逐步进入老龄化社会，我国面临的老龄化问题也越来越严峻。由于 AD 患者常伴有精神行为症状，非药物干预尤为重要，如环境治疗、音乐治疗、感官刺激治疗、行为干预等；同时一些专科药物如抗精神病药、抗抑郁药也有一定的使用，这类药物在服用时，家属应予以照看，谨遵医嘱服用，切勿随意增减药量、勿随意停药、勿将药品交由患者单独保管。

二维码 2-9　测试题

第七节　儿童脑性瘫痪康复

学习目标

1. 掌握：脑性瘫痪概念、康复评定、康复治疗方法。
2. 熟悉：脑性瘫痪临床分型、临床表现。
3. 了解：脑性瘫痪病因、预防。

一、概述

（一）基本概念

1. 定义

脑性瘫痪（cerebral palsy，CP）简称脑瘫，其定义经过多次修订。根据 2006 版国际脑性瘫痪定义的原则，在 2015 年脑瘫康复指南中，提出我国新的脑瘫定义：脑性瘫痪是一组持续存在的中枢性运动和姿势发育障碍、活动受限症候群，这种症候群是由于发育中胎儿或婴幼儿脑部非进行性损伤所致。脑性瘫痪的运动障碍常伴有感觉、知觉、认知、交流和行为障碍，以及癫痫及继发性肌肉、骨骼问题。

新的定义更加遵循 ICF 核心要素，即涵盖了脑瘫患儿的躯体功能和结构、活动、参与、环境因素四大方面，从身体水平、个体水平和社会水平对脑瘫患儿的功能进行评价。脑瘫概念的三个核心要素：大脑在生长发育时期受损；病变是非进行性的；临床症状可随年龄的增长和脑的发育成熟而改变，但中枢神经系统的病变是永久性的。

2. 流行病学

脑瘫的发病率在发达国家为 2‰～2.5‰。我国报道的脑性瘫痪发病率为 1.5‰～5‰。脑性瘫痪严重影响儿童生长发育、功能活动和接受教育的能力，对患者及其家庭、社会都是沉重的负担，也严重影响人口素质的提高。因此，一旦发现脑性瘫痪就要积极康复。

（二）病因病理

脑性瘫痪是出生前、围生期和出生后各种原因造成脑损伤和脑发育缺陷。一般出生前因素占 15%～20%，围生期因素占 70%～80%，出生后因素占 15%～20%。其中窒息、早产儿、重症黄疸为脑性瘫痪的三大主要致病因素。

（1）出生前因素　母体因素（吸烟，酗酒，吸毒，妊高征，孕早期风疹、带状疱疹、感冒等病毒感染等）；遗传因素（近年研究认为遗传因素越来越重要）。

（2）出生时因素　胎龄及体重（早产未成熟儿和足月小样儿，缺氧缺血性脑病发生率明显增高）；双胎或多胎；分娩时因素（难产窒息、产伤等）。

（3）出生后因素　新生儿脑炎脑膜炎、呼吸窘迫综合征、胆红素脑病、败血症等；脑外伤、一氧化碳中毒等。

出生前以脑损伤及脑发育不全为主；出生后以脑软化、瘢痕、硬化和脑萎缩、脑穿通等为主，未成熟儿可出现脑组织缺氧性坏死或白质软化。

（三）临床分型

（1）痉挛型四肢瘫（spastic quadriplegia）以锥体系受损为主，包括皮质运动区损伤。牵张反射亢进是本型的特征。四肢肌张力增高，上肢背伸、内收、内旋，拇指内收，躯干前屈，下肢内收、内旋、交叉、膝关节屈曲、剪刀步、尖足、足内外翻，拱背坐，腱反射亢进、踝阵挛、折刀征和锥体束征等。

（2）痉挛型双瘫（spastic diplegia）症状同痉挛型四肢瘫，主要表现为双下肢痉挛及功能障碍重于双上肢。

（3）痉挛型偏瘫（spastic hemiplegia）症状同痉挛型四肢瘫，表现在一侧肢体。

（4）不随意运动型（dyskinetic）以锥体外系受损为主，主要包括舞蹈性手足徐动（chroeo-athetosis）和肌张力障碍（dystonic）；该型最明显特征是非对称性姿势，头部和四肢出现不随意运动，四肢、头部不停地晃动，难以自我控制。该型肌张力可高可低，可随年龄改变。腱反射正常、锥体外系征 TLR（+）、ATNR（+）。静止时肌张力低下，随意运动时增强，对刺激敏感，表情奇特，挤眉弄眼，颈部不稳定，构音与发音障碍，流涎、摄食困难，婴儿期多表现为肌张力低下。

（5）共济失调型（ataxia） 以小脑受损为主，以及锥体系、锥体外系损伤。主要特点是由于运动感觉和平衡感觉障碍造成不协调运动。为获得平衡，双脚左右分离较远，步态蹒跚，方向性差。运动笨拙、不协调，可有意向性震颤及眼球震颤，平衡障碍、站立时重心在足跟部、基底宽、醉汉步态、身体僵硬。肌张力可偏低、运动速度慢、头部活动少、分离动作差。闭目难立征（+）、指鼻试验（+）、腱反射正常。

（6）混合型（mixed types） 具有两型以上的特点。

（四）临床分级

目前多采用粗大运动功能分级系统（gross motor function classification system，GMFCS）。GMFCS 是根据脑瘫儿童运动功能受限随年龄变化的规律所设计的一套分级系统，完整的 GMFCS 分级系统将脑瘫患儿分为 5 个年龄组（0～2 岁、2～4 岁、4～6 岁、6～12 岁、12～18 岁），每个年龄组根据患儿运动功能从高至低分为 5 个级别（Ⅰ级、Ⅱ级、Ⅲ级、Ⅳ级、Ⅴ级）。此外，欧洲小儿脑瘫监测组织（surveillance of cerebral palsy in Europe，SCPE）树状分型法（决策树）现在也被广泛采用。

（五）临床表现

1. 早期表现

脑瘫的表现由于病因及分型的不同而各异。

（1）出生后 1～6 个月内异常表现

① 身体发软及自发运动减少：这是肌张力低下的症状，在 1 个月时即可见到。如果持续 4 个月以上，则为重症脑损伤、智力低下或肌肉系统疾病的表现。

② 身体发硬：这是肌张力亢进的症状，在 1 个月时即可见到。如果持续 4 个月以上，具有重要的诊断意义。

③ 对外界刺激反应迟钝及无反应：这是智力低下的早期表现。

④ 头围异常：头围是脑的形态发育的客观指标，脑瘫患儿往往有头围异常。

⑤ 体重增加不良，吮吸无力。

⑥ 固定姿势：往往是由于脑损伤使肌张力异常所致，如角弓反张、蛙位、倒“U”字形姿势等，在生后 1 个月就可见到。

⑦ 手握拳：如果 4 个月还不能张开，或拇指内收，尤其是一侧上肢存在，有重要诊断意义。

⑧ 身体扭曲：3～4 个月的婴儿如有身体扭曲，往往提示锥体外系损伤。

⑨ 头部控制不良：如 4 个月俯卧不能抬头或坐位时头不能竖直，往往是脑损伤的重要标志。

⑩ 斜视：3～4 个月的婴儿有斜视及眼球运动不良时，提示有脑损伤的存在。

⑪ 不能伸手抓物：如4～5个月不能伸手抓物，可诊断为智力低下或脑瘫。

（2）出生后6～12个月的异常表现　有些脑损伤较轻微，在婴儿早期往往无明显症状，但在婴儿后半期（6～12个月）则有一些其他症状表现。

① 不能翻身：6个月以后还不能翻身，有诊断意义。

② 不能使用下肢：6～7个月不能使用下肢短暂地支持体重。

③ 不能使用单手：7～10个月的婴儿不能使用单手抓玩具。

④ 指对指的精细动作不灵活：7～10个月的婴儿捏小东西、解扣、系腰带不灵活、不协调。

⑤ 不能独坐：7个月不能独坐。

⑥ 不能独站：10个月不能独站。

⑦ 尖足站立：10个月存在尖足站立。

⑧ 不能迈步：13～15个月以后，还不会迈步。

2. 主要功能障碍

脑性瘫痪儿童大脑受损部位和范围各不相同，因此产生的功能障碍也各不相同。

（1）运动功能障碍

① 运动发育落后或异常：运动发育不能按照正常规律达到同一年龄段儿童运动发育的水平，包括粗大运动和精细运动两方面。

② 肌张力异常：脑性瘫痪儿童的肌张力异常有四种表现形式。a. 肌张力过高：患儿的躯干及肢体痉挛、僵硬。b. 肌张力过低：患儿肢体松软，往往不能维持正常的体位，如坐、站等。c. 肌张力波动：患儿表现为四肢到面部的快速抽动或徐动样动作，对运动的自主控制能力非常差。d. 肌张力不协调：患儿各相关肌群张力的配合差，表现为平衡能力低下、共济失调、运动迟缓和不安全。

③ 姿势异常：脑瘫患儿异常姿势多种多样，与肌张力异常、原始反射延迟消失有关。

④ 反射及运动反应异常：反射是指机体对外界环境刺激所产生的一种固定的规律性反应。运动反应是指人体对外界条件变化所产生的自动、自主的反应。脑性瘫痪儿童主要表现在三个方面。a. 原始反射持续存在：如觅食反射和抓握反射等。b. 病理反射的出现：如病理性的非对称性紧张性颈反射和紧张性迷路反射等。c. 复杂的运动反应迟缓或缺如，病理性运动反射出现：如表现在直立反应、平衡反应和保护性伸展反应的缺如，使患儿不能保持姿势的平衡和运动的安全性等。病理性运动反射如联合反应的出现，妨碍患儿选择性动作的产生。

（2）感觉功能障碍　一般情况下，脑性瘫痪儿童的感觉功能障碍要比运动功能障碍轻，但感觉功能障碍往往使运动功能障碍加重，从而给患儿造成不良影响。主要包括以下几种。

① 视觉障碍：如斜视、视力缺损等。

② 听觉障碍：据统计，约有20%的脑性瘫痪儿童伴有听力受损。

③ 触觉障碍：可见于某些偏瘫型的患儿。

（3）癫痫　可见于40%左右的脑性瘫痪儿童，癫痫发作可始于任何年龄段。

（4）日常活动能力低下

① 进食困难：脑性瘫痪儿童由于吸吮反射受损，坐位平衡差，上肢运动障碍及口腔运动与吞咽不协调等，出现进食与饮水问题。

② 如厕困难：因运动少，脑性瘫痪儿童可能出现便秘现象。同时，其进出厕所和保持蹲位或坐位平衡亦可出现困难。

③ 跌伤：由于患儿平衡反应能力差，较正常儿童更容易摔倒受伤。

（5）言语与语言功能障碍　部分患儿伴有口吃、发音不清、失语等。

（6）智力低下　并不是每个脑性瘫痪儿童都存在智力低下。有些患儿，特别是手足徐动型患儿的智力往往是正常水平。

（7）人格与行为异常　由于存在运动和交往上的困难，脑性瘫痪儿童人格发展可受到影响，主要表现为内向、依赖他人、孤僻或是固执、任性、易激惹等。

（8）学习困难　这一方面与智力有关，另一方面与患儿的运动功能受损及感知觉功能障碍，使其对外界刺激与信息的感知及处理受限有关。

（9）龋齿　因核黄疸和其他围生期损害而使牙釉质形成不全，牙质本身呈易患龋齿状态，各种因素导致难以保持牙周清洁，从而发生龋齿并进行性加重。

值得注意的是，脑性瘫痪儿童尽管存在以上诸多方面的问题，但仍然具有许多潜能，如果开发得当，完全有可能达到生活自理、回归社会并为社会做出贡献。

（六）临床治疗

1. 药物治疗

（1）促进脑损伤修复和发育的药物　维生素、微量元素、蛋白质等。

（2）脑细胞活化剂　脑活素、脑神经生长素等。

（3）改善运动障碍的药物

① 降低肌张力药物：苯二氮䓬类、氯苯氨丁酸、硝苯夫海因等。

② 控制不自主运动和震颤等锥体外系症状的药物：苯海索、美多巴等。

（4）行为异常治疗药物　注意力缺陷可用利他林、右旋苯丙氨；抑郁型行为可用抗抑郁药；躁狂型行为可用氯丙嗪、氟哌啶醇等。

2. 手术治疗

目的是减少痉挛、改善肌力平衡、矫正畸形、稳定关节等。目前主要采用的手术治疗方法包括选择性脊神经后根切断术和矫形手术。

3. 其他

中西医结合康复治疗。

二、康复评定

采用ICF-CY框架下的康复评定。

（一）身体功能与结构评定

1. 精神功能评定

（1）智力功能评定

① 智力发育里程碑：正常婴儿发育里程碑可以用于评定儿童发育水平和治疗效果。评定者应充分掌握各月龄正常儿童的发育规律。同时要注意正常儿童发育的个体差异，要进行定期评定。

② 中国比内测验：中国比内测验对于儿童认知与智力具有较好的评定价值，适用年龄 2～18 岁，评定得分采用离差智商计算方法求得 IQ。

③ 韦氏智力量表：韦氏智力量表（Wechsler intelligence scale，WIS）是临床工作中最常用的智力测验量表。包括两种：韦氏幼儿智力量表（Wechsler preschool and primary scale of intelligence，WPPSI），适用于 3～6 岁儿童；韦氏儿童智力量表（the Wechsler intelligence scale for children，WISC），适用于 6～16 岁儿童。由于其便于测量各种智力因素，在临床中常应用于儿童智力测验。

（2）气质和人格功能评定　可用少儿气质性格量表中文版（junior temperament and character inventory，JTCI）进行评定，该量表共有 240 个条目，每一个问题陈述一种个人行为与感受，每个条目分为 1～5 级评分。

2. 感觉功能和疼痛评定

（1）视功能评定

（2）辅助感觉功能评定

① 前庭功能评定：评定位置的感觉功能及身体和运动平衡功能。

② 本体感觉功能评定：评定对感受身体各部分相对位置的感觉功能。

③ 触觉功能评定：评定感受物体表面及质地或品质的感觉功能。

儿童感觉统合发展评定量表（sensory integrative schedule，SIS）适用于 3 岁以上儿童的前庭功能、本体感觉功能和触觉功能等评定。可以敏感的反映出儿童的辅助感觉功能障碍。此外，可以应用儿童神经系统检查方法评定上述功能。

（3）痛觉评定　脑瘫儿童存在预示身体某处受到潜在或实际损害而感到不舒服的感觉，如髋关节疼痛等。可应用儿童疼痛行为量表（the face，legs，activity，cry，consolability behavioral tool，FLACC）进行评定，该量表主要应用于 2 个月～7 岁儿童，根据小儿哭闹和体态动作等判断疼痛的存在。也可应用儿童神经系统检查方法进行评定。

3. 发声和语言功能评定

（1）语言精神功能评定　可用汉语版《S-S 语言发育迟缓评定法》（sign-significate relations，S-S）进行脑性瘫痪语言发育迟缓的评定。S-S 法以言语符号与指示内容的关系评价为核心，按标准分为 5 个阶段。将评定结果与正常儿童年龄水平相比较，可发现脑瘫儿童是否存在语言发育迟缓。

（2）言语功能评定

① 构音障碍评定：中国康复研究中心《构音障碍评定法》包括构音器官检查和构音检查，主要应用于构音障碍的评定。

② 汉语沟通发展评定：汉语沟通发展评定量表（Chinese communicative development inventory-mandarin version，CCDI）分为2个分量表，分别用于8～16个月的婴幼儿和16～30个月的幼儿。该量表不仅可用于8～30个月儿童的语言发育评定，也可对语言发育落后的年长儿童进行评定，并可对语言干预效果进行评定。

4. 神经肌肉骨骼和运动有关功能的评定

（1）关节和骨骼功能评定

① 关节活动范围评定：用量角器进行测量，较大关节应用普通量角器、方盘式量角器测量和电子量角器，测量手指关节时应用半圆量角器。

② 关节稳定功能评定：应用运动解剖学知识对身体各关节的稳定性进行评定。

③ 骨骼活动功能评定：脑瘫儿童可能存在脊柱、肩胛骨、骨盆带、肢体长骨、腕骨和跗骨等的活动功能障碍，运动学和运动解剖学知识可以评定上述功能障碍。

（2）肌肉功能评定

① 肌力评定：主要进行徒手肌力评定（manual muscle testing，MMT）。器械肌力评定可用于等长肌力评定、等张肌力评定、等速肌力测定。

② 肌张力评定

a. 被动性检查：包括关节活动阻力检查和摆动度检查。

b. 伸展性检查：通过测量内收肌角、腘窝角、足背屈角的角度以及跟耳试验、围巾征等判断肌张力情况。

c. 肌肉硬度检查：触诊肌肉感知其硬度。

③ 痉挛程度评定：痉挛评定量表即改良Ashworth量表（modified Ashworth scale，MAS）简单易用，是目前临床上应用最广泛的肌痉挛评定方法。

5. 运动功能评定

（1）运动反射功能评定　反射检查主要包括：深反射、由不良刺激引起的反射、原始反射和病理反射。

① 深反射（牵张反射）：包括肱二头肌反射、肱三头肌反射、桡骨膜反射、膝腱反射、跟腱反射、髌阵挛和踝阵挛。

② 由不良刺激引起的反射：包括逃避反射、腹壁反射和提睾反射。

③ 原始反射：主要包括阳性支持反射、自动步行反射、侧弯反射、手握持反射、足握持反射、拥抱反射（Moro反射）、手和足安置反射等。

④ 病理反射：包括Babinski征、Oppenheim征、Gordon征和Hoffmann征。

（2）不随意运动反应功能评定　检查主要包括：姿势反射、矫正反射、保护性伸展反射、平衡反应。

（3）随意运动控制功能评定　脑瘫儿童存在与随意运动控制和协调相关的功

能障碍，需通过评定了解障碍性质与程度。包括平衡功能评定和协调功能评定。

（4）步态功能　脑瘫儿童存在步行、跑步或其他全身运动相关运动类型的功能障碍，通过评定了解障碍程度。主要用足印法和三维步态分析法进行分析评定。

6. 结构评定

（1）发声和言语结构评定　脑瘫儿童存在与发声和进食有关的口腔结构方面的障碍，影响发音与进食功能。包括以下几方面：口腔的结构、咽的结构、喉的结构。

（2）与运动功能有关的结构　身体各部位的异常姿势（与运动有关的附属肌肉骨骼的结构）和异常运动是脑瘫的主要临床症状和体征，它可以导致运动障碍和继发畸形并加重运动障碍。

（二）活动与参与的评定

1. 交流能力评定

（1）理解能力评定

① 格塞尔发育诊断量表（Gesell development diagnosis schedules，GDDS）：GDDS 适用于 0～6 岁儿童，不仅适用于测量幼儿的发展水平，而且比其他量表更适用于伤残儿，被认为是婴幼儿智能测试的经典方法。该量表已成为婴幼儿发展测验的范型之一，广泛应用于儿童心理学及医学的儿科研究等实践领域。

② 贝利婴儿发展量表中的智力量表。

③ S-S 语言发育迟缓评定。

④ 构音障碍评定。

（2）表达能力评定　语言功能包括说的能力、表达能力和理解能力，在正常的言语-语言能力发育过程中三者缺一不可，所以评定时要从上述三方面进行。

① 应用 S-S 语言发育迟缓评定法和构音障碍评定法评定表达能力。

② 可应用格塞尔发育诊断量表评定小年龄组儿童的表达能力。

2. 粗大运动功能评定

（1）评定内容

① 改变和保持身体姿势功能评定：体位转换、和摆出各种姿势的能力；在特定环境下保持同一身体姿势的能力。

② 移动运动功能评定：在不改变身体姿势的前提下从一处表面移动到另一处的能力。

③ 上肢的粗大运动功能：拿起一件物品或将某物从一地拿到另一地，如拿起一只杯子或一件玩具，或将一个箱子从一个房间抱到另一个房间。包括举起、搬运、用手臂抱起、用肩、臂和背搬运、用头顶和放下物体。

④ 用下肢移动物体的功能：评定完成协调性动作的功能，用脚或腿移动物体，如踢球或蹬自行车踏板的能力。

⑤ 通过步行运动进行移动的功能：评定靠脚在地面上一步步走动的活动能

力，包括不同距离和绕障碍物走。

⑥ 通过其他方式进行移动的运动功能：评定爬行、跑、跳跃等活动能力。

⑦ 在不同场合进行移动的功能：评定在住所内外及其他建筑物内外到处移动的活动能力。

（2）评定方法

① 粗大运动功能分级系统（gross motor function classification system，GMFCS）：GMFCS 是根据脑瘫儿童运动功能受限随年龄变化的规律所设计的一套分级系统，能客观地反映脑瘫儿童粗大运动功能发育情况。GMFCS 将脑瘫儿童分为 5 个年龄组，每个年龄组根据患儿运动功能表现分为 5 个级别，Ⅰ级为最高，Ⅴ级为最低，分级在 2 岁以后具有良好的稳定性。GMFCS 可以用于评定脑瘫儿童粗大运动功能发育障碍程度。

② 粗大运动功能评定量表（gross motor function measure，GMFM）：GMFM 主要用于评定脑瘫儿童粗大运动状况随着时间或干预而出现的运动功能的改变，其标准相当于 5 岁以下（含 5 岁）正常儿童运动功能。GMFM 是公认的、使用最广泛的评定脑瘫儿童粗大运动功能的量表；2002 年的 GMGF-66 项评定标准是对 GMGF-88 项量表通过 Rasch 分析后得出的评定标准。

③ Peabody 运动发育评定量表（PDMS）粗大运动部分：PDMS 粗大运动部分适用于评定 6～72 个月的所有儿童（包括各种原因导致的运动发育障碍儿童）的运动发育水平。12 个月以下（不含 12 个月）的婴儿需要测试反射、固定和移动能力，而 12 个月以上的儿童则要测试固定、移动和物体控制能力。信度和效度研究发现在不同测试者、不同时间测试之间有着良好相关性。对早产儿 1 岁以内的发育研究表明，PDMS-2 的内容描述效度、效标预测效度、结构效度都具有完整并且令人满意的心理测量学特性报告。

3. 精细运动功能评定

（1）脑瘫儿童存在的精细运动功能障碍　脑瘫儿童存在以下不同程度的精细运动功能障碍及应进行的评定内容。

① 手的精细运动功能（精巧手的使用）评定：用单手、手指和大拇指完成拾起、抓住、操纵和释放物体的协调动作能力。

② 上肢精细运动功能（手和手臂的使用）评定：拉起或推物体、伸、转动或旋转手或手臂，抛出、抓住等功能。包括拉、推、伸、转动或旋转手或手臂、抛出和抓住。

③ 精巧脚的使用评定：用脚和脚趾完成移动和操纵物体的协调动作。

（2）评定方法

① Peabody 运动发育量表 2（Peabody developmental motor scale-2，PDMS-2）：PDMS-2 适用于评定 0～72 个月的所有儿童（包括各种原因导致的运动发育障碍儿童）的运动发育水平。用于精细运动功能评定的分测验包括抓握分测试和视觉-运动整合分测试。抓握分测试有 26 项，共 52 分，评定儿童应用手的能力；视

觉-运动整合分测试有 72 项，共 144 分，评定儿童应用视觉感知技能完成一些复杂的手眼协调任务的能力，如伸手抓住一些物体、搭积木、模仿绘画等。

② 脑瘫儿童手功能分级系统（manual ability classification system，MACS）：MACS 是针对 4～18 岁脑瘫患儿在日常生活中双手操作物品的能力进行分级的系统。旨在描述哪一个级别能够很好地反映患儿在家庭、学校和社区中的日常表现，评定日常生活中的双手参与能力，并非单独评定每一只手。

③ 精细运动功能评定量表（fine motor function measure scale，FMFM）：FMFM 属于等距量表，适用于 0～3 岁脑瘫儿童，可以判断脑瘫儿童精细运动功能水平，并具有良好的信度和效度。量表分为 5 个方面共 45 个项目，包括视觉追踪、上肢关节活动能力、抓握能力、操作能力、手眼协调能力，每项为 0～3 分 4 个等级。

④ 精细运动分级（bimanual fine motor function，BFMF）：BFMF 适用于各个年龄段的脑瘫儿童精细运动功能的评估，主要特点是可以同时判断单手和双手的功能。

4. 日常生活活动功能评定

日常生活活动（activity of daily living，ADL）功能评定包括评定各种自理能力（盥洗自身、护理身体各部、如厕、穿着、吃、喝、照顾个人的健康、照顾个人安全）、功能性活动、家务及认知与交流等方面的评定。

（1）能力低下儿童评定量表中文版（Chinese version of pediatric evaluation of disability inventory，PEDI） PEDI 量表适用于 6 个月～7.5 岁的儿童及其能力低于 7.5 岁水平的儿童，评定其自理能力、移动能力和社会功能三方面活动受限情况和程度以及功能变化与年龄间的关系。可有效地评定残疾儿童每个领域或能区的损伤情况、判断康复疗效、制订康复计划和指导康复训练。

（2）儿童功能独立性评定量表（functional independence measure，WeeFIM） WeeFIM 是从实用角度对在独立生活中反复进行的最必要的基本活动进行评定，是对患儿综合活动能力的测试，可评定躯体、言语、认知和社会功能。广泛应用于特殊需求儿童功能水平评定、康复计划制定和疗效评定。

5. 主要生活领域评定

生活领域评定包括教育评定和经济生活评定。教育评定是指评定患儿受教育的情况（非正规教育；学龄前教育；学龄前生活和相关活动；学校教育）。经济生活评定是指评定患儿独自或同他人一起，有目的、持续地参与活动，使用物品、玩具、材料或游戏程序的能力。主要是对患儿游戏能力的评定。

（三）环境评定

1. 矫形器和辅助器具评定

矫形器和辅助器具是儿童康复治疗的重要辅助手段，应对患儿所应用的各类矫形器和辅助器具（个人日常生活用的产品和技术）的适应性、适合程度、应用后的效果进行评定。

2. 支持和相互联系情况评定

（1）家庭对患者支持情况（直系亲属家庭） 包括对康复治疗的认识、家庭中康复情况，在家庭中应用在康复机构训练成果的情况，家庭中无障碍设施情况、自制辅具等。

（2）卫生专业人员情况　评定治疗团队成员对患者支持和联系情况。卫生专业人员是康复治疗的主要成员，他们的支持程度决定康复治疗效果，应该予以重视。

3. 亲属态度评定（直系亲属家庭成员的个人态度）

直系亲属家庭成员对患者疾病的认识对决定治疗效果有很大影响，应该予以重视。评定直系亲属家庭成员对患者疾病的认识、对治疗目标的要求等，以及对治疗的积极或消极影响。

三、康复治疗

（一）康复治疗原则

1. “三早原则”

早发现、早确诊和早治疗的“三早原则”能够让患儿取得较好的疗效。关于早期的时间没有统一认识，多数专家认为应该在6个月以前。

脑性瘫痪的早期诊断、早期治疗不仅缩短了康复期，使运动趋于正常化，而且防止了继发性损害，更重要的是，由于运动功能的改善，使患儿能广泛接触外界，又促进了患儿智力的开发，十分有利于以后的成长发育。

2. 综合治疗原则

任何单一治疗的价值都是有限的，必须综合采用各种方法来尽可能减轻残疾，满足儿童的整体需要。这些方法包括各种必要的物理治疗、作业治疗、药物、手术以及康复工程手段等。

3. 与日常生活相结合原则

脑瘫患儿的病程长，多伴有不同程度的 ADL 障碍，其异常运动和姿势模式体现在 ADL 中，因此康复必须与日常生活活动紧密结合。对家长进行健康教育有利于提高脑瘫儿童的ADL。应通过行为干预、日常生活能力的训练、心理护理、家长培训与参与等综合措施的实施提高和巩固康复效果。

4. 康复训练与游戏相结合原则

脑瘫儿童同样具有儿童的天性，需要趣味、游戏、轻松愉快的氛围，需要引导、诱发，不断感知、感受、反复学习和实践，从而建立正常模式，促进身心发育。游戏是患儿学习的最好途径，在康复训练中贯穿游戏，使治疗活动更有趣味，增加脑瘫儿童康复训练的兴趣和主动性。有关儿童情绪发展的研究发现，游戏可促进情绪的发展。脑科学研究者提出，儿童游戏的早期经验使脑成形并使其具有独特的神经结构，对儿童的智力水平起重要作用。游戏介于训练与真实生活之间，有利于脑瘫儿童把所学的技能转移应用到实际生活中去。

5. 集中式康复与社区康复相结合原则

社区康复可以为脑瘫患儿在自己熟悉的环境中提供有效的、快捷的康复治疗。此种形式既适合城市，也适合农村。正确的社区康复训练为脑瘫儿童康复提供了一个经济、易行、有效的方法，能使更多的脑瘫儿童及早得到康复。社区康复有专业康复工作者的指导，把专业治疗融于患儿的社区环境和日常生活中，家长积极参与康复训练，可以提高脑瘫儿童全面康复效果。

（二）常见康复治疗学派

1. Bobath 疗法

Bobath 疗法是神经发育学疗法（neuro development treatment，NDT）之一，它是由英国物理治疗师 Berta Bobath 及其丈夫 Karel Bobath 共同创立的治疗脑性瘫痪的理论与方法，是当代治疗小儿脑瘫的主要手段之一，在世界范围广泛应用。Bobath 疗法主要采用反射性抑制异常姿势和运动模式，促进正常姿势和运动模式，特别强调对翻正反应和平衡反应的促进。

脑瘫患儿与正常小儿不同，存在着精细运动和随意运动等多方面功能障碍，因而表现出复杂离奇的动作和各种异常。这种异常不仅是运动功能障碍，还有语言、性格、视觉、听觉、智力等多方面不同程度的障碍。这些障碍常重复出现，在一个脑瘫患儿身上同时存在着两个以上障碍的情况，称为“脑损伤综合征”。在治疗脑瘫时也发现随着运动功能改善，其他伴随障碍也同时有不同程度的改善，因此，Bobath 认为治疗脑瘫必须从多方面着手，按照小儿生长发育的规律进行治疗。

2. Vojta 疗法

Vojta 疗法又称 Vojta 诱导疗法，是德国学者 Vojta 博士总结创立的，Vojta 疗法的基本原理是通过诱发反射性移动运动，促进正常反射通路与运动模式，抑制异常反射通路与运动模式来达到治疗的目的。越早期治疗效果越好。因为患病早期尤其 3 个月以内，异常姿势尚未固定化，脑损伤的结果只是引起运动协调化的障碍。6 个月以后会产生继发性损伤，使器质性损害更加明显。如果在继发病变出现前进行治疗，可以使功能障碍得到改善。这种功能障碍的改善又可防止脑的继发性损害，因而可以得到良好的治疗效果。

3. 引导式教育

引导式教育（conductive education，CE）又称 Peto 疗法或集团指导疗法，由匈牙利学者 Peto Andras 教授创立，是国际公认的治疗小儿脑瘫最有效的方法之一，其显著特点是最大限度地引导、调动脑瘫患儿自主运动的潜力，以娱乐性和节律性意向激发患儿的兴趣及参与意识。通过引导员不断地给予科学的诱导技巧、意识供给或口令，让患儿主动地进行训练，与科学的被动训练相结合，大大地提高了康复效果；同时将运动、语言、理解、智力开发、社会交往和行为矫正等有机地结合在一起进行全面的康复训练，使患儿在德、智、体、个性培养和行为塑造等方面得到全面的康复和发展。

4. 感觉统合疗法

感觉统合疗法是指大脑将身体各部位感觉器官如眼、耳、口、鼻、皮肤等，输入的各种感觉刺激信息如视、听、嗅、味、触等，进行组织加工、综合处理的过程。只有经过感觉统合，人类才能完成那些复杂而高级的认知活动，包括注意力、记忆力、语言能力、组织能力、逻辑和思维能力等。

脑瘫患儿的大脑对输入的感觉信息不能在中枢神经系统内形成有效的整合，产生一系列障碍，从而影响发展。感觉统合训练是为了使脑瘫患儿充分感知各种刺激，在大脑进行感觉的整合，并作出适应性反应。感觉统合训练主要采取游戏形式，使患儿乐于接受并主动参与。同时，游戏项目的设计是个体化和有针对性的。

（三）康复治疗方法

1. 运动治疗

（1）控制关键点　治疗师在康复训练中控制患儿身体某些特定部位，可以达到抑制异常模式和促进正常姿势、运动模式的目的，这种操作称为控制关键点。控制关键点是 Bobath 技术中抑制异常运动模式的重要环节。关键点多选择在身体的近端，随着治疗的进展逐渐以被动保持来减少操作，并移向肘关节、腕关节、手指、膝关节、踝关节和足趾远端部位，同时逐渐增加脑瘫患儿主动运动。将这些关键点组合起来，针对患儿情况，在仰卧位、俯卧位、四爬位、立位等各种体位下进行操作。

① 头部关键点的控制

a. 头部背屈：通过使患儿颈部伸展，可以使全身伸展占优势，抑制全身屈曲模式，促进伸展模式。由于头部背屈，促使全身伸展模式的操作，在俯卧位和立位是有效的，而在坐位上进行此手法操作可能会妨碍髋关节的屈曲。

b. 头部前屈：头部前屈可以在俯卧位、坐位、立位等体位进行。通过使患儿头部前屈，可以使全身屈曲模式占优势，对全身伸展模式起到抑制，而完成促进屈曲模式。但应注意的是若患儿存在对称性紧张性颈反射，头前屈则会出现髋关节、下肢的伸展模式和脊柱后弯现象。

c. 头部回旋：通过使患儿头部回旋，可抑制全身性伸展模式和全身性屈曲模式，同时能诱导出体轴回旋，四肢的外展、外旋模式和内收、内旋模式。对于痉挛、强直和阵发性痉挛等肌张力过强的重症患儿，应避免直接操作头部，应利用肩胛带、躯干部的关键点来控制头位，重症病例可制作特殊椅子来保持良好的坐位姿势，以保持头位。

② 肩胛带及上肢关键点的控制

a. 肩胛带外展：保持肩胛带外展则全身屈曲占优势，能抑制头向后方过伸展的全身伸展模式。只要是伸展上肢做诱导伸出时，就能保证肩胛带外展。

b. 肩胛带内收：通过手法使肩胛带内收，可使全身以伸展占优势，可以抑制因头部前屈形成的全身性屈曲模式，并促进抗重力伸展活动。本法可直接操作肩胛带，或通过控制上肢来保持肩胛带的肢位变化。

上肢和肩关节联合活动常有很好的治疗效果。如通过在前臂旋后、肘关节伸展状态下使肩关节完全外旋的手法，可抑制全身的屈曲，增加全身的伸展；前臂旋后伴同拇指外展的手法，可促进其余四指的伸展。

③ 躯干（脊柱）关键点的控制

a. 躯干前屈：通过使患儿躯干前屈，全身成为屈曲位，可以抑制全身性伸展模式，达到促进屈曲姿势和屈曲运动的目的。紧张性的不随意运动型患儿，若在仰卧位呈现明显的全身性伸展模式，可应用躯干前屈的手法，达到减少全身过伸展的目的，这就是所谓的“抱球姿势”。此外，还应注意肌紧张异常的不随意运动型患儿，其坐到椅子或轮椅上，头和背部向后紧靠椅背时，常会出现躯干过伸展现象，可以在其头部和背部设计背靠，使躯干保持前屈位来避免。

b. 躯干后伸：通过使患儿躯干后伸，形成全身伸展模式，能抑制全身性屈曲模式，达到促进伸展姿势和伸展运动的目的。

c. 躯干回旋：通过使患儿躯干回旋，可以破坏全身性屈曲和伸展模式，促进正常的体轴回旋运动和四肢回旋运动。

④ 骨盆带及下肢关键点的控制：此操作主要在坐位和立位使用。

a. 骨盆带后倾：坐位时，通过手法操作使患儿骨盆带后倾，可使上半身以屈曲模式占优势，下肢以伸展模式占优势。立位时，通过手法操作使患儿骨盆带后倾，可使身体以后倾姿势占优势，并促进全身伸展模式。

b. 骨盆带前倾：坐位时，通过手法操作使患儿骨盆带前倾，可使上半身以伸展模式占优势，下肢以屈曲模式占优势。立位时，通过手法操作使患儿骨盆带前倾，可使身体以前倾姿势占优势，并促进全身屈曲模式。

c. 下肢屈曲：通过手法操作使下肢屈曲时，可促进下肢外旋、外展及踝关节背屈。

d. 下肢伸展位上外旋：通过手法使下肢在伸展位上外旋，可以促进下肢外展及踝关节背屈。

e. 足趾背屈：通过手法操作使足趾，特别是外侧的第 3～4 趾背屈时，可抑制下肢的伸肌痉挛，促进踝关节背屈及下肢的外旋、外展。但是，这样会使髋关节和膝关节的伸展困难，尤其是立位时应注意。

以上控制关键点的手法，可根据患儿的肌肉痉挛、强直等程度不同，单独或综合应用。一般重度者多用抑制为目的的手法操作，中度患儿则在抑制的同时加用促通的手法操作，轻度患儿在用促通手法的同时用抑制手法操作。

（2）头部控制训练　抬头和头部控制能力是正常儿童发育过程中最先需要掌握的技能之一。如果儿童不会抬头和控制头部，便很难学会其他活动。该项训练可以在卧位、坐位的条件下采用不同的方法进行。

（3）翻身活动训练　患儿取得较好的头部控制能力后应立即进行翻身活动训

练。首先，让患儿俯卧，使用拨浪鼓或者其他能发出声响的玩具在其面前吸引他的注意力，慢慢将玩具移动到侧方，鼓励患儿侧向伸手拿玩具，此时再慢慢将玩具抬高，吸引患儿转身至侧卧甚至仰卧。如果患儿不能翻身，则可以通过用手抬高患儿的腿来协助翻身。同样，也要进行从仰卧位翻身至侧卧位的练习，也可同样利用玩具达到训练目的。

（4）坐位平衡训练　如果患儿在坐位时不能保持平衡，首先可以训练他的上肢保护性反应能力。方法为：让患儿俯卧在一圆筒状物体或 Bobath 球上，缓慢地侧向滚动圆筒状物体或 Bobath 球，鼓励患儿伸手保护自己，即上肢伸展保护反射的训练。也可以让患儿俯卧于训练者的身上进行该项目的练习。当患儿获得了较好的保护性反应能力后，可让其坐起，双手在髋以上扶着患儿的身体，使其向两侧方及前后摇晃，训练他的平衡能力。此外，还应训练患儿在坐位时伸手拿东西和抗外力干扰平衡等能力。

（5）爬行训练　当患儿在俯卧位能够很好地对头部进行控制时，应开始进行爬行训练。其方法是：让患儿处于四肢跪位，将患儿喜欢的玩具置于其前方较远处，鼓励患儿爬过去取该玩具。如果患儿不能挪动下肢向前爬行，则可以通过抬高其髋部对他进行帮助。

除了向前爬行，还应该进行侧向爬行、向后爬行的训练。有下肢痉挛的患儿，还可以制作简单的爬行车，让其俯卧于上练习爬行。

（6）站立训练　训练刚开始时，应用双手扶住患儿的髋部，让其双腿分开以便获得较大支持面而使其站立。可向侧方轻推患儿，使其学会重心的左右转移。也可以向前后方向轻推患儿，以训练其站立平衡的能力。随着患儿站立平衡能力的改善，可将双手移至患儿的肩部来给予支持，或者是仅仅让其抓住一条绳索或带子来给予支持。

（7）行走训练　可以让患儿在平行杠中练习行走。也可提供学步车练习行走。当患儿行走能力改善，但仍然害怕跌倒时，可以用一条宽布带交叉系于其胸前，训练人员牵着布带，跟在患儿后面与其一起练习行走。

（8）核心稳定性训练　核心部位是否稳定影响脑瘫患儿运动及平衡协调能力能否建立，对脑瘫患儿进行核心稳定性训练使其核心部位稳定，能够改善患儿粗大运动功能及姿势运动控制。核心稳定性训练对不同类型脑瘫患儿均有较好的效果，与其他康复治疗技术相结合效果更佳。

（9）运动再学习　运动再学习方法在康复治疗中有针对性，从患儿现存功能出发，针对功能缺损训练，训练做到有的放矢。运动再学习方法主要是学习与日常生活功能活动相关的练习，强调患儿主动参与，不仅改善运动功能，还能改善日常生活活动能力，使患儿和家长都有成就感。

2. 作业治疗

重点有：①保持正常姿势；②促进上肢功能发育；③促进日常生活活动能力训练；④促进感觉、知觉运动功能发育。

（1）保持正常姿势

① 俯卧位前臂支持体重；抬头、抗重力肌伸展。

② 仰卧位双手空中抓物作业，固定肩胛带；也可以在仰卧位设计抬头动作，保持正常姿势。

（2）促进上肢功能发育

① 增加肩胛带自主控制，提高上肢稳定性：俯卧位，双肘撑起上身，做左右、前后的重心转移。俯卧在滚筒上，双手交替支撑，做向前、向后爬行的动作。

② 诱发双手在中线上的活动：侧卧位，肩前伸、用手玩玩具。

③ 手的抓物训练：将其大拇指桡外展，其余四指就容易伸展；用一只手通过患儿掌心握住，然后将腕关节背屈并施加一定压力，保持数秒钟。待患儿手伸展后，治疗师可把小玩具放到他手中，并稍用力握患儿的手，这样可促进其拿住玩具。

（3）日常生活活动能力训练

① 进食训练：进食是孩子最先发展的、满足自身需要的能力之一。进食训练包括：正确进食的体位，通过下颌控制技术控制口部功能，纠正流涎，增加唇、舌的力量，增加咀嚼能力，控制伸舌、饮水以及自我进食的训练。

② 穿衣训练：因脑瘫患儿所表现的情况各不相同，所以，不宜采取统一的训练方法，需具体情况具体对待。建议采取以下方法：a. 如为偏瘫型脑瘫患儿，宜先穿偏瘫侧。b. 将衣物放在患儿能看得见和易取到的地方。c. 如上肢有屈曲痉挛，应先对上肢进行缓慢的牵伸，然后再将其放入衣袖内。d. 如下肢有伸直痉挛，治疗师可将双手置于患儿的下腰部并轻轻用力，使其上身前倾，髋、膝屈曲，然后再进行衣物的穿着。e. 刚开始穿衣训练时，可选择宽松的、易于穿脱的衣物。f. 开始穿衣活动训练时，应让患儿从完成最后一步的动作做起，以让患儿获得成功感，从而提高对穿衣训练的兴趣，然后，逐渐增加所完成动作的步骤。如患儿能完成所有步骤的穿衣动作，应给他足够的时间，避免催促，在他完成得好或努力尝试时要给予鼓励。g. 对于经常将衣服穿倒或穿错左右鞋的患儿，应在衣服或鞋子上做其能够识别的提醒标记。h. 必要时，可使用辅助用具或对衣物进行改良，如用松紧带代替裤带，尼龙搭扣代替纽扣等以提高患儿在穿衣方面的独立能力。

③ 如厕训练：通过如厕训练可帮助患儿保持身体的清洁和干燥，它对患儿独立与尊严的发展十分重要。具备膀胱、直肠的控制能力是保证如厕训练取得成功的先决条件。患儿必须具备头部和躯干控制，能用臀部坐住，膝部弯曲并分开，双脚平贴于地面才能独立坐于便器上，因此，适当的排便体位将有助于如厕训练取得成功。可将便器置于木盒内、墙角或三角椅内，此种方法可有效地帮助患儿保持双肩及双臂向前，髋部屈曲，提高其坐位的稳定性和安全性。此外，唯有定时、规律的排便才可能将如厕训练引向成功。当患儿坐在便器上时，要让其明白坐在便器上的目的，不要同时给他玩具，以免分散注意力。如厕训练适于 2 岁以

上的患儿。如坐便盆时保持的体位应是髋关节屈曲位，双下肢分开，肩与上肢尽量向前。训练独立排泄时，让患儿用一只手抓住栏杆，另一只手脱下裤子，身体慢慢下移，坐于便盆上，完成排泄动作。站立困难的患儿可应用膝立位独立完成排便动作。

（4）促进感知觉运动功能发育　①对身体、方向、距离、位置关系的认识；②视觉、听觉、触觉等刺激；③注意力训练；④记忆力训练；⑤其他提高智力水平的训练等。

3. 言语训练

脑瘫患儿大多伴有不同程度的言语功能障碍，其临床症状由于脑损伤部位和范围不同而表现不同，主要表现为发声障碍、构音器官（下颌、口唇、舌等）障碍和语言发育迟缓等。言语功能障碍的存在常常导致患儿智力、社交等方面的障碍，阻碍患儿将来生活自理和参与社会生活。对脑瘫患儿的言语治疗主要包括：控制全身的异常动作，构音器官训练（呼吸训练、舌的训练、吸吮训练和咀嚼训练），发音训练和语言沟通训练。

4. 物理因子治疗

常用水疗法来改善患儿感觉功能、平衡功能、协调性，减低肌张力、扩大关节活动度、提高肌力等。还可以采用蜡疗、红外线疗法、泥疗等温热疗法降低肌张力、缓解痉挛。另外，可以配合生物反馈疗法、功能性电刺激和痉挛肌电刺激等治疗。

5. 矫形器及辅助器具的应用

（1）应用矫形器及辅助器具的目的　①预防、矫正畸形；②支撑、保持功能；③抑制肌肉反射性痉挛；④促进运动功能发育；⑤保护功能；⑥改善整体活动能力。

（2）矫形器的选用　①手部矫形器：矫正拇指内收、腕关节掌屈等。②踝足矫形器：防止和矫正足的变形。③短下肢矫形器：矫正尖足、足内翻、足外翻等。④长下肢矫形器：支持体重，防止膝关节屈曲、挛缩，抑制膝关节过伸展，促进膝关节稳定。⑤髋关节矫形器：固定腰椎，限制腰椎的屈伸。⑥骨盆矫形器：防止髋关节过度伸展，限制髋关节内旋、外旋和过度内收或外展，防止髋关节屈曲挛缩，抑制髋关节不随意运动。⑦脊柱矫形器：支撑体重，限制脊柱运动，维持及矫正脊柱对线，缓解疼痛，防止进一步损伤，协助无力的肌肉，预防和矫正畸形。

6. 其他治疗

（1）药物治疗　主要针对原发病，如苯丙酮尿症患儿的治疗，改善脑循环、促进脑功能的药物，缓解肌张力的药物等，但必须掌握好药物的适应证和剂量。

（2）手术治疗　严重的痉挛型患儿，可采用选择性脊神经后根切断术（SPR）进行治疗。对有严重的挛缩畸形的患儿，可视需要采取肌腱切断延长等矫形手术。

（3）A 型肉毒杆菌毒素肌内注射　主要针对痉挛型脑瘫患儿，通过对痉挛肌肉运动点的A型肉毒杆菌毒素注射，可以有效地缓解肌张力，减轻疼痛，防止挛缩畸形。但需要注意掌握适应证和药物用量。

（4）传统康复治疗　中医认为脑瘫属于五软、五迟、五硬范畴，属于儿科的疑难杂症。中医中药治疗小儿脑瘫的方法有：中药治疗，针灸治疗，推拿疗法，穴位注射，中药药浴、熏蒸等。传统康复治疗可有效缓解肌张力，预防挛缩，控制流涎，提高咀嚼、吞咽、言语、交流能力和智力水平，促进康复训练效果。

7. 心理康复及教育康复

（1）心理康复　是指通过日常的接触及各种教育训练活动，减少或消除脑瘫患儿的心理障碍，调整与他人的关系，恢复和形成学前脑瘫患儿正常的心态和人格。使他们能接纳他人，愿意与他人交往和游戏，也为他们融入社会打下基础。

（2）教育康复　脑瘫患儿与健康儿童同样享有受教育的权利，而且应尽量和健康儿童一起接受教育。脑瘫患儿的智力水平可以因为脑损伤、运动受限、心理行为异常、并发症以及社会因素而低于正常水平，因此，脑瘫的教育康复同样提倡早期进行，必要时特殊教育和普通教育同时进行。脑瘫患儿的教育在我国可以选择以下几种：①残健融合的一体化教育；②特殊教育；③康复机构的教育；④社区教育；⑤其他形式的教育等。医护人员应与学校、家长密切配合，利用一切可能条件为脑瘫患儿获得受教育的机会。

8. 社区康复

社区康复为脑瘫患儿提供了简便廉验、通俗易懂的康复技术，充分发挥患儿及家长的积极性，主动参与康复，使患儿得到持久的康复训练，达到理想的康复效果。机构康复与社区康复、家庭康复相结合，是脑瘫患儿实现全面康复的必由之路。

9. 社会康复

社会康复是脑瘫全面康复的一部分，是指从社会的角度采取各种措施，为脑瘫患儿创造适合其生存、创造、发展、实现自身价值的环境，享受同等权利，达到积极参与社会生活的目的。在训练脑瘫患儿生活自理的同时为脑瘫患儿创造走向社会的条件。

知识拓展

脑瘫的康复应在ICF-CY框架下进行精准的评估，以融入社会为目标，选择有循证医学依据的康复治疗方法。提倡人权康复、在游戏中主动康复、多学科协助的大康复理念，医教结合，功能康复、全面康复、集中康复与社区家庭康复相结合，个体化规范化治疗，通过网络康复平台全面提升儿童康复水平。

康复医学经历了慈善康复，即靠一些慈善机构和教会等收容，给予一定的康复训练，再发展到去医疗机构进行个体的康复治疗，随着社会的发展康复越来越受到社会的重视，残疾人通道、盲道和残疾人汽车等环境改善参与了康复，即社会康复。现在已进入了康复的最高阶段——人权康复，残疾人应该有在医疗、教育、就业、地位、经济等方面与健康人同等分享社会成果的权利。脑瘫儿童是人类进化过程中必然出现的一个弱势群体，他们和他们的家庭要承受常人难以想象的经济上的负担和精神上的痛苦。因此，要为残疾儿童立法，保证他们康复、教育、就业、参与社会、追求理想和希望的权利。提高他们的生活质量和家庭幸福指数。建立平等共处的观念，2016年在瑞典举办的第五届国际脑瘫康复学术会议闭幕式上“平等共处”与残疾人交流的氛围极为浓烈。美国1位18岁不随意运动型脑瘫患儿的家长艾莉森用儿童的故事告诉我们与脑瘫患儿的正确沟通方式，并提出以不完美为骄傲！尽管儿童有很多不足，但艾莉森根据儿童的兴趣，不断去培养他各方面的能力，使他成为一名演员，拥有了很多粉丝和朋友，并在不断宣传如何正确看待脑瘫儿童。

二维码 2-10　测试题

第八节　孤独症谱系障碍康复

学习目标

1. 掌握：孤独症谱系障碍的概念；孤独症谱系障碍康复评定、康复治疗。
2. 熟悉：孤独症谱系障碍的临床表现。
3. 了解：孤独症谱系障碍的病因。

一、概述

（一）基本概念

1. 定义

孤独症谱系障碍（autism spectrum disorder，ASD）是一组以社会交往障碍、言语和非言语交流障碍、狭隘兴趣、刻板行为为主要特征的神经发育障碍性疾病，以往称广泛性发育障碍。

2. 流行病学

早期流行病学研究表明，典型孤独症的患病率约为（2～3）/10000。近年来ASD概念的提出，发病率显著上升，WHO报告目前全球ASD发病率为1/150，男女比例为4∶1。2014年，美国疾病预防控制中心公布的最新ASD患病率为1/68，男女比例为4.5∶1。我国海南省2016年ASD流行病学调查结果显示ASD患病率为6.2%，男女比例为5.8∶1。世界卫生组织根据我国现有总人口数量估计ASD儿童总数在100万～150万，已占各类精神残疾的首位。

（二）病因病理

（1）遗传与环境因素共同作用　目前孤独症谱系障碍的病因不明，研究多集中在遗传基因、神经发育、神经生化、免疫及病毒感染等方面。越来越多的证据表明，生物学因素（主要是遗传因素）在孤独症谱系障碍的发病中起着重要的作用，近年来的遗传学研究大多集中在基因异常方面。认为孤独症谱系障碍是一种多基因遗传病，疾病的发生受多个基因控制，单个基因对疾病的作用微小。环境因素，特别是在胎儿大脑发育关键期接触的环境因素也会导致发病可能性增加。

（2）胎儿期病毒感染　先天性风疹病毒感染、巨细胞病毒感染被认为可能与ASD发病有关。

（3）免疫系统异常　ASD儿童中有自身免疫性疾病发生率较高，T淋巴细胞亚群也与正常人群有差别，提示ASD存在免疫系统异常。上述结果的意义仍有待更多的研究证实。

综合各种研究，推测存在ASD遗传易感性的儿童，在诸如围生期感染、免疫、致病因子等未知环境有害因素影响下（第二次打击学说），神经系统发育异常，从而导致自婴儿时期开始，在感觉、知觉以及认知加工等神经系统高级功能有异于发育正常儿童，表现为ASD。

（三）临床表现

儿童ASD起病于3岁前，其中约2/3的儿童出生后逐渐起病，约1/4的儿童经历了1～2年正常发育后退行性起病。临床表现在儿童发育的不同时期有所不同。

1. 社会交往障碍

儿童孤独症患儿在社会交往方面存在质的缺陷，他们不同程度地缺乏与人交往的兴趣，也缺乏正常的交往方式和技巧。具体表现随年龄和疾病严重程度的不同而有所不同，以与同龄儿童的交往障碍最为突出。

（1）婴儿期　患儿回避目光接触，对他人的呼唤及逗弄缺少兴趣和反应，没有期待被抱起的姿势或抱起时身体僵硬、不愿与人贴近，缺少社交性微笑，不观察和模仿他人的简单动作。

（2）幼儿期　患儿仍然回避目光接触，呼之常常不理，对主要抚养者常不产生依恋，对陌生人缺少应有的恐惧，缺乏与同龄儿童交往和玩耍的兴趣，交往方式和技巧也存在问题。患儿不会通过目光和声音引起他人对其所指事物的注意，不会与他人分享快乐，不会寻求安慰，不会对他人的身体不适或不愉快表示安慰和关心，常常不会玩想象性和角色扮演性游戏。

（3）学龄期　随着年龄增长和病情的改善，患儿对父母、同胞可能变得友好而有感情，但仍然不同程度地缺乏与他人主动交往的兴趣和行为。虽然部分患儿愿意与人交往，但交往方式和技巧依然存在问题。他们常常自娱自乐，独来独往，我行我素，不理解也很难学会和遵循一般的社会规则。

（4）成年期　患者仍然缺乏社会交往的兴趣和技能，虽然部分患者渴望结交朋友，对异性也可能产生兴趣，但是因为对社交情景缺乏应有的理解，对他人的兴趣、情感等缺乏适当的反应，难以理解幽默和隐喻等，较难建立友谊、恋爱和婚姻关系。

2. 交流障碍

在言语交流和非言语交流方面均存在障碍，其中以言语交流障碍最为突出，通常是儿童就诊的最主要原因。

（1）言语交流障碍　①言语发育迟缓或不发育：常常表现为语言发育较同龄儿晚，有些甚至不发育，有些儿童可有相对正常的言语发育阶段，后又逐渐减少甚至完全消失。②言语理解能力不同程度受损。③言语形式及内容异常：最大问题是“语用”障碍，即不会适当地用语言沟通，存在答非所问、人称代词分辨不清、即刻模仿言语、延迟模仿言语、刻板重复言语等表现。④语调、语速、节律、重音等异常。

（2）非言语交流障碍　常拉着别人的手伸向他想要的物品，多不会用点头、摇头以及手势、动作、表情、眼神表达想法，也不能理解他人的姿势、面部表情等的意义。

3. 兴趣狭窄和刻板重复的行为方式

倾向于使用僵化刻板、墨守成规的方式应付日常生活。①兴趣范围狭窄和不寻常的依恋行为：迷恋于看电视广告、看动画片、看天气预报、旋转物品、排列物品或听某段音乐、某种单调重复的声音等，对非生命物品可能产生强烈依恋，如瓶、盒、绳、棍等都有可能让儿童爱不释手，随时携带。②行为方式刻板重复：儿童常坚持用同一种方式做事，拒绝日常生活规律或环境的变化，如坚持走一条固定路线，坚持把物品放在固定位置，拒绝换其他衣服或只吃少数几种食物等。③仪式性或强迫性行为：常出现刻板重复、怪异的动作，如重复蹦跳、拍手、将手放在眼前扑动和凝视、用脚尖走路、反复闻物品或摸光滑的表面等。

4. 其他表现

常伴有精神发育迟滞、睡眠障碍、注意障碍、自笑、情绪不稳定、多动、冲动、攻击、自伤等行为；认知发展多不平衡，音乐、机械记忆、计算能力相对较好甚至超常；还有一部分儿童伴有抽动秽语综合征、癫痫、脑瘫、感觉系统损害、巨头症等。

（四）临床治疗

1. 治疗原则

早期诊断、早期治疗，持之以恒，以康复治疗为主，药物治疗为辅。

2. 治疗方法

（1）早期干预　父母和家庭成员应积极参与治疗，尽可能多地了解孤独症谱系障碍相关知识，配合专业人员共同进行早期干预。

（2）药物治疗　由于孤独症谱系障碍病因复杂，而且个体差异很大，所以迄今为止，没有特效药物可以治疗，某些药物只能改善症状。

（3）康复治疗　包括语言康复、智力开发、行为治疗、社会交往能力训练、日常生活技能训练及中医传统康复治疗等。

二、康复评定

对孤独症儿童进行全面评定是有针对性地指导家长和专业机构对孤独症儿童进行干预和训练的依据。专业人员须对孤独症儿童进行多侧面、多角度评定。评定的方法很多，各有其独特的优点，也有其局限性，使用时必须谨慎，不可盲目滥用。一次评定反映的只是儿童当时、当地的表现，不能根据一次评定结果预测儿童将来甚至终生的发展情况。

1. 发育评定

主要应用于5岁以下的婴幼儿。可用于发育评定的量表有丹佛发育筛查测验（Denver development screening test，DDST）、Gesell发展诊断量表（Gesell development schedules，GDDS）、贝利婴儿发育量表（Bayley scales of infant development）等。

2. 心理学评定

主要包括智力发育评定、语言评定、适应能力评定等，这些评定有些不是专门为ASD儿童设计的，但可为康复干预计划的制订提供依据。

（1）智力评定量表　常用的智力测验量表有韦氏智力测验、斯坦福-比内智力量表、Peabody图片词汇测验、瑞文渐进模型测验（RPM）等。

（2）适应能力评定量表　适应能力评定不仅是孤独症儿童诊断的依据，而且可为教育训练及训练效果提供基础。

① 文兰适应能力量表（Vineland adaptive behavior scales，VABS）：包括交流沟通、生活能力、社会交往、动作能力及问题行为五个分测验。评定时可根据特定的目的选择全部或其中数个分测验。

② 婴儿-初中生社会生活能力评定：适用于6个月～14岁的儿童，包括独立生活（SH）、运动能力（L）、作业能力（O）、交往能力（C）、参加集体活动（S）、自我管理能力（SD）等几部分的132个项目，分为7个年龄阶段，由家长或照料人每天根据相应年龄逐项填写，≥10分为正常。

3. ASD 评定

目的主要是检查受试儿童是否具有孤独症症状，主要有孤独症筛查量表、孤独症诊断量表。美国儿科学会（AAP）早期筛查指南提出三级筛查程序：初级保健筛查、一级筛查和二级筛查。在使用筛查量表时，要充分考虑到可能出现的假阳性或假阴性结果。诊断量表的评定结果也仅作为儿童孤独症诊断的参考依据，不能替代临床医师综合病史、精神检查并依据诊断标准作出的诊断。

（1）初级保健筛查

① 警示指标：6 个月后，不能被逗乐，眼睛很少注视人；10 个月左右，对叫自己名字没反应，听力正常；12 个月，对于言语指令没有反应，没有咿呀学语，没有动作手势语言，不能进行目光跟随；对动作模仿不感兴趣；16 个月，不说任何词汇，对语言反应少，不理睬别人说话；18 个月，不能用手指指物或用眼睛追随他人手指指向，没有显示给予行为；24 个月，没有自发的双词短语。任何年龄段出现语言功能倒退或社交技能倒退。

② 录像分析方法：录像分析 18～24 个月 ASD、发育迟缓及健康儿童的行为区分 ASD 和其他两组儿童的 9 个危险信号：缺乏适当的目光注视；不能通过眼神交流来表达喜悦的情绪；不与他人分享高兴和感兴趣的事；听名字没反应；缺乏适当的眼神交流、面部表情、手势及语调；不喜欢向他人展示自己感兴趣的东西；特别的说话方式；刻板重复的肢体运动；刻板重复的运用物体的方式。其中前 6 个危险信号包含了 ASD 儿童缺少的正常行为，后 3 个危险信号是 ASD 儿童所表现出的特殊异常行为。72%～100%的 ASD 儿童存在前 6 个危险信号，50%的 ASD 儿童表现出特别的说话方式和刻板重复的肢体运动，75%的儿童表现出刻板重复的运用物体的方式。发育迟缓儿童则很少表现出上述 3 种特殊异常行为。

③ 儿童心理行为发育问题预警征象筛查："儿童心理行为发育问题预警征象筛查表"是由国家卫生和计划生育委员会于 2013 年集合国内儿童心理、发育领域资深专家经验研定，拟作为我国基层儿童心理行为发育问题的早期筛查工具。在 0～3 岁年龄范围内涉及 8 个时点，每个时点包含 4 个条目。在初筛过程中应对儿童进行观察并且检查有无相应月龄的预警症状，该年龄段任何一条预警征象阳性，提示有发育偏异的可能。预警征象可由专业人员、父母、其他代养人、老师等任何人提出。

（2）一级筛查　用于在普通人群中发现 ASD 可疑人群，常用的有简易婴幼儿孤独症筛查量表（checklist for autism in toddler，CHAT）、简易婴幼儿孤独症筛查量表改良版（the modified checklist for autism in toddlers，M-CHAT）、CHAT-23（checklist for autism in toddler-23）、孤独症特征早期筛查问卷（early screening of autistic traits questionnaire，ESAT）、孤独症行为量表（ABC）等。

① 简易婴幼儿孤独症筛查量表（CHAT）：是英国学者综合之前研究发展出的一种早期筛查工具，适用于 18 个月婴幼儿，完成需 5～10 分钟。评估分两部分

进行，A 部分包括 9 个项目，通过咨询父母完成；B 部分包括 5 个项目，通过专业人员观察，结合儿童的反应进行简短的访谈后作出判断。关键项目有 5 个（A5、A7、B2、B3、B4），主要评估共享注意和假装游戏两类目标行为，5 个关键项目均未通过者有孤独症高风险，未通过 A7 和 B4 者则具有中度风险。未通过 CHAT 筛查者 1 个月后需进行二次筛查确定。

② 简易婴幼儿孤独症筛查量表改良版（M-CHAT）： 基于 CHAT 修改而成，是孤独症早期评估的理想工具。用于 16～30 个月儿童，共 23 个（其中包括 CHAT Section A 的 9 项）父母填写项目。6 个关键项目分别评估社会联结、共同注意、分享物品及应人能力。当 23 项中 3 项或 6 项关键项目中至少 2 项未通过则提示有孤独症高风险，未通过初筛者需进一步评估。

③ CHAT-23：香港学者将 M-CHAT 汉化版和 CHAT 的 B 部分合并形成的用于筛查智龄达 18～24 个月儿童的评估工具，目前有内地版本。筛查阳性标准为 23 项中至少 6 项阳性，或 7 项关键项目中至少 2 项阳性，以及 B 部分中前 4 项有 2 项阳性。

④ 孤独症特征早期筛查问卷（ESAT）：共 13 个项目。包括：不会玩玩具，游戏方式单一，情感表达达不到同龄水平，面无表情，无目光对视，单独一人时无反应，刻板重复动作，不会炫耀，无交往性微笑，对他人无兴趣，对语言无反应，不喜欢玩游戏，不喜欢被拥抱。适用于 14～15 个月儿童，由父母与专业人员填写，每次评定时间约为 15 分钟。3 项未通过时判定为有患 ASD 风险。

⑤ 孤独症行为量表（ABC）：国内外广泛使用，稳定性好，阳性符合率可达 85%。涉及感觉、行为、情绪、语言等方面的异常表现，可归纳为生活自理（S）、语言（L）、身体运动（B）、感觉（S）和交往（R）五个因子的 57 个项目，每个项目 4 级评分，总分≥53 分提示存在可疑孤独症样症状，总分≥67 分提示存在孤独症样症状，适用于 8 个月～28 岁的人群。由父母或与孩子共同生活达 2 周以上的人评定。

（3）二级筛查　需要由专科医师来执行，用于排除 ASD 可疑人群中的其他发育障碍，协助诊断，如儿童孤独症评定量表（childhood autism rating scale，CARS）。

儿童孤独症评定量表（CARS）适用于 2 岁以上的人群，共包括 15 个项目，分别为与他人关系、模仿、情感反应、肢体动作、使用物体、对变化的反应、视觉反应、听觉反应、味嗅觉反应、害怕与紧张、语言交流、非语言交流、活动程度、智力及一致性、总体印象。每个项目 4 级评分，根据儿童在每一个项目从正常到不正常的表现，分别给予 1～4 的评分，必要时还可给半分，如 1.5 分或 2.5 分等。总分<30 分为非孤独症，由专业人员评定，评定人员应通过直接观察、与家长访谈、各种病历报告获得受评定儿童的各项资料，在对每一领域进行评定打分时，应考虑儿童年龄以及行为特点、频率、强度和持续性。

我国由于 ASD 诊治工作起步较晚，目前在筛查诊断方面相关工具比较缺乏，目前常用量表中用ABC量表作为筛查工具，用CARS量表作为诊断工具，这些量表均为20世纪80年代创立，已经与当前ASD的认识有相当差距，有更新的需要。

（4）ASD诊断量表　孤独症诊断观察量表（autism diagnostic observation schedule-generic，ADOS-G）和孤独症诊断访谈量表修订版（autism diagnostic interview-revised，ADI-R）是目前国外广泛使用的诊断量表，对评定人员的各方面要求特别是临床经验的要求较高，均须受过专门的训练并在操作达标后方可实际使用这些评定方法。我国尚未正式引进和修订。

① 孤独症诊断观察量表（ADOS-G）：适用于所有年龄段，通过观察儿童在游戏中的表现和对材料的使用，重点对他们的沟通、社会交往及使用材料时的想象能力加以评估。由四个模块组成，每个模块需用时35～40分钟。特点是可以根据评测对象的语言能力（从无表达性语言到言语流畅）选择适合其发展水平的模块。进行每个模块时都详加记录，在活动结束后根据记录做出整体评估。

② 孤独症诊断访谈量表修订版（ADI-R）：适用于心理年龄大于2岁的儿童和成人。由专业人员对家长或监护人进行访谈。量表包括6个部分：社会交互作用方面质的缺陷（16项，B类），语言及交流方面的异常（13项，C类），刻板、局限、重复的兴趣与行为（8项，D类），判断起病年龄（5项，A类），非诊断记分（8项，O类）以及另外6个项目涉及孤独症儿童的一些特殊能力或天赋（如记忆、音乐、绘画、阅读等）。前三个核心部分反映了孤独症儿童的三大类核心症状，是评定和判断儿童有无异常的关键。评分标准与方法因各个项目而异，一般按0～3四级评分，评2分或3分表示该项目的异常明确存在，只是程度的差异；评1分表示界于有/无该类症状之间的情况，0分为无异常。若用于国内，该量表的个别项目应修改或删除。

4．心理教育评定量表（C-PEP）

国内修订后的心理教育评定量表修订版（psychoeducational profile-revised，PEP-R）命名为C-PEP。适用于3～7岁孤独症、非典型孤独症和其他类型的沟通障碍者。主要评定其在不同发育范围的能力和行为表现，以供制订训练计划有目标。包括功能发育量表和病理量表两个分量表，前者含95个项目，主要评定的功能领域为模仿、知觉、动作技能、手眼协调、认知表现及口语认知；后者由44个项目组成，用来评定儿童严重程度，包括情感、人际关系及合作行为、游戏及材料嗜好、感觉模式和语言5个领域。在C-PEP进行之前，必须经过包括CARS、智力测试、家长访谈及行为观察等评定。C-PEP评定使用丰富的材料，儿童易产生兴趣，评定中所需语言少，通过功能发育侧面图和病理侧面图可以直观地了解个别化训练方案的制订和行为矫正。

5．孤独症治疗评估量表（AETC）

孤独症治疗评估量表（autism treament evaluation　checklist，AETC）分为说

话/语言、社交、感知觉和健康/行为4项，共77题，量表总分为0～179分，分值越高，症状程度越重。说话/语言部分根据不能、有点能、完全能分别评为2、1、0分；社交部分根据不像、有点像、非常像分别评为0、1、2分；感知觉部分根据不能、有点能、完全能分别评为2、1、0分；健康/行为部分根据不成问题、极小问题、中等问题、严重问题分别评为0、1、2、3分。

三、康复治疗

儿童孤独症的康复治疗以教育康复为主，药物治疗为辅。因儿童孤独症患儿存在多方面的发育障碍及情绪行为异常，应当根据患儿的具体情况，采用教育干预、药物治疗等相结合的综合干预措施。

（一）教育干预

教育干预的目的在于改善核心症状，同时促进智力发展，培养生活自理和独立生活能力，减轻残疾程度，改善生活质量，力争使部分患儿在成年后具有独立学习、工作和生活的能力。

1. 干预原则

（1）早期长程　应当早期诊断、早期干预、长期治疗，强调每日干预。对于可疑的患儿也应当及时进行教育干预。

（2）科学系统　应当使用明确有效的方法对患儿进行系统的教育干预，既包括针对孤独症核心症状的干预训练，也包括促进患儿身体发育、防治疾病、减少滋扰行为、提高智能、促进生活自理能力和社会适应能力等方面的训练。

（3）个体训练　针对儿童孤独症患儿在症状、智力、行为等方面的问题，在评估的基础上开展有计划的个体训练。对于重度儿童孤独症患儿，早期训练时的师生比例应当为1∶1。小组训练时也应当根据患儿发育水平和行为特征进行分组。

（4）家庭参与　应当给予患儿家庭全方位的支持和教育，提高家庭参与程度，帮助家庭评估教育干预的适当性和可行性，并指导家庭选择科学的训练方法。家庭经济状况、父母心态、环境和社会支持均会影响患儿的预后。父母要接受事实，妥善处理患儿教育干预与生活、工作的关系。

2. 干预方法

（1）应用行为分析疗法（applied behavioral analysis，ABA）是迄今为止最广为人知的综合干预模式之一。以正性强化、负性强化、区分强化、消退、分化训练、泛化训练、惩罚等技术为主，矫正孤独症儿童的各类异常行为，同时促进儿童各项能力的发展。强调高强度、个体化和系统化。

经典ABA的核心是行为回合训练法（DTT），其特点是具体和实用，主要步骤包括训练者发出指令、患儿反应、训练者对反应作出应答和停顿，目前仍在使用。现代ABA在经典ABA的基础上融合其他技术，更强调情感与人际发展，根据不同的目标采取不同的步骤和方法。

用于促进儿童孤独症患儿能力发展、帮助患儿学习新技能时主要采取以下步骤：①对患儿行为和能力进行评估，对目标行为进行分析。②分解任务并逐步强化训练，在一定的时间内只进行某项分解任务的训练。③患儿每完成一个分解任务都必须给予奖励（正性强化），奖励物主要是食品、玩具和口头、身体姿势的表扬，奖励随着患儿的进步逐渐隐退。④运用提示和渐隐技术，根据患儿的能力给予不同程度的提示或帮助，随着患儿对所学内容的熟练再逐渐减少提示和帮助。⑤两个任务训练间需要短暂的休息。

（2）结构化教学法（treatment and education of autistic and related communication handicapped children，TEACCH）

① 原理与目的：儿童孤独症患儿虽然存在广泛的发育障碍，但在视觉方面存在一定优势。应当充分利用患儿的视觉优势安排教育环境和训练程序，增进患儿对环境、教育和训练内容的理解、服从，以全面改善患儿在语言、交流、感知觉及运动等方面存在的缺陷。

② 步骤：a. 根据不同训练内容安排训练场地，要强调视觉提示，即训练场所的特别布置，玩具及其他物品的特别摆放。b. 建立训练程序表，注重训练的程序化。c. 确定训练内容，包括儿童模仿、粗细运动、知觉、认知、手眼协调、语言理解和表达、生活自理、社交以及情绪情感等。d. 在教学方法上要求充分运用语言、身体姿势、提示、标签、图表、文字等各种方法增进患儿对训练内容的理解和掌握。同时运用行为强化原理和其他行为矫正技术帮助患儿克服异常行为，增加良好行为。该课程适合在医院、康复训练机构开展，也适合在家庭中进行。

（3）人际关系发展干预（RDI）　RDI 是人际关系训练的代表。其他方法还有地板时光、图片交换交流系统、共同注意训练等。

① 原理：目前认为共同注意缺陷和心理理论缺陷是儿童孤独症的核心缺陷。共同注意缺陷是指患儿自婴儿时期开始不能如正常婴儿一样形成与养育者同时注意某事物的能力。心理理论缺陷主要指患儿缺乏对他人心理的推测能力，表现为缺乏目光接触、不能形成共同注意、不能分辨别人的面部表情等，因此患儿无社会参照能力，不能和他人分享感觉和经验，无法与亲人建立感情和友谊。RDI 通过人际关系训练，改善患儿的共同注意能力，加深患儿对他人心理的理解，提高患儿的人际交往能力。

② 步骤：a. 评估确定患儿人际关系发展水平。b. 根据评估结果，依照正常儿童人际关系发展的规律和次序，依次逐渐开展目光注视—社会参照—互动—协调—情感经验分享—享受友情等能力训练。c. 开展循序渐进的、多样化的训练游戏活动项目。活动多由父母或训练老师主导，内容包括各种互动游戏，例如目光对视、表情辨别、捉迷藏、“两人三腿”、抛接球等。要求训练者在训练中表情丰富夸张但不失真实，语调抑扬顿挫。

（4）作业治疗（occupation therapy，OT）　目的是改善 ASD 儿童对感觉刺激的异常反应、运动协调能力及认知障碍，提高认知水平；培养ASD儿童的兴趣，促进其社会交往；提高日常生活活动能力。

① 增加感官刺激以利于感知觉发展：根据孤独症儿童的感知觉特点，可设计不同的训练内容，在训练中提供感觉刺激，促进感知觉发展。注意在训练中要尽可能多地运用直观训练器具，补偿孤独症儿童抽象思维的不足。a. 视觉训练：视觉集中、光线刺激、颜色视觉、找出物体长短等。b. 听觉训练：声音辨别、找出声源、跟着节拍训练、听觉集中、听音乐等。c. 触觉训练：袋中寻宝，分出冷、温、热物体等。d. 整体知觉和部分知觉训练：先训练认识客体的个别部分，然后训练认识客体的整体部分，最后训练既认识客体的个别部分又认识客体的整体。e. 空间知觉训练：包括形状知觉、大小知觉、方位知觉训练。形状训练顺序是圆形、方形、三角形、椭圆形、菱形、五角形、六角形、圆柱形，方位知觉训练顺序是上下、前后、自己身体部位的左右。

② 感觉统合训练（sensory integration training，SIT）：是利用儿童发育过程中神经系统的可塑性，通过听觉、视觉、基础感觉、平衡、空间知觉等方面的训练，刺激大脑功能，使儿童能够统合这些感觉，促进脑神经生理发展，并能做出适应性反应。用于ASD的治疗在国外存在争议，未被主流医学所认可。

③ 精细运动训练（fine movement training）：训练需根据儿童的年龄和具体情况设计，有安全隐患的训练器材必须管理好，避免意外。可进行穿珠、放置各种形状的带孔模块、剪纸、折纸、填图、 画线、补线、粘贴、画图、手指操等精细运动训练。

④ 日常生活活动能力训练：训练原则包括实境实物训练，分类命名及一对一的概念，物品功能与关系概念，注意力集中、听指令行事，半结构式的生活作息及空间安排，增加生活经验。训练方法有饮食训练、更衣训练、洗漱训练、如厕训练、环境-家庭半结构式安排训练等。

（5）其他干预方法　地板时光训练也将人际关系和社会交往作为训练的主要内容，与RDI不同的是，地板时光训练是以患儿的活动和兴趣决定训练的内容。训练中，训练者在配合患儿活动的同时，不断制造变化、惊喜和困难，引导患儿在自由愉快的时光中提高解决问题的能力和社会交往能力。训练活动分布在日常生活的各个时段。

应当充分考虑时间、经济等因素，慎重选择感觉统合治疗、听觉统合治疗等辅助治疗方法。

（二）药物治疗

目前尚缺乏针对儿童孤独症核心症状的药物，药物治疗为辅助性的对症治疗措施。

1. 基本原则

（1）权衡发育原则　0～6岁患儿以康复训练为主，不推荐用药。6岁以上患儿可根据目标症状，或者合并症严重程度适当选择药物。

（2）平衡药物副反应与疗效的原则　药物治疗对于儿童孤独症只是对症、暂时、辅助的措施，因此应当在充分考量副作用的基础上慎重决定。

（3）知情同意原则　儿童孤独症患儿使用药物前必须向其监护人说明可能的效果和风险，在充分知情并签署知情同意书的前提下使用药物。

（4）单一、对症用药原则　作为辅助措施，仅当某些症状突出（如严重的刻板重复、攻击、自伤、破坏等行为，严重的情绪问题，严重的睡眠问题以及极端多动等）时，才考虑使用药物治疗。尽可能对症、单一用药。

（5）逐渐增加剂量原则　根据儿童孤独症患儿的年龄、体重、身体健康状况等个体差异决定起始剂量，视临床效果和不良反应情况逐日或逐周递增剂量，直到控制目标症状。药物剂量不得超过药物说明书推荐的剂量。

2. 各类药物的主要不良反应

（1）抗精神病药　主要包括震颤、手抖、肌肉强直等锥体外系反应，以及体重增加、催乳素升高等神经内分泌反应，对部分患儿有镇静作用。偶见口干、恶心、呕吐等胃肠道反应。

（2）抗抑郁药　包括肠胃道不适、厌食、恶心、腹泻、头痛、焦虑、神经质、失眠、倦怠、流汗、颤抖、目眩或头重脚轻。肝肾功能不良者慎用或禁用。

（3）多动、注意缺陷治疗药物　包括上腹部不适、恶心、乏力、心慌及血压升高等。

3. 中医药治疗

近年来有运用针灸、中药等中医方法治疗儿童孤独症的个案报告，但治疗效果有待验证。

（三）预后及其影响因素

儿童孤独症一般预后较差。近年来，随着诊断能力、早期干预、康复训练质量的提高，儿童孤独症的预后正在逐步改善。部分儿童孤独症患儿的认知水平、社会适应能力和社交技巧可以达到正常水平。

儿童孤独症的预后受到以下多种因素的影响。

（1）诊断和干预的时间　早期诊断并在发育可塑性最强的时期（一般为6岁以前）对患儿进行长期系统的干预，可最大程度改善患儿预后。

（2）早期言语交流能力　早期言语交流能力与儿童孤独症预后密切相关，早期（5岁前）或在确诊为儿童孤独症之前已有较好言语功能者，预后一般较好。

（3）病情严重程度及智力水平　儿童孤独症患儿的预后受病情严重程度和智力水平影响很大。病情越重，智力越低，预后越差。

（4）有无伴发疾病　儿童孤独症患儿的预后还与伴发疾病相关。若患儿伴发结节性硬化、精神发育迟滞、癫痫等疾病，预后较差。充分了解影响患儿预后的因素，积极采取治疗措施，对改善患儿病情、促进患儿发展具有重要的意义。

知识拓展

孤独症是一类婴幼儿时期发病的神经发育性疾病，社交沟通障碍和重复刻板行为是孤独症的核心表型。双生子和家系的研究表明，孤独症的遗传力颇大。孤独症的致病基因研究发现了100多个风险基因可以新发有害突变，较多功能明确的基因突变可以单独致病，但影响孤独症的遗传因素，新发和罕见遗传的有害突变只能解释10%～20%的孤独症，而遗传且功能较弱的常见变异占孤独症较大比例。不同地域人群SNP有差异。因此，针对更广泛的样本筛选孤独症相关的特异SNP并对其功能展开研究，将为孤独症的致病基因和致病机制研究提供关键证据。

有研究对中国孤独症核心家系开展全外显子组测序，发现了一个东亚人群特有的、在中国孤独症家系中富集的、位于*CHD7*基因内含子的遗传点突变，并发现该点突变通过影响*CHD7*转录本的可变剪接及调控*TBR1*基因的表达，导致神经元发育受损。

二维码 2-11　测试题

第九节　精神病康复

学习目标

1. 掌握：精神病定义、康复评定、康复治疗。
2. 熟悉：精神病流行病学、康复治疗分期及各期目标。
3. 了解：精神病的病因病理、临床表现。

一、概述

（一）基本概念

1. 定义

精神障碍是指大脑功能活动发生紊乱，导致认知、情感、行为和意志等精神活动不同程度障碍的总称。许多精神障碍患者有妄想、幻觉、错觉、情感障碍、哭笑无常、自言自语、行为怪异、意志减退，绝大多数患者缺乏自知力，不承认自己有病，不主动寻求医生的帮助。

精神病（psychosis）是指各类精神疾病中临床表现严重的一种精神障碍形式，主要见于精神分裂症、偏执性精神障碍及部分达到精神病程度的情感性障碍、脑器质性与躯体疾病所致的精神障碍等。而神经症、人格障碍及智力低下（不论智商多低）等通常都不呈现精神病性症状而不称为精神病。

2. 流行病学

2019 年，全球每 8 人中就有 1 人有精神障碍，其中焦虑症和抑郁症最为常见。全国精神障碍流行病学调查显示，我国精神障碍（不含老年期痴呆）患病率为 9.32%。焦虑障碍患病率最高，为 4.98%；心境障碍其次，患病率为 4.06%；酒精药物使用障碍第三，患病率为 1.94%；间歇爆发性障碍第四，患病率为 1.23%；精神分裂症及其他精神病性障碍终生患病率为 0.61%；进食障碍患病率低于 1‰；65 岁及以上人群老年期痴呆患病率为 5.56%。

（二）病因病理

精神障碍的病因不明，大多数精神障碍往往不是由单一因素所造成，而是由许多因素相互作用所致。主要包括以下几方面。

（1）遗传因素　对某些精神障碍的发生有其不同的作用，如通过对双生子及寄养子研究，已证实精神分裂症有明确的遗传关系，但至今不能肯定其遗传方式和途径等。

（2）性格因素　精神疾病的发生和发展与人的性格有着极为密切的关系，容易诱发精神病的不良性格主要有暴发性格、偏执性格、分裂性格、癔症性格、抑郁性格等。

（3）环境因素　指引起不良反应的环境刺激或精神刺激。

（4）躯体因素　包括生物性因素和理化性因素，基本上是脑器质性和躯体疾病所致精神残疾的主要病因。

（三）临床表现

精神障碍存在不同程度和形式的功能障碍；就其性质来看可分为躯体、心理和社会三个方面，并以心理及社会功能障碍为主。

精神障碍主要是精神活动异常，包括注意、感觉、知觉、记忆、思维、情感、意志、动作、意识及智能等方面的异常，即“心理功能障碍”。社会功能障碍是指某些精神活动异常导致参与社会生活的行为障碍，即包括个人生活自理能力、家庭职能、工作（学习）效能以及社交能力等方面的障碍。

二、康复评定

（一）病情的评定

在开展精神障碍的康复工作过程中，可利用量表对精神活动异常程度进行评定，以期观察康复措施对病情的影响。

1. 简明精神病量表

简明精神病量表（brief psychiatric rating scale，BPRS），由 Overall 和 Gorham 于 1962 年编制。它是精神科应用得最广泛的评定量表之一，本量表初版为 16 项，以后增加至 18 项。BPRS 中所有项目采用 7 级评分法，各级的标准为：①无症状；②可疑或很轻；③轻度；④中度；⑤偏重；⑥重度；⑦极重。一次评定大约需作 20 分钟的会谈和观察。BPRS 总分 126 分，总分反映疾病严重性，总分越高，病情越重。BPRS 是一中等长度的量表，故应用起来既简便又比较详尽，能够比较全面地反映患者的精神状况，适用于大多数重性精神患者，尤适宜于精神分裂症患者。

2. 慢性精神病人标准化精神病评定量表

慢性精神病人标准化精神病评定量表（standardized psychiatric assessment scale for rating chronic psychiatric patients，SRCP）是 Krawiecha 等提出的一种短程量表，是为慢性精神分裂症患者设计的临床评价工具。此量表为症状分级量表，用于评定治疗慢性精神分裂症的效果。共分为 9 项指标，采用 0～4 的 5 级评定：0 级为无；1 级为轻度表现，是否病态尚难确定；2 级为中度，已有临床意义；3 级为显著；4 级为严重。

（二）康复效果的评定

精神病的康复效果取决于社会功能的能力和表现程度，因此在评价疗效时主要评定精神病患者的社会功能，以及由此造成的家庭负担等。

1. WHO 精神残疾评估量表

WHO 精神残疾评估量表（WHO psychiatric disability assessment schedule，WHO-DAS）由 WHO 于 1988 年正式出版，包括社区内社会功能评定及医院内功能评定，用于全面评价精神障碍患者社会功能的标准化评定工具。量表包括 6 个分量表：D1 理解与交流；D2 身体移动；D3 自我照料；D4 与他人相处；D5 生活活动；D6 社会参与。总共 36 个条目，每个条目 1～5 级评分。无残疾，得 1 分；预期承担的任务和角色偏离标准，偶尔存在轻度残疾，得 2 分；明显偏离标准，时常存在残疾，得 3 分；大多数偏离标准，经常存在残疾，得 4 分；完全偏离标准，总是存在残疾，得 5 分。得分越高残疾越重，评分原则是就低不就高。一级≥116 分，二级 106～115 分，三级 96～105 分，四级 52～95 分。见表 2-20。

表 2-20　世界卫生组织精神残疾评定量表（WHO-DAS）

编号	问题	评分
D1.1	集中做事 10 分钟	
D1.2	记住做重要的事	
D1.3	在日常生活中分析并找到解决问题的办法	
D1.4	学习新事物（如学习去一个新地方）	

续表

编号	问题	评分
D1.5	大体上了解人们说什么	
D1.6	发起并继续第一次谈话	
D2.1	长时间站立（30 分钟）	
D2.2	从座位上站起	
D2.3	在家里来回移动	
D2.4	走出家门	
D2.5	长距离行走（如 1 公里）	
D3.1	洗澡	
D3.2	穿衣	
D3.3	进食	
D3.4	自己生活数日	
D4.1	与陌生人相处	
D4.2	保持友谊	
D4.3	与关系密切的人相处	
D4.4	结交新朋友	
D4.5	性活动	
D5.2	承担家庭责任	
D5.3	很好地完成您最重要的家务劳动	
D5.4	干完您需要做的所有家务劳动	
D5.5	按照需要，尽快完成家务劳动	
D5.8	您的日常工作	
D5.9	很好地完成您最重要的工作任务	
D5.10	完成您需要的所有工作	
D5.11	按照需要尽快完成您的工作	
D6.1	您同其他人一样参加社区活动（如节日活动、宗教活动或其他活动）时，存在多大困难？	
D6.2	您周围环境的阻碍和限制对您产生多大的困难？	
D6.3	其他人的态度和行为对您有尊严地生活造成多大困难？	
D6.4	您在自己的健康或疾病结局上花费多少时间？	
D6.5	您的健康问题对情绪的影响有多大？	
D6.6	您和您的家庭在您的健康问题上的经济花费有多大？	
D6.7	因为您的健康问题，您的家庭遇到多大困难？	
D6.8	您自己在放松和休闲上遇到多大困难？	

2. 住院精神病患者康复疗效评定量表

住院精神病患者康复疗效评定量表（inpatient psychiatric rehabilitation outcome scale，IPROS）是由李功安等在 1990 年制定，是国内本专业首次制定的住院康复评定量表。共分 5 大项，合计 36 项指标。

三、康复治疗

精神病的康复治疗着眼于功能及其障碍，也包含功能训练、补偿、替代、行为适应、社会适应及使用必要的药物等措施。从康复治疗的场所来看，可大概分为专业康复（institute-based rehabilitation，IBR）阶段和社区康复（community-based rehabilitation，CBR）阶段，前者在精神科领域是以医院（精神病院）为主，故又称为医院康复（hospital-based rehabilitation，HBR）阶段。这两个阶段在总体上是相辅相成的。

（一）医院康复阶段

精神病院采用各种康复治疗和措施，在临床上具有不可忽视的价值和意义。其主要作用在于加强了精神病患者(尤其长期住院患者)与现实社会接触的机会，改善了他们的精神面貌和心理处境，也可使他们的心理与社会功能获得进步，从而促进他们的精神症状减轻，尽可能防止他们精神活动衰退。

1. 药物治疗

精神药物是目前治疗精神病的主要手段。在精神病患者的急性发病或慢性期急性发作时，积极使用精神药物是一项主要的治疗措施。即使精神症状已基本控制或缓解，也需要使用适量的精神药物。精神药物通常分为抗精神病药、抗抑郁药、抗躁狂药及抗焦虑药四类。

2. 调整环境条件

（1）建设开放性生活环境　开放式管理采取有力措施将基本闭锁性环境设施转变为适度开放性环境设施，为精神病院开展各项康复训练提供基本条件。

① 对开放性生活环境的要求：开放性生活环境在原则上是为住院患者提供较宽容的活动空间、接近现实生活的设施以及有利于促进社会生活能力的条件。建设开放性生活环境的要点如下：a. 提供大型活动场地，如运动场、球场、体疗室、游泳池、集体游乐活动处（供举行舞会、歌唱会等）等。b. 提供综合性康复训练场地（或称康复活动中心），如各种劳动作业室、各类工艺操作室（编织、工艺品、绘画、书法等)、烹饪与食品制作室、音乐治疗室等。c. 提供心理治疗、心理咨询及就业指导的工作室。d. 提供院内病室外的日常生活设施，如理发室、浴室、小卖部、小吃部、书报室、电视录像室等。e. 提供住院患者自由休息或与来访者自由交谈的地点，可利用有一定观赏条件的院内花园或绿化设施等较幽静的地点。

② 开放管理制度：在准备环境条件的同时，至关重要的是制订开放管理的常规制度，以保证各项措施顺利贯彻，使开放性环境名副其实。a. 开放对象的标准：一级为精神症状部分缓解，病情偶有波动，目前无明显消极、冲动、逃跑等严重表现，能一般地自理日常生活及参加康复训练活动；二级为精神症状基本或大部分缓解，病情持续稳定或保持部分残留症状，经长期观察无明显波动，能独立地

自理生活，主动配合康复训练活动；三级为精神症状充分缓解，病情显著好转，近期内准备回归社会。②开放度：一级为限于病室内及病室前花园内，如参加病室外的康复训练活动，必须有专人陪送，穿院内服装，自由出入寝室，使用鞋带，自带手表、收音机；二级为在办理离病室手续后，可在院内开放性环境中或公共场所自由活动，定时参加统一安排的康复训练活动，穿院内服装，使用鞋带、皮带，自带手表、收音机及少量零用金，可去医院小卖部购物，在规定范围内自行选择并参加有兴趣的文娱、体育、游乐、观赏等活动，自由投寄信件；三级为在办理离院手续后，可在规定时间内单独或集体到院外活动，也可定期返回家庭或工作单位。

（2）改善病室条件　由于患者在住院期间的大部分时间是在病室中度过，病室条件的改善也是调整环境的一个重要方面。按当前的发展趋势，一些开展医院康复较好的精神病院的病室设施已逐步倾向于家庭化、社会化。这是由于精神病患者存在较多心理障碍的特殊性，更需要在具备必要的医护工作设备的前提下，积极改善病室条件以使生活环境尽可能适应于心理功能障碍的康复，如悬挂窗帘、放置插花、配备冰箱、提供洗衣机等。

（3）改善环境气氛　环境气氛是指精神病院内的工作人员与患者之间及患者相互之间的人际关系气氛，而以前者尤为重要。封闭式管理会造成工作人员的服务态度不良，有的达到“专横”和“无理压制”的程度，造成人际关系和环境气氛始终不能根本改善。医院的环境气氛应作为评价医院康复开展好坏的一个重要标志。工作人员应与患者建立良好的信赖关系，尊重患者人格。

3. 康复治疗

所有的精神病患者在连续的康复过程中，即从医院内到医院外，均需按不同要求接受各种行为技能训练。

（1）生活行为的训练

① ADL 训练：主要是针对病期较长的慢性衰退患者。这些患者往往行为退缩、情感淡漠、活动减少、生活懒散、仪表不整，甚至完全不能自理生活，有的躯体状态及运动功能也颇为衰弱。具体措施可着重培训个人卫生（包括盥洗等）、饮食、衣着、排便等活动，坚持每日数次手把手地督促、教导和训练，并可给予奖励刺激。那些未出现衰退表现的患者，由于急性发病期过后尚残留某些精神障碍，也可影响日常生活动，通常表现为被动、疏懒以及对事物缺乏情感关注等，需要普遍地多加督促和引导。

② 文体娱乐活动训练：大多数患者通常在急性症状控制后，就开始逐步安排文体娱乐活动，内容应适合患者的具体情况。除一般游乐和观赏活动外，可逐渐增加带有学习提高和竞技性质的参与性内容，如歌咏、舞蹈、体操、游泳、球类比赛、乐器演奏等，又如举行智力竞赛及乐器欣赏等项目，均可循序渐进地进行技能训练。在住院期间，文娱活动宜与劳动作业穿插安排，在时间上通常少于后者，但必须保持经常性。

③ 社会交往技能训练：精神病患者的社会交往能力往往因脱离社会生活而削弱，尤其慢性患者可严重削弱以至丧失。而这项技能对参与社会生活起重要作用，应尽可能促进其恢复。社交技能训练的基本训练要点如下。

a. 如何开始对话：选择适当的时间和地点；向对方问候；简单叙述目前的情景或某些双方都感兴趣的问题；判断对方是否在倾听或是否愿意继续下去；开始进入谈论的主题。

b. 如何对陈述作出反应：要主动倾听对方的陈述；请求对方解释你不明白的任何事；显示出你了解对方的思想和感受；确切地说出使你高兴的事或使你烦恼的事；将你的思想和感受告诉对方，建设性地表示如果合适就加以接受。

c. 如何请求帮助：确认使你困扰的问题；决定你对此问题是否要寻求帮助；识别可能向你提供帮助的人；选择一个有力的帮助者并与其接洽；确切地说出你想要帮助者做些什么；为了求助而作出主动请求，同时说明你将如何评价这次帮助。

（2）学习行为的训练　这项训练让患者学会处理、应付各种实际问题的行为技能，适用于所有的住院患者，尤其对长期不能回归者更为需要。

① 一般性教育活动：在住院期间组织各种类型的教育性活动，如时事形势教育、卫生常识教育及历史和科技知识教育，以提高其常识水平及培养学习新事物和新知识的习惯，以免过分脱离社会现实。可采取上大课及小组讨论等集体形式，学习内容以选择较多趣味的为宜。教学时要循循善诱，坚持劝导及言传身教，宜反复缓慢地进展，不宜追求速度，以免造成患者紧张不安。

② 家庭生活技能训练：这项训练对改善患者家庭职能、家庭关系及取得家庭支持可起重要作用，有利于促进心理与社会康复。家庭生活技能包含家庭清洁工作（包括清洗衣物）、家庭的布置、物品的采购、食物的烹饪、钱财的管理、家庭社交礼节以及交通工具的使用等。在医院内一般偏重于劳动作业性质的训练，以促使患者回归后主动参加家务劳动。也可按需要举办少数患者参加的小型短期培训班，如烹饪技能训练。

（3）工作行为的训练　工作行为训练指劳动作业与职业、工作活动方面的技能训练，训练内容可按专业特点分为三种形式：简单劳动作业、工艺制作活动及回归前职业训练。

① 简单劳动作业：又称工疗，其形式比较单一，品种内容适用于大多数患者集体活动，如粘贴信封、折叠纸盒及搭配简单零件等，往往缺少专业性及技能性要求。这种方式可经常性大面积开展，其性质属于初期准备性训练活动，具体安排时应根据病情特点，尽可能个性化对各类患者进行粗略的分组训练。如对那些表现兴奋和活动亢进的躁狂发作患者，因精力旺盛而需要泄散，可给于中等较费力的劳动任务及参加某些适当的体育运动等。对于那些有破坏倾向的患者，则交付需要拆散的物品，如将针织品废料拆成纱团或把破被单撕成布条。对于一些抑

郁症患者，由于他们存在自责自罪、自我贬低及情绪低落，宜安排鼓励其信心的工疗品种。精神分裂症患者，因主要存在孤独、淡漠和脱离现实的倾向，可安排他们从事能提高其兴趣的活动与工作，使之集中注意，减少各种精神症状的干扰。衰退倾向的患者，除了对他们进行日常生活活动训练外，较适宜于参加简单的室外集体劳动如拔草、清扫场地或将物品从一处移向另一处等。

② 工艺制作活动：又称工艺疗法，训练患者手工技艺性操作。开展的工艺制作有：各种编织如编篮筐、织网袋、织花边、织毛衣、织台布及编织毛毯等；各种美术品如绘画、书法、摄影、雕刻、泥塑、刻印、剪纸等；各种衣饰如刺绣、缝制各种服装（尤其女式服装）、饰物装镶等；其他如布制或木制玩具（如洋娃娃、动物玩具等），各种模型制作，书籍装订，修理生活用品，以及园艺种植等。参加对象则以病残程度较轻及有志于学习技艺者为主，宜尽量鼓励和带动较多患者积极参与训练。

③ 回归前职业训练：这是回归社区就业前的准备活动，也是职业康复的前期工作，可进行出院前的职业训练、在医院内开展监护性就业及帮助和指导出院后的就业问题等。

4. 其他康复治疗

（1）音乐疗法　音乐疗法是利用音乐来改善个体在身体、情感、认知和社交等方面的需求，可应用于管理压力、减轻疼痛、表达情感、增强记忆、改善沟通、促进身体康复等方面。音乐治疗包括音乐聆听、歌曲演唱、舞蹈律动、音乐游戏、乐器演奏、音乐创作、音乐绘画等各种形式。音乐作为一种刺激信号可以激发神经递质释放，通过作用于下丘脑-垂体-肾上腺轴而影响人体的自主神经系统和内分泌系统，从而对人体各系统的功能产生重要的影响。同时音乐能够改变人的情绪，诱发情感，释放情绪，让人兴奋，让人安静。在精神障碍方面，音乐治疗适应于具有淡漠、退缩及思维贫乏等阴性症状的患者，以及抑郁症、神经症与心身疾病的患者。音乐治疗一般每周 5～6 次，每次 1～2 小时，1～2 个月为一疗程。

（2）绘画疗法　绘画疗法是让绘画者通过绘画的创作过程，利用非言语工具，将潜意识内压抑的感情与冲突呈现出来，并且在绘画的过程中获得纾解与满足，从而达到诊断与治疗的良好效果。绘画疗法作为心理治疗的艺术途径，患者将积压在心中的消极情绪通过绘画转化成作品，一方面可以发泄减轻心中的压抑和焦虑，另一方面患者也可以在治疗师的引导下通过自己的作品来认识和反思自己的情绪和问题。鉴于绘画治疗的特点，主要适用于不能说话或不想说话的患者，如孤独症、失聪、迟钝、大脑损伤、妄想；对言语治疗有阻抗的人或情况，如对谈话疗法有抵触情绪，而其他方法均无疗效的，以及情绪障碍、创伤等心理疾病患者。

（3）书法疗法　书法疗法是利用我国传统的书法艺术所创立的一种康复疗法。历来中国的书法被认为有“修养心神”的作用，它集中了表演、造型、语言、综合这四项主要的艺术特征，而这些特征是通过线条的有规律的组织来体现的。书法训练以培养兴趣和改善情绪而进行安排，由有书法专长的治疗师讲授书法基础知识并辅导作业，先从简易开始逐步进展，患者每次完成的作品均给予评价，应随时给予鼓励。一般来讲患者更乐意参加书法训练，通过书法训练，患者心情欢畅，精神面貌大为改观，说明书法训练更适合于国情。

（4）烹饪疗法　烹饪疗法是一种实践性的治疗方法，通过制作、品尝美食，达到缓解压力、改善情绪，提升日常生活独立能力的作业治疗方法。这是一种家务劳动及社会生活技能的训练措施。烹饪技能训练的对象多数是合作行为较好、病情稳定的长期住院患者，也可选择劳动态度欠佳和病情基本缓解的急性患者参加。烹饪疗法一般每周 5 天，每天上午 2 小时参加菜肴的烹饪操作实践，中午共同品尝自己的作品，下午 2 小时学习烹饪知识。在实施过程中，由有经验的厨师讲解理论知识和操作要求，如刀功、鲜活加工、火候、油温、调味等以及菜肴的制作方法。操作时进行示范带教，安排工作人员配合指导并作适当监护。每次品尝作品后，都要共同进行简短的评价。由于烹饪技能训练使患者学会了一定的技能，亲口尝到自己的作业成果，特别增长了浓厚兴趣，更增强了主动参与意识。这项疗法对患者今后回归社区和家庭也有一定的实用意义。

（二）社区康复阶段

社区康复是指通过多种方法使有需求的人在社区生活中获得平等服务的机会。社区康复服务是精神障碍患者恢复生活自理能力和社会适应能力，最终回归社会的重要途径，是多学科、多专业融合发展的社会服务。

1. 社区康复服务

精神障碍社区康复机构是指能够为精神障碍患者提供社区康复服务的机构，可设在社会福利机构、残疾人康复中心、残疾人托养机构、基层医疗卫生机构、城乡社区服务机构等，鼓励有条件的地区独立建设精神障碍社区康复机构。可分为农疗站、工疗站、日间活动中心、住宿机构、精神康复综合服务中心、康复会所等类型。

（1）工疗站　工疗站是我国精神病社区康复服务的行之有效的主要形式和场所。入站对象为所在地区附近的无固定职业、病情部分缓解或尚稳定、有一定劳动能力的慢性精神病患者，其中多数为精神分裂症患者。站内配备少数管理工作人员和医务人员，在区级精神病院及街道医院的业务指导下对患者实施医疗和康复措施。入站患者白天来工疗站，傍晚回家，每天在站的时间接受工作人员的适当监护。工疗站的主要任务是开展过渡性的职业康复，患者每天到站后，在工作人员指导下参加不超过 6 小时的劳动作业。患者们通常也在工疗站内接受维持性药物治疗（站内给药），以保证有效地控制病情。

（2）群众性看护网　看护网是以居民委员会（村民委员会）为单元，下面建立了若干家庭看护小组。看护小组由居民委员会的干部（如居民小组长）、基层医护人员（如卫生员）、患者家属以及热心公益的邻居或地区的退休职工等组成。其主要任务是帮助和监管所在地的精神病患者。居民委员会定期召集看护小组分析本地精神病患者的动态、交流看护情况、进行精神卫生宣教，并处理需要解决的问题。实践证明，在建立看护网的地区中精神病患者的再住院率及社会肇事率均显著降低，而且多数家属认为在看护网提供的帮助中，主要是感到有人关心、有事可找人商量，并能解决某些实际困难。

（3）康复驿站　这是为那些慢性精神病患者出院后不能独立生活而设立的社区居住性服务设施，根据需要给予较长期的护理照顾和康复服务。入站的对象大部分为住院多年缺乏独立生活能力的慢性精神分裂症患者。工作人员由少数医生和护士组成，由市及区（县）精神病院定期技术指导。工作任务除了必要的药物治疗和护理照顾外，还开展劳动作业疗法、生活技能训练、文娱体育活动以及一定的心理治疗等。

（4）家庭病床　家庭病床的收治对象分两类：一类是病情较重但无严重自伤或伤人倾向的患者；另一类是病情严重、关锁在家又无条件住院者。工作内容为建立病史、定期巡诊、制定治疗方案及进行治疗和康复训练指导，由家庭成员负责护理患者。治疗与康复方案需采用综合性措施。急性期以药物治疗为主，必要时注射给药或选用长效药物。在病情稳定后给予维持性药物治疗、适当的生活和社交技能训练以及心理支持和教育等。

（5）日间医院　日间医院（day hospital）所开展的医疗与康复活动程序介乎医院与门诊之间。一般分为两种形式，一种为设于精神病院内作为附属部门，另一种为单独建立于社区。其工作目标是取代一部分住院医疗工作、增加社交接触机会和实行有益的心理干预、促使早日回归社区。主要适合于那些精神症状已基本控制并取得家庭充分支持的精神病患者，他们可在短期正式住院后转入日间住院，从而缩短了正式住院日期。具体做法是患者白天来院（站）接受各种医疗护理处置和康复训练，傍晚回归家庭。这项任务由一个工作小组承担，该小组由精神科医生带领数名护士及作业疗法士等组成。除药物治疗外，工作重点是开展行为矫正、人际交流、各项技能训练及职业康复等，并结合个别和集体心理治疗。

（6）中途住所　精神病患者的社区过渡性居住设施，其类型较多，有短期危机庇护所、中途住所、监护性合作公寓、专用旅社等，其中以中途住所较为普遍。中途住所（halfway house）也是一种庇护性康复服务形式，适合于帮助某些出院后近期内不能回归家庭或无家可归的精神病患者。少数工作人员整日居住在所内当值，实行开放式管理，但仍对患者实行随时督促和庇护。工作人员由护士、社会工作者及其他辅助人员组成，还有精神科医生定期指导。住所内尽可能创造家庭式气氛和家庭化生活环境。在康复措施上，主要促进人际交流、改善自我控制及发展家务处理能力等，安排一定的劳动作业活动，组织小组集会和某些文娱活动。工作人员也需要每天关注患者病情和服药，有发病危机时给予心理支持，及时作出有效处理。

2. 家庭干预

家庭干预大多是从住院精神病患者着手，即在患者住院期间尤其临出院前就开始对家庭进行心理教育等准备工作；出院后由医院定期派出人员深入社区、家庭进行一系列干预措施，通常也结合采用家庭成员按约到医院参加集会接受心理教育课程。围绕对家庭成员和患者本人的心理教育和心理干预。归纳起来，制定方案大多包含以下四方面内容。

（1）疾病知识教育　通常采用多家庭集会座谈讲解，内容涉及精神病的病因、性质、临床表现、治疗和处理以及家庭应对措施等，要分为多次课程进行。有的方案仅在开始时集中讲授几次，以后结合具体问题随时讲解。

（2）用药常识教育　向家庭成员灌输必要的用药常识，如使用精神药物的目的、使用方法、可能出现的副反应及处理方法等。也可以对患者进行用药行为的训练，促使患者学习用药的基本知识，提高其服药的依从性。

（3）调整家庭交流关系　首先是发掘家庭中人际交流的缺陷和问题，商讨应采取的措施、交流方式和时机选择等。主要方法是训练家庭成员和患者良好地表达情绪和有关需求，正确表达肯定的、乐意的感受，能作出积极请求，能主动倾听和作出适当反应，以及能建设性地表达否定情绪。

（4）解决不良行为问题　列出患者因病所致的各种不良行为，如日常生活习惯不良，饮食无规律和烟酒无节制，不参加家务劳动，对亲友过分冷淡及持续自卑言行等。需尽可能训练与动员家庭成员对这些问题的应对能力，逐一协商解决。

3. 职业康复

职业康复是为康复对象谋求和维持适当职业的过程，尽最大可能使他们达到全面参与社会生活。妥善解决精神病患者和精神残疾者的职业安置或重新就业，对支持其心理处境和参与社会生活起到十分重要的作用。职业康复可看作为一个连续的康复服务过程，可分为 7 个步骤，包括工作技能评估、工作适应训练、职业技能训练、庇护性就业、过渡性就业、工作安置和职业保持。

4. 中医治疗

（1）中药疗法　中医理论认为，精神病与七情所伤密切相关，因惊恐恼怒、悲喜交加等造成脏腑功能紊乱以及阴阳平衡失调、蒙蔽心窍而导致精神病。主要病机为气滞痰结，痰蒙清窍；肝火挟痰，上扰心神；气滞血瘀，心神不安；心脾两虚，神智失调。常用五痫神应丸、定痫丸、温胆汤、风引汤、磁朱丸等。

（2）针灸疗法　主要选取百会、太阳、四神聪、足三里、丰隆、神门、大陵、行间、血海、太溪等穴位。可以配合其他疗法，如穴位贴敷、刮痧疗法、拔罐疗法以及耳针疗法、穴位放血等。

知识拓展

电痉挛治疗

电痉挛治疗是一种针对神经精神疾病特殊的治疗方法，其疗效显著。对患有严重抑郁，有强烈自伤、自杀行为者及明显自责、自罪的患者尤为合适，也提示我们对比较严重的抑郁症患者，从国际的认可程度来说，应该首选电痉挛治疗。实施这项治疗需要具有丰富临床经验的专业医师并在配备很好的抢救设备和环境条件下进行，治疗过程要进行严密地监护。

1938 年，Cerletti 和 Bini 两位医生开始对患者实施电休克（电痉挛）治疗。随着治疗的继续，发现该项治疗技术可以有效而且明显的控制精神病患的症状，成为了在抗精神病药物问世前治疗精神疾病患者的唯一有效武器。20 世纪 40 年代，该项治疗技术传入我国。1999 ~ 2000 年我国开始比较大规模的普及麻醉后的电痉挛治疗技术，即无抽搐电休克或称改良的电休克治疗。通常来说，需要在操作中实施麻醉技术。虽然对患者麻醉可能存在着一些风险，但是在麻醉医师的控制下，风险应该是非常之小的。其与传统电休克治疗相比更为安全和有效，但治疗中须加强呼吸和循环的管理，保持呼吸道通畅，维持生命指标稳定，注意麻醉用药选择及搭配，把握施治时间及电刺激量，以最大程度地提高疗效和安全性。可能机理是通过使大脑皮层广泛放电，体内去甲肾上腺素合成与摄取增加，提高对 5-羟色胺能神经元的敏感性以达到治疗的作用。

二维码 2-12　测试题

第三章　骨骼肌肉疾病康复

第一节　骨折后康复

学习目标

1. 掌握：骨折的主要康复问题；骨折的康复评定；骨折的康复治疗方法。
2. 熟悉：骨折的概念；骨折的临床表现。
3. 了解：几种常见骨折的康复。

一、概述

（一）基本概念

1. 定义

骨折是骨或骨小梁的完整性或连续性受到破坏，以疼痛、肿胀、功能障碍、畸形及骨擦音等为主要表现的疾病。若骨骼本身已有病变，在遭受外力时发生骨折，称为病理性骨折。

2. 流行病学

从骨科创伤的原因来看，首要原因是交通事故，占 45.0%；其次为摔倒或滑倒，占 29.5%；其后为从建筑物上跌落，占 7.1%。在交通伤所致骨折方面，以中青年男性为主，机动车是造成人员伤亡的主要原因，每年的 1～2 月和 7～10 月是交通伤发生的高峰阶段。但 70 岁以上老年人骨科创伤的主要原因是跌倒，主要危险因素是骨质疏松等。

3. 病因

一般可将骨折的病因分为以下几点。

（1）直接暴力　暴力直接作用使受伤部位发生骨折，常伴有不同程度的软组织损伤，如颧骨受到创击出现颧骨骨折，表现为面部宽度增宽。

（2）间接暴力　暴力通过传导、杠杆、旋转和肌肉收缩，使肢体受力部位的远处发生骨折，如跌倒时以手掌撑地，依其上肢与地面所成角度不同，暴力向上传导，可致桡骨远端骨折或肱骨髁上骨折。骤然跪倒时股四头肌猛烈收缩，可致髌骨骨折。

（3）疲劳性骨折　长期、反复、轻微的直接或间接外力，可致使肢体某一特定部位骨折，如远距离行军易致第 2、3 跖骨及腓骨下 1/3 骨干骨折。

（4）骨骼疾病　因骨本身病变而使骨质疏松、破坏、变脆，在正常活动或遭受轻微外力时即断裂，发生病理性骨折。

（二）病理生理

骨折发生后，骨折的病理变化特点是一个复杂的过程，受组织的血液供应、受伤部位的力学环境等多种因素影响，一般将骨折后愈合过程病理变化分为以下四期。

（1）血肿机化期　骨折后，骨折的断端成骨细胞增生，出现骨样组织，肉芽组织增生，出现骨折处机化。此期一般时长为 2～3 周。

（2）原始骨痂期　骨折后 2 周，出现膜内化骨、软骨内化骨。随着膜内化骨、软骨内化骨，骨痂不断形成。此期一般时长为 4～8 周。

（3）成熟骨板期　骨折愈合后，死骨清除完成，新骨逐渐替代死骨，从而达到坚强的骨连接。此期一般时长为 8～10 周。

（4）骨痂塑形期　骨折经过上述三个时期后，原始骨痂上的骨小梁不断增加，骨髓腔再通，逐渐形成正常的骨性结构，此期一般时长为 1～2 年。

（三）临床表现

骨折临床表现可以分为全身表现和局部表现。

1. 全身表现

（1）休克　骨折可因大量失血、剧烈疼痛导致交感神经、肾素-血管紧张素系统兴奋，引起全身循环血量减少，出现休克。

（2）发热　一般骨折后体温是正常的，但是严重开放性骨折合并感染可引起高热。

2. 局部表现

（1）一般表现

① 肿胀和瘀斑：骨折发生的时候，骨髓和骨膜及其周围软组织内的血管破裂出血，形成血肿，出现明显肿胀。

② 疼痛和压痛：骨折部位有明显疼痛，触诊时在骨折处出现局限性压痛。

③ 功能障碍：骨折后由于肢体疼痛、肿胀，可导致关节挛缩僵硬、肌肉萎缩、肌力下降、骨折损伤周围神经，引起肢体运动和感觉功能障碍。

（2）特有体征

① 畸形：骨折断断移位可以使肢体的形状发生改变，产生缩短、成角畸形。

② 异常活动：骨折后机体出现异常的屈曲改变。

③ 骨擦音及骨擦感：骨折后骨折断端相互接触摩擦产生摩擦音和摩擦感。

（四）主要康复问题

骨折后出现生理功能障碍（包括局部肿胀和疼痛、关节活动障碍、肌肉萎缩和肌力下降）、心理功能障碍（包括焦虑和忧郁）、日常生活活动能力受限、社会参与能力受限。因此主要的康复问题是解决生理功能障碍和心理功能障碍。骨折的康复包括第一期康复和第二期康复，第一期康复是帮助骨折断端愈合，第二期愈合骨折已经基本愈合，主要是功能恢复。

二、康复评定

根据上述的主要康复问题，康复功能评定分为以下五个方面。

（一）运动功能评定

（1）一般情况评定　疼痛和压痛，局部肿胀，畸形与功能障碍。

（2）肌力检查　了解患肢肌群的肌力和健康肌群的肌力情况。多用徒手肌力检查法（manual muscle testing，MMT）评定。

（3）关节活动度检查　当骨折累及关节面时，需要重点了解关节活动有无受限和受限程度，可通过量角器测量，需双侧进行对比。

（4）步态分析　下肢骨折后，易影响下肢的步行功能，通过步态分析可了解下肢功能障碍程度。

（二）心理功能评定

可以采用汉密尔顿焦虑量表、抑郁量表评定骨折后出现的焦虑、抑郁。

（三）日常生活活动能力评定

骨折后影响日常生活活动的患者，应对其进行 ADL 能力评定。通常采用 Barthel 指数来判定患者的日常生活活动能力。

（四）感觉评定

主要进行深感觉、浅感觉的评定，判断有无神经损伤及损伤程度。

（五）影像学检查、电生理检查评定

影像学中 X 线、CT、MRI 检查判定骨折的部位、类型、骨折移位情况，对有感觉功能障碍的患侧肢体进行电生理检查，排除有无肌肉、神经损伤。

三、康复治疗

骨折的康复治疗一般可以分为一期康复和二期康复。一期康复是指愈合期康复，在骨折愈合的初期阶段，断端尚未达到坚固稳定，局部肢体需要固定制动，此期称为一期康复。二期康复是在一期骨折愈合后，着重对功能的恢复。

（一）康复治疗作用

① 促进肿胀消退、骨折愈合。

② 减轻肌肉萎缩程度，防止关节粘连、僵硬。

（二）康复的目标

（1）上肢康复目标是恢复上肢关节的活动范围，具体见表 3-1。

表 3-1　上肢各关节的功能位

部位	功能位
肩关节	前屈 20°、内旋 15°、外展 55°
肘关节	屈 90°，最实用活动范围在 70°～120°
前臂	最实用的活动范围是旋前、旋后各 45°
腕关节	背伸 30°，有时需要根据患者的要求而定
手	手成半握拳状，手指关节屈近节 45°，远节 25°，拇指中度外展对掌

（2）下肢康复的主要目标是各关节保持充分稳定，能够负重，且有一定的活动度。表 3-2 为行走时各关节活动范围。

表 3-2　行走时各关节活动范围

关节	活动范围
髋关节	行走时要求髋关节伸直达 0°，屈曲达 60°
膝关节	步行时膝关节有效活动范围为 5°～60°
踝关节	足趾着地时跖屈 20°、足跟着地时背屈 20°

（三）康复治疗方法

1. 一期康复（愈合期康复）

骨折经复位、固定到临床愈合，康复治疗的目的是改善血液循环，促进血肿吸收和炎症渗出物吸收。其中可以采用如下的康复方法。

（1）持续被动关节活动练习（continuous passive motion，CPM）　可以缓解疼痛，防止粘连和关节僵硬，改善关节活动范围。

（2）患肢肌肉等长收缩训练　骨折复位固定后，可以慢慢开始患肢肌肉的等长收缩训练，反复训练，每天 2～3 次，每次不少于 5～10 分钟。

（3）患肢抬高、主动运动　患肢抬高有助于改善血液循环，减轻或消除肿胀。

（4）物理因子治疗　常见的有温热疗法、低频磁疗、超声波疗法。可改善肢体血液循环，促进肿胀消退，减少瘢痕粘连，加速骨折愈合。

2. 二期康复（恢复期康复）

骨折临床愈合，去除外部固定后，出现不同程度肌肉萎缩和关节活动受限，软化和拉伸挛缩的纤维组织，增强肌肉力量。其中可以采用如下的康复方法。

（1）关节活动范围恢复训练　以关节主动运动为主，根据病情可以辅助助力运动、被动运动、关节松动术、关节功能牵引等。

（2）肌力增强训练　应循序渐进，逐步增强肌肉的训练强度，训练前评估肌力，根据肌力水平采取不同的训练方法。具体肌力和对应训练方法见表 3-3。

表 3-3　肌力对应训练方法

肌力	训练方法
0～1 级	神经肌肉电刺激、被动运动、助力运动
2～3 级	训练以主动运动为主、辅以助力运动
4 级	进行渐进式抗阻运动训练，争取最大限度地恢复肌力

（3）物理因子治疗　温热疗法促进血液循环、软化纤维瘢痕组织；局部紫外线照射可促进钙质沉积，发挥镇痛效果；超声波、音频电疗可软化瘢痕、松解粘连。

（4）日常生活训练　上肢骨折选择相应的作业治疗，增强上肢的功能；下肢主要是行走和步态训练，提高日常生活能力，早日回归家庭和社会。

（四）注意事项

（1）要掌握骨折的愈合过程，定期拍摄 X 线片了解骨折断端骨痂生长情况，根据情况实时调整治疗方法。

（2）加强肢体功能训练，上肢主要是增强关节活动，下肢增加负重、步行为主。

（3）减少重力和旋转活动，严格避免不利于骨折断端的活动。

（4）进行被动活动时，应该以不引起疼痛为度，不要急于进行强力的牵拉，减少对骨折部位的刺激。

（5）做好医患配合，做好医患沟通，积极主动、科学地进行功能训练。

四、常见骨折的康复

1. 锁骨骨折

锁骨骨折最常见的是中外 1/3 骨折，间接暴力造成骨折多见，如跌倒时手或肘部着地，外力自前臂或肘部沿上肢向近心端冲击；肩部着地更多见，撞击锁骨外端造成骨折。一般有移位的骨折常需要手法复位后再用“8”字绷带固定 4 周。固定后即可开始功能锻炼。伤后 1～3 周，肩部固定，主要进行肘、腕、手的屈伸及前臂旋前旋后功能练习，可逐渐进行抗阻练习。伤后 3 天内宜局部冷敷，4 天后可用物理因子治疗，如超声波、超短波和红外线治疗。

2. 肱骨骨折

（1）肱骨颈骨折　肱骨骨折一般最常见的是肱骨外科颈骨折。肱骨外科颈骨折主要表现为肩部弥散性肿胀、肩部出现压痛感，检查需要触摸桡动脉的搏动、上肢运动感觉，需要了解有无血管神经损伤。

① 对于稳定性骨折，进行内固定后，采用三角巾悬吊患肢，做握拳、腕屈伸

练习。逐渐增加次数。1 周后做屈肘练习，适当增加肩关节运动范围，促进骨折的修复。

② 对于不稳定骨折，有骨折移位时，需要进行手法复位，合并神经损伤时需要进行手术治疗骨折。3 周内不宜进行肩部活动，3 周后进行肩部的内旋、外旋练习。参照之前的上肢活动范围，肱骨骨折后前臂的旋转功能需要加强训练。

（2）肱骨髁上骨折　肱骨髁上骨折主要见于 10 岁以下儿童，其中最常见的是伸直型，约占 90%。出现肱骨髁上骨折后肘部肿胀疼痛，活动受限，局部压痛，可触及骨摩擦音。肘关节的鹰嘴、外上髁、内上髁三者之间的三角关系正常。

① 对于无移位的骨折，可以采取三角巾悬吊胸前，及时进行握拳、腕关节屈伸等锻炼，加强上臂、前臂肌肉的力量训练，以主动练习为主。

② 有移位的骨折需要进行手法复位后进行内固定。术后 3 天，进行肩、腕、手指关节的主动和被动练习，术后 1 周后进行肘关节被动活动。

3. 桡骨远端骨折

桡骨远端骨折最常见的是伸展型（Colles 骨折），好发于中老年人，多由于间接外力引起，摔倒时，肘部伸直，前臂旋前，腕部背伸，手掌着地。应力作用于桡骨远端而发生骨折。外伤后腕部肿胀疼痛、桡骨远端压痛、掌屈活动受限明显，桡骨茎突超过尺骨茎突水平。

① 无明显移位的桡骨远端骨折，可用石膏或是夹板固定 4 周，4 周后进行功能训练。

② 对于明显移位的桡骨远端骨折，需要进行复位后外固定，中老年人骨质疏松，康复过程和骨折愈合过程需同步进行。固定后的 2～3 天，可以进行伸指、握拳练习；2 周后进行握拳、屈腕练习；4 周后再进行腕屈伸练习；6 周后进行前臂的旋前旋后练习。

4. 股骨颈骨折

股骨颈骨折多见于老年人，多于老年人骨质疏松有关，术后发生股骨头坏死高达 40%，需要进行髋关节置换手术。股骨颈骨折后出现长短腿，下肢缩短畸形，髋部出现疼痛、活动受限。

股骨颈骨折首先进行患肢踝关节主动运动和股四头肌的收缩练习，1～2 周后，在不引起疼痛的情况下，可以采用主动训练为主，逐渐增大活动范围，4 周后开始练习屈髋，进行髋关节周围肌群的肌力训练、关节活动度训练及日常生活自理能力训练。术后 3 个月逐渐负重练习。但是需要拍摄 X 线片显示骨折已经愈合后，无股骨头坏死时，才可以弃除拐杖行走。

5. 髌骨骨折

髌骨骨折常见于外伤所致，出现关节内大量瘀血、肿胀，有严重移位的骨折，可触及骨折线间隙。

① 无移位的髌骨骨折后康复期间练习股四头肌等长收缩，随时左右推动髌骨，防止髌骨与关节面发生粘连。术后 4～5 周进行膝关节屈伸，由 50°逐渐增加活动度，后续角度逐渐加大，逐渐完成屈膝 90°以上。

② 对于移位严重髌骨骨折，待术后 4～6 周骨折愈合后，进行膝关节屈伸训练。

6. 踝关节骨折

踝关节骨折多由于间接暴力引起，伤后踝部剧烈疼痛、肿胀继而出现皮下瘀血，患者不能行走，严重者出现足部血液循环障碍。

踝关节骨折康复的重点在于踝关节屈伸及其肌力的训练，踝关节骨折以后康复锻炼的方法较多，具体如下。

（1）进行关节活动度训练，患者可进行主动自行训练，或者治疗师进行被动训练，以及用关节松动术帮助患者恢复踝关节活动功能。

（2）进行肌肉力量康复训练。

（3）进行本体感觉或者平衡功能训练，让患者有全方位从关节活动度到肌肉力量，到本体感觉的恢复，对于患者功能恢复有较好帮助。

知识拓展

骨不连的物理治疗

电刺激治疗骨不连可分为连续直流电刺激和脉冲电磁场两种方式。电刺激治疗对肥大性骨不连效果好，要求骨不连断端固定必须稳定，有骨缺损的病例仍需要植骨术，因此目前主要用于不伴有骨折端畸形、骨缺损的肥大型骨不连患者。体外冲击波（extra-corporeal shock wave，ESW）是一种高能机械波，是压力急剧变化的产物，它在不同密度物质的界面产生应力作用。近年来，欧美发达国家已将 ESW 应用于骨不连、骨缺血性坏死等局部治疗，取得满意疗效。低强度脉冲超声是一种经皮传递的非侵入性的机械能在生物器官内产生高频声压波，从而产生一定的生物效能。有证据表明，在大于 5 年的慢性骨不连患者中，有效率达 82.7%；在大于 10 年的患者中，有效率为 63.2%；总的有效率是 86.2%。

二维码 3-1　课程相关视频

二维码 3-2　测试题

第二节　颈椎病的康复

学习目标

1. 掌握：颈椎病的定义、康复评定方法、康复治疗方案及实施。
2. 熟悉：颈椎病的病因；颈椎病的分型及临床表现。
3. 了解：颈椎病的解剖及生物力学特点。

一、概述

（一）基本概念

1. 定义

颈椎病（cervical spondylosis）是指颈椎间盘及其附属结构退行性改变，及其继发改变累及周围组织结构（脊髓、神经、血管等），导致的相应症状和体征及影像学改变的综合征。

2. 流行病学

颈椎病属临床常见病、多发病。目前在全球范围内，颈椎病的患病率与发病率有所攀升。有研究显示中青年伏案工作者颈椎病发病率为19.22%，15.1%～58.7%的中小学生存在颈椎病相关症状。高发的年龄一般为30～50岁。

（二）病理生理

颈椎病发病机制至今尚不清楚，一般认为颈椎病的发生与椎间盘病变、骨质增生压迫脊髓或神经根、椎动脉、椎管狭窄等因素有关。颈部长期经受风寒、劳损、反复落枕、坐姿不当、颈椎先天性畸形、不适当的治疗和锻炼、创伤均可导致本病的发生和发展。

（三）分型及临床表现

1. 颈型颈椎病

颈型颈椎病是颈椎病症状最轻的一种类型，为颈椎病早期型，患者多较年轻，30～40岁女性多见。

（1）症状　主要为某些颈部软组织的症状，如颈项强直、疼痛，个别人甚至放射至肩背疼痛发僵，约半数患者颈部活动受限或强迫体位。有的人表现为反复“落枕”现象，颈部活动欠佳。少数患者可出现反射性肩臂手疼痛、胀麻，咳嗽或打喷嚏时症状不加重。颈部活动时可闻关节响声。

（2）体征　临床检查可见颈椎活动受限，颈椎旁肌、胸椎1～7旁或斜方肌、胸锁乳突肌压痛，冈上肌、冈下肌也可有压痛。X线片正位、侧位一般无异常，或可有轻微颈椎曲度变直。

（3）鉴别诊断　此型需与落枕、颈部软组织损伤相鉴别。

2. 神经根型颈椎病

神经根型颈椎病临床最为多见，占 60%～70%。多因椎间盘突出、关节突移位、骨质增生形成等刺激或受压单侧或双侧脊神经根所致。多见于 30～50 岁者，多数患者无明显外伤史，好发于 C4～C5、C5～C6 和 C6～C7 间隙。

（1）症状　主要症状以颈肩部疼痛或颈肩酸胀沉重感，受压神经支配的相应部位出现麻木、疼痛、乏力、皮肤感觉异常，严重时出现肌力及肌张力下降，或出现肌肉萎缩等。

（2）体征　查体可见颈部僵直、活动受限。患侧颈部肌肉紧张，病变部位颈椎棘突、棘突旁、肩胛骨内侧缘以及受累神经根所支配的肌肉有明显压痛，压痛可向远端放射。压头试验阳性，臂丛神经牵拉试验阳性。受累神经支配的腱反射异常（活跃、减退或消失）。X 线片可出现颈椎生理曲度异常（变浅、变直、反张），椎间孔变形、椎间隙变窄，钩椎关节增生，韧带钙化等变化。神经根位置与症状对应关系见表 3-4。

表 3-4　神经根型颈椎病对应的神经根位置及症状

神经根位置	对应症状
C3～C4	可累及颈丛，出现颈肩部疼痛，放射到枕部和后脑，皮肤感觉障碍
C4～C5	可累及臂丛，出现颈肩部疼痛，放射到上臂前外侧、前臂桡侧疼痛麻木
C5～C6	疼痛放射至上肢及拇指、示指，前臂桡侧麻木，肱二头肌腱反射消失
C6～C7	项背部疼痛放射至上肢后侧及中指、环指发麻，肱三头肌腱反射消失
C7～T1	肩背疼痛、麻木，放射至上臂内侧、前臂尺侧、环指小指

3. 椎动脉型颈椎病

该型是由于各种机械性与动力性因素致使椎动脉遭受刺激或压迫，以致血管狭窄、折曲而造成以椎-基底动脉供血不全为主要症候群的一类疾病。

（1）症状　表现为颈痛或后枕部痛，颈部活动受限，发作性眩晕、恶心、呕吐、复视、耳鸣或听力下降等。这些症状与颈部位置改变有关。严重者可出现下肢突然无力猝倒，一过性瘫痪，发作性昏迷。

（2）体征　查体可见枢椎棘突有向一侧偏歪改变，有些患者头部转向健侧或改变体位时可出现头晕或耳鸣加重，严重者可猝倒。X 线片可见钩椎关节增生、椎间孔狭小（斜位片）或颈椎节段性不稳。

（3）鉴别诊断　本病需要与心、脑疾病引起的眩晕，耳源性眩晕，外伤，眼、耳等器官本身疾病相鉴别。

4. 脊髓型颈椎病

该型较少见，但症状严重，多以隐匿侵袭的形式发展，主要由于脊髓受到压迫或刺激而出现感觉、运动、反射与排便功能等障碍，特别是出现双下肢的肌力减弱为诊断脊髓型颈椎病的重要依据。

（1）症状　①运动障碍：为脊髓型颈椎病的主要特征。临床上表现从下肢无力、双腿发紧及抬步沉重感，渐而出现抬腿打漂、足踏棉花、易跪倒（或跌倒）、跛行、足尖不能离地、步态笨拙等症状。②感觉障碍：多数患者首先出现一侧或双侧上肢或下肢麻木、沉重感，有时感觉在胸部、腹部或双下肢有如皮带样的捆绑感，称为“束带感”。③膀胱和直肠功能障碍，如排尿无力、尿频、尿急、尿不尽、尿失禁或尿潴留等排尿障碍，大便秘结。

（2）体征　四肢张力升高，下肢多明显，多呈双侧，也可有病理征阳性，如霍夫曼征。影像学多表现为脊髓明显受压的征象。

（3）鉴别诊断　本型症状和体征与脊髓侧索硬化症相似，但脊髓侧索硬化症无本型的棘突征，CT 和 MRI 可以明确鉴别诊断。

5. 交感神经型颈椎病

该型是由于椎间盘退变或外力作用导致颈椎出现节段性不稳定，从而对颈部的交感神经节以及颈椎周围的交感神经末梢造成刺激，引发交感神经功能紊乱。

（1）症状　表现为偏头痛或枕部痛，心慌胸闷，肢体发凉，头昏目眩，视物模糊，耳鸣等症状。这些症状往往与颈部活动有明显关系，坐位或站立时加重，卧位时减轻或消失。

（2）体征　颈部活动多正常，有棘突位移征、颈椎棘突间或椎旁小关节周围的软组织压痛，膝反射活跃等。有时还可伴有心率、心律、血压等的变化。

（3）鉴别诊断　本型症状较多且复杂，对于一些如内分泌系统、心血管系统等疾病，检查不典型，治疗欠佳时，应考虑本型颈椎病。

6. 混合型颈椎病

在实际临床工作中，具有两型或两型以上的混合型颈椎病比较常见。临床表现常以某一类型为主，其他类型不同程度地合并出现。

（四）辅助检查

1. 影像学检查

（1）X 线检查　是最基本最常见的检查技术，也是颈椎病诊断的重要手段。可以检查颈椎生理曲度是否变直、椎间隙狭窄、椎体移位、钩椎关节是否有增生等。

（2）CT 检查　可见椎间盘突出、椎管狭窄、横突孔变小等变化。

（3）MRI 检查　对于脊髓型颈椎病是重要检查手段，能够检查出髓内是否有缺血和水肿病灶，有无神经受压等。

（4）经颅彩色多普勒 TCD 检查　可探查基底动脉血流，推测椎动脉是否有缺血的情况。

2. 特征性检查

常见的有椎间孔挤压试验、臂丛神经牵拉试验。

（1）椎间孔挤压试验　患者采取坐位，头偏向患侧，检查者双手叠放在患者头颅，向下施加压力，椎间孔中穿行的脊神经受压后，出现颈肩臂放射性疼痛或麻木者为阳性，出现反之阴性。

（2）臂丛神经牵拉试验　患者采取坐位，检查者一手将患者头推向健侧，另一手握住患者手腕向相反方向牵拉，出现放射性疼痛或麻木者为阳性，反之为阴性。

（五）主要康复问题

颈椎病的主要症状是颈肩部阵发性或持续性隐痛、麻木，并放射至上肢、手臂、手指等部位。康复的首要问题是消除症状、体征，恢复正常生理功能和工作能力。

二、康复评定

各种类型的颈椎病主要临床表现为疼痛、麻木、运动障碍，综合评定颈部疼痛的时间、颈部僵硬程度、活动障碍与疼痛的关系。

（一）生理功能评定

1. 关节活动度评定

颈椎关节活动度的测量对颈椎病早期诊断、判定疾病的严重程度有着重要意义，表 3-5 为颈椎正常活动度。

表 3-5　颈椎正常活动度

活动方向	正常活动度
前屈	35°～45°
后伸	35°～45°
左旋、右旋	60°～80°
侧屈	45°

2. 肌力评定

通过徒手检查肩部的冈上肌、三角肌、胸大肌、肱二头肌、肱三头肌、伸腕肌、骨间肌的运动功能是否有异常。进行健患侧对比。

3. 疼痛的评定

疼痛的评定可采用 VAS 法、McGill 疼痛问卷、口述分级评分法等来测定。

（二）心理功能评定

颈椎病患者可能因为疼痛导致焦虑、抑郁的状态，可以采取汉密尔顿焦虑量表进行评估。

（三）日常生活活动能力评定

临床上对脊髓型颈椎病的功能评定，一般日本骨科学会（JOA）颈椎病判定标准在临床上应用广泛，表 3-6 中 17 分为正常值，分数越低，表示功能越差，以此来评定康复疗效。

表 3-6　脊髓型颈椎病的功能评定（JOA17 分评定法）

内容	评分
上肢运动功能	0 不能用筷子或汤匙进食 1　能用汤匙不能用筷子进食 2　尽管困难，仍能用筷子进食 3　能用筷子进食，但是笨拙 4　正常
下肢运动功能	0 不能走路 1 在平坦区域内需要支持才能走 2 上下楼梯需要支持才能行走 3 患者能不用支持走路，但是笨拙 4 正常
感觉功能 Ⅰ上肢 Ⅱ下肢 Ⅲ躯干	0 明显障碍 1 轻度障碍 2 正常
膀胱功能	0 尿潴留 1 严重的排尿紊乱 2 轻度的排尿紊乱 3 正常

（四）社会参与能力评定

主要根据生活和劳动能力等进行评定。

三、康复治疗

颈椎病治疗主要以非手术治疗为主，一般预后良好。但是对于脊髓压迫重、神经症状突出、严重影响生活质量的患者一般需要采取手术治疗。但由于颈椎病的病因复杂、症状各有差别，因此需要根据颈椎病的不同分型、不同发病阶段采取合理的治疗方案。

（一）康复治疗的适应证

康复治疗是颈椎病最基本的治疗方法。包括颈托、颈椎牵引、理疗、推拿手法、针灸、药物、注射疗法、运动疗法等。康复治疗可使颈椎病症状减轻、明显好转，甚至治愈。对早期颈椎病患者尤其有益。

康复治疗的适应证：①颈型、神经根型、交感型和椎动脉型颈椎病；②早期脊髓型颈椎病；③年迈体弱或心、肝、肾功能不良，不能耐受手术者；④颈椎病的诊断尚不能完全肯定，需要在治疗中观察者；⑤颈椎手术后恢复期的患者。

（二）康复治疗原则

由于颈椎组织结构的特点及各类颈椎病病情不同，故在康复治疗的具体实施过程中，应遵循以下几个原则。

（1）任何治疗手段均应符合颈椎的解剖特点、生物力学基础。推拿手法要求轻柔，切勿粗暴，以免因手法过重或超过颈椎骨骼与韧带等组织的正常耐受强度而发生意外损伤，从而加重颈椎病的症状。此外，应根据颈椎病的不同类型，不同病程及致病因素，采取支持对症治疗。

（2）康复治疗可采取综合治疗的方法，如牵引、推拿、理疗、针灸等方法综合应用，可起到相辅相成的作用。所以，有针对性地选择2～3种方法协同治疗，可获得比较好的疗效。

（3）若康复治疗疗效不佳或症状继续加重者，必要时可考虑手术疗法。

（三）治疗方法

1. 药物治疗

药物在颈椎病的治疗中可以起到辅助的对症治疗作用，常用的药物有非甾体抗炎药、扩张血管药物、营养和调节神经系统的药物、解痉类药物等。

2. 卧床休息

可减少颈椎的负荷，有利于症状的减轻或消除。卧床休息时注意枕头的选择与颈部姿势。枕头应为软硬适中、圆形或有坡度的方形枕头。习惯于侧卧位休息者，应为将枕头调于肩等高水平。习惯于仰卧位休息者，可将枕头置于颈后调于适当高度，使头部保持略带后仰的姿势。

3. 颈托

颈托可起到制动和保护颈椎，能固定颈椎于适当位置，防止颈椎过度活动，减轻颈椎负荷，并有一定的牵张作用，减轻神经根和椎动脉的受压症状，并有利于组织水肿的消退和巩固疗效，防止复发的作用。

4. 颈椎牵引

颈椎牵引是目前治疗颈椎病疗效确切且应用广泛的治疗方法之一。

（1）颈椎牵引的作用　颈椎牵引可以通过牵引装置加载产生生物力学效应起到治疗作用。①解除颈部肌肉痉挛，缓解疼痛；②改善血液循环，利于促进神经根水肿的吸收和炎症的消退；③增大椎间隙和椎间孔，减轻神经根受压和椎动脉扭曲；④可使椎管延长，韧带紧张，利于外突组织的复位。

（2）牵引方法　颈椎牵引可采用卧位或坐位，但通常取坐位的枕颌布带牵引法，既简便易操作，又易和其他疗法配合。操作者将牵引带的长带托于下颌，短带托于枕部，调整牵引带的松紧适度，用尼龙搭扣固定，通过电动机、重锤等装置牵拉。轻症采用间断式牵引，重症采用持续性牵引。

（3）牵引角度　牵引角度的大小与牵引位置有关，常见角度包括前屈位、中立位和后伸位。前屈位牵引最为常见，中立位牵引多见于脊髓型及椎动脉型颈椎病大，后伸位牵引常用于颈椎生理弧度变直患者。对于神经根型颈椎病多采用颈部前屈15°～25°的角度进行牵引。在牵引过程中还应根据患者的个体差异作适当调整，年老体弱、眩晕或病情较重者也可采用仰卧位。

（4）牵引重量及牵引时间　牵引重量一般应根据患者体质、颈部肌肉发达情况和病情等的不同而灵活掌握。通常从小剂量开始逐渐增加，以患者耐受为度，不宜超过体重的 20%。牵引时间，一般每次 15～30 分钟为宜，每日 1 次，20 次为一个疗程，可根据需要牵引 1～2 个疗程。注意在牵引过程中要密切观察患者的反应，若牵引后疼痛明显增加或头晕，应及时停止或调整牵引的重量、角度及时间。另外脊髓型颈椎病要慎用颈椎牵引，以免加重脊髓的损伤。

5. 物理因子治疗

物理因子治疗在颈椎病的治疗中，也是较为有效且常用的方法之一。物理治疗可以镇痛、消除软组织炎症、水肿，改善局部组织与脑、脊髓的血液循环，缓解肌肉痉挛，延缓或减轻椎间关节、关节囊、韧带的钙化和骨化的过程，改善肌肉张力，调节自主神经功能。常用的物理因子疗法有超短波疗法、微波疗法、直流电离子导入、红外线疗法、超声波疗法。

6. 运动治疗

运动锻炼可以增强颈背部肌力，保持颈椎的稳定性，增加颈部韧带的弹性，提高颈椎各关节的功能，改善颈部血液循环，解除肌痉挛，防止肌萎缩。锻炼内容应包括保持和恢复颈部与肩部活动范围的练习，加强颈部肌肉的练习，以及牵伸颈部肌肉的练习。每日 1～3 次，要持之以恒，动作应轻柔缓慢，逐渐增加动作幅度和运动量。

7. 麦肯基（Mckenzie）技术

Mckenzie 认为颈椎疾病与过长时间的坐姿和频繁的颈部屈曲密切相关，通过一定形式的训练可以增加运动的范围，当训练以某一种频率进行时，则可形成一种节律性的被动牵张。

8. 中医疗法

（1）针灸治疗　针灸能起到疏通经络、祛风散寒、调理气血等功效，从而调整人体经络脏腑功能，扶正祛邪，最终达到防治疾病的目的。常用的穴位有大椎、天柱、后溪、颈椎夹脊、风门、风府、膈俞、合谷、太冲、肝俞等，一般每日 1 次，每次留针 20～30 分钟，10 次为一个疗程。

（2）推拿治疗　推拿疗法是治疗颈椎病的一种较为有效的方法。可以疏经通络，缓解或消除疼痛；增宽椎间隙及椎间孔，修复椎体滑脱，解除神经压迫；缓解肌肉痉挛，恢复颈椎正常活动；减轻肌肉萎缩，防止关节僵直或畸形。在头、颈、肩及背部使用推、拿、按、摩、揉、捏、搽、摇等手法。常用的穴位有大椎、天柱、风池、风府、颈椎夹脊穴等。每天 1 次，每次 20～30 分钟。

（3）中药治疗　中药可选用活血化瘀、舒筋活络等方药，也可外用膏药祛风除湿、解痉止痛，从而促进局部血液循环，减轻神经根的充血水肿，消除局部炎症反应，防止神经粘连。

知识拓展

Mulligan 关节松动术

作为物理治疗师，我们经常讨论手法治疗为什么至关重要，这其中的原因是多方面的。例如：手法治疗可以进行病理力学矫正，产生神经生理效应，增大关节活动范围等。而关节松动术作为手法技术中的一种，是物理治疗师的基本技能之一。

Mulligan Concept（动态关节松动术）是 Brian Mulligan 在他 40 多年的临床生涯当中总结和创立的一种“轻松无痛，立竿见影的方法”。综合了运动医学、传统物理治疗学、整骨医学、骨科学等学科的基本观念及临床经验，是一种以低速度、不同振幅的生理运动和附属运动为治疗手段，以改善和恢复关节生理运动和附属运动为目的的被动手法操作技术。林芳毅研究将 98 例神经根型颈椎病患者，将其随机分为实验组和对照组，每组 49 例患者，两组均采用相同的手法治疗，实验组加用动态关节松动术 Mulligan 技术进行治疗，该技术的主要特点，是能够根据颈椎小关节面的生理结构进行治疗，使患者的神经根与颈椎恢复其原有的生理功能。比较两组预后效果。发现采用动态关节松动术值 Mulligan 技术治疗效果显著，预后效果更高，值得临床推广。

二维码 3-3　课程相关视频

二维码 3-4　测试题

第三节　腰椎间盘突出症康复

学习目标

1. 掌握：腰椎间盘突出症的康复评定方法、康复治疗方法及实施。
2. 熟悉：腰椎间盘突出症的概念、临床分型及临床表现。
3. 了解：腰椎间盘突出的病因及影像学表现。

一、概述

（一）基本概念

1. 定义

腰椎间盘突出症（lumbar disc herniation，LDH）是在腰椎间盘退行性改变的基础上，受到相应的损伤或应力作用，造成腰椎纤维环破裂和髓核组织突出刺激或压迫神经根所引起的一系列症状和体征，是腰腿痛最常见的原因之一。

2. 流行病学

本病好发于 20～50 岁的青壮年人群，占 70%以上，而且男性发病率多于女性，比例约为 4∶1，长期从事体力劳动、剧烈体育运动、伏案功能及弯腰工作的人容易发生本病，下腰部的活动多，L4～L5 最容易发生腰椎间盘突出，发病率高达 96%。

（二）病理生理

椎间盘的生理退变一般是在 30 岁开始，随着年龄的增长和椎间盘不断遭受挤压、扭转的作用，导致纤维性变性和透明变性，髓核含水量减少而失去弹性，椎间盘发生脱水、纤维化导致纤维环由内向外破裂。腰椎间盘突出症的发生主要和椎间盘退变、损伤、妊娠、遗传、发育异常等因素密切相关，而腰部外伤、姿势不当也能引起腰椎间盘突出。具体如下。

（1）椎间盘退变　椎间盘退变是根本原因。腰椎间盘在脊柱的运动和负荷中承受巨大的应力。随着年龄的增长，椎间盘逐渐发生退变，纤维环和髓核的含水量逐渐下降，髓核失去弹性，纤维环逐渐出现裂隙。在退变的基础上，劳损积累和外力的作用下，椎间盘发生破裂，髓核、纤维环甚至终板向后突出，严重者压迫神经产生症状。

（2）损伤　积累损伤是椎间盘退变的主要原因。反复弯腰、扭转等动作最易引起椎间盘损伤，故本病与职业有一定关系。驾驶员长期处于坐位和颠簸状态以及从事重体力劳动者，因过度负荷，均易造成椎间盘早期退变。急性外伤可以作为椎间盘突出的诱发因素。

（3）妊娠　妊娠期间整个韧带系统处于松弛状态，而腰骶部又承受比平时更大的应力，增加了椎间盘突出的风险。

（4）遗传因素　有色人种本病发病率较低。小于 20 岁的青少年患者中约 32%有阳性家族史。

（5）发育异常　腰椎骶化、骶椎腰化和关节突不对称等腰骶部先天发育异常，使下腰椎承受异常应力，均会增加椎间盘的损害。

（三）分型

1. 按突出部位分

（1）中央型　指突出的髓核位于椎间盘的后方正中，压迫神经根和硬膜囊的马尾神经，临床表现为受压神经根和马尾神经受压的症状和体征，严重者可出现双下肢、会阴部及膀胱直肠症状。

（2）后外侧型　是临床上最常见的类型，占 80%左右。突出的髓核位于椎间盘的后外侧，在后纵韧带的外侧缘处，压迫神经根前方中部，临床主要表现为根性放射痛和一系列下肢体征。

（3）外侧型　又称椎间孔型，突出的髓核位于脊神经根外侧椎间孔内，将神经根向内侧挤压。此型不仅有可能压迫同节神经根，亦有机会沿椎管前壁上移而压迫上节神经根，临床表现为根性放射痛。

（4）极外侧型　突出的髓核位于椎管前侧方，甚至进入椎管侧壁或神经根管，引起根性痛。

2. 按突出程度分

（1）膨出型　纤维环内层破裂而外层完整，退变的髓核组织通过纤维环裂隙将外层顶起而膨出。

（2）突出型　纤维环大部分已破裂或完全破裂，退变和破碎的髓核从纤维环裂口突出，达后纵韧带前方，突出的髓核表面覆以完整的后纵韧带。

（3）脱出型　纤维环完全破裂，退变和破碎的髓核从纤维环裂口脱出，并穿过后纵韧带抵达硬膜外间隙位于椎管内。

（4）游离型　纤维环完全破裂，髓核碎块经纤维环破口脱出，穿过后纵韧带并向上或向下移位，有一部分游离于椎管内，甚至可远离突出间隙。

（四）临床表现

1. 症状

（1）腰背痛　临床上以持续性腰背部钝痛为多见，平卧位减轻，站立则加剧，这种疼痛在一般情况下可以忍受，可以做腰部轻微活动及慢步行走。主要部位在下腰背部或腰骶部，可向一侧或两侧放射。持续时间少则 2 周，长者可达数月甚至数年之久。

（2）下肢放射痛　指沿着坐骨神经及其分支行径处的疼痛，即坐骨神经痛，80%以上病例出现此症，轻者表现为由腰部至大腿及小腿后侧的放射性刺痛或麻木感，直达足底部，一般可以忍受；重者则表现为由腰至足部的电击样剧痛，且多伴有麻木感。疼痛轻者虽仍可步行，但步态不稳，呈跛行；重者则卧床休息。并喜欢采取屈髋、屈膝、弯腰侧卧位的“三屈位”。

（3）下腹部痛或大腿前侧痛　在高位腰椎间盘突出症，当腰 1、2、3 神经根受累时，则出现神经根支配区的下腹部腹股沟区或大腿前内侧疼痛。

（4）间歇性跛行　患者长距离行走时引起腰腿痛及麻木加重，当取蹲位或卧床休息后，症状逐渐减轻或消失，始能再次行走，称为间歇性跛行。

（5）肢体麻木和冷感　多与下肢放射痛伴发，单纯表现为麻木而无疼痛者仅占 5%左右。

(6)肌肉痉挛和瘫痪　腰椎间盘突出症肌肉痉挛多发生于神经根长期受压后，通常发生在夜间，持续数秒至数分钟。

(7) 马尾综合征　主要见于后中央型及中央旁型的髓核突出症者，因此临床上少见。其主要表现为会阴部麻木、刺痛，排便及排尿无力，阳痿（男性），以及双下肢坐骨神经受累症状。严重者可出现大小便障碍及双下肢不完全性瘫痪等症状。

2. 体征

腰椎生理曲线消失平腰或前凸减小，可有侧凸畸形。腰椎活动度明显受限，且活动时症状明显加重，一般病例主要是腰椎前屈、旋转及侧向活动受限，合并腰椎椎管狭窄症者，后伸亦受影响。病变部位棘突、棘突间隙及棘旁压痛，压痛点也可出现在受累神经分支或神经干上，如臀部、坐骨切迹、腘窝正中、小腿后侧等。疼痛较重者步态为跛行，亦可出现肌肉萎缩和肌力下降。直腿抬高试验及加强试验阳性多见。L3-4 椎间盘突出时，股神经牵拉试验可能阳性。根据受累神经支配范围可出现相应部位的感觉改变和腱反射的降低或消失。

3. 特殊检查

（1）直腿抬高及加强试验　患者仰卧，双下肢放平，先抬高健侧，记录能抬高的最高度。正常者抬高 80°～90°时，除咽部感觉紧张外无其他不适。再抬高患侧，抬高不能达到正常角度即产生腰痛和下肢放射痛者为阳性，记录其抬高度数。再降低患侧抬高程度至疼痛消失时，将踝关节背屈，症状立即出现，即为加强试验阳性。直腿抬高加强试验可帮助鉴别下肢直腿抬高试验阳性是由于神经还是肌肉因素所引起，是区分真假腰椎间盘突出症的有效方法。

（2）股神经牵拉试验　患者俯卧，患侧膝关节屈曲 90°，将小腿上提，出现股前侧痛为阳性。提示高位腰神经根受刺激，代表 L3-4、L2-3 椎间盘突出。

（3）梨状肌试验　患者仰卧位于检查床上，将患肢伸直，做内收、内旋动作，如坐骨神经有放射性疼痛，再迅速将患肢外展、外旋，疼痛随即缓解，即为梨状肌紧张试验阳性。

（4）屈颈试验　可让患者平卧，四肢自然放平，检查者一手托于患者枕部，另一手按于患者胸前。徐徐将患者颈部屈曲，若能够引发患者腰痛及下肢放射痛，即为阳性。原理是通过屈颈使枕部离开床面，可令脊髓上升 2cm 左右，并使硬膜及神经根受到牵拉，加重了已经发生病变的神经根的紧张程度。

（5）仰卧挺腹试验　可让患者处于仰卧位，双手置于体侧，以枕部及双足跟为着力点，将腹部向上抬起，如可感到腰痛及患侧下肢放射痛，即为阳性。如不能引出疼痛，可在保持上述体位的同时，深吸气并保持 30 秒，至面色潮红，患肢放射痛即为阳性；或在挺腹时用力咳嗽，出现患肢放射疼痛者也为阳性。此试验原理是通过增加腹内压力而增加椎管内压力，以刺激有病变的神经根，引发腰痛及患侧下肢疼痛。

4. 影像学检查

（1）X 线检查　X 线片在判断脊柱骨结构及序列变化上较其他影像学方法有诸多优势，提示椎间盘突出方面的间接征象有局部不稳、椎间隙变窄、代偿性侧凸、牵张性骨赘等，但不能直接显示腰椎间盘突出，因此无直接诊断意义，不能作为诊断腰椎间盘突出症的方法。

（2）CT 检查　CT 及三维重建方法可提高腰椎间盘突出症的检出率。CT 较 X 线片可以更好地观察骨性结构，但对神经、椎间盘等软组织的分辨率较差，较难分辨椎间盘与神经根的关系。

（3）MRI 检查　MRI 为腰椎间盘突出症首选的影像学检查手段。与 CT 相比具有以下优势：无放射性损害、可评估椎间盘退变情况、更好地观察突出椎间盘与神经根的关系。

二、康复评定

（一）生理功能评定

1. 腰椎活动度的评定

腰椎的活动度评定采用量角器测量腰椎的活动范围，是否存在活动受限。一般评定的内容包括：腰椎前屈活动度 90°，后伸活动度 30°，左右侧屈 25°～30°，左右旋转 30°。

2. 疼痛评定

疼痛是腰椎间盘突出症患者的主要临床表现之一，是就诊的主要原因，所以应对患者进行疼痛评定，一般采用视觉模拟评分法（VAS）进行评定。

3. 肌张力和肌力的评定

通过触摸肌肉测试腰背部及双侧下肢的肌张力，用背肌拉力器测定腰背部肌力。

（二）心理功能评定

WHO 推荐使用 Zung 抑郁自评量表对患者进行心理状态评估。

（三）日常生活活动能力评定

腰椎间盘突出症患者常常出现腰痛、下肢放射性疼痛，给患者生活带来不便。采用 Barthel 指数法来评估。

（四）腰椎间盘突出症疗效评定

腰椎间盘突出症疗效评定常采用 Tauffer 和 Coventry 疗效评定量表，结果以良、可、差进行评价。也可采用 Spengler 腰椎间盘突出症评价标准，总分 100 分，分数越高越严重。

（五）社会参与能力评定

主要对患者生活质量、劳动能力进行评估。

三、康复治疗

（一）康复治疗作用

绝大多数腰椎间盘突出症患者经过康复治疗能获得满意疗效，反复发作或症状较重的少数病例，经保守治疗无效，应考虑手术治疗。康复治疗的作用有以下三个方面。

（1）消炎止痛，减少渗出。

（2）促进突出物回纳，促进局部新陈代谢，改善腰椎功能。

（3）增强萎缩肌肉肌力，兴奋神经肌肉。

（二）康复治疗方法

1. 口服药物

一般采用非甾体抗炎药、糖皮质激素、神经营养剂和中枢性肌肉松弛剂。目前临床应用的非甾体抗炎药主要有：阿司匹林、吡罗昔康、吲哚美辛、萘普生、布洛芬、双氯芬酸、美洛昔康、尼美舒利及昔布类药物等。

2. 局部制动、卧床休息

目的是减少局部渗出、水肿，从而减少疼痛。适用于急性疼痛期。卧床休息一般3周左右为宜，卧床休息一段时间后，尽早下床活动，避免肌肉废用性萎缩。

3. 牵引疗法

牵引疗法是治疗腰椎间盘突出症的主要治疗方法，根据牵引力的大小有慢速牵引和快速牵引。慢速牵引是指小重量持续牵引，最常用的是骨盆牵引。骨盆牵引一般采取仰卧位，牵引重量一般从自身体重的 60%开始，逐渐增加到相当于自身体重或增减 10%以内为宜。每日牵引 1～2 次，每次 20～30 分钟。快速牵引由计算机控制，瞬间完成，是由中医的“拉压复位法”和“旋转复位法”发展而来。该牵引的特点是定牵引距离，不定牵引重量，牵引重量会随受牵引者腰部肌肉抵抗力的大小而自动调整，并且多在牵引的同时施加中医的正骨手法。

4. 物理因子治疗

分别用电、光、声、磁、热等物理因子治疗均可解除肌肉痉挛，止痛消炎，增加组织的新陈代谢，从而减轻疼痛，改善关节功能。根据情况可选用单纯超声波、微波、超短波、中频、低频、红外线、紫外线、中药熏蒸或外敷等疗法。是腰椎间盘突出症康复疗法中不可或缺的手段，具有消炎、镇痛、改善局部血液循环、消除神经水肿、促进组织再生的作用。

5. 运动治疗

运动疗法包括核心肌群肌力训练、方向特异性训练、腰痛学校等。应在康复医学专业人员的指导下进行针对性、个体化的运动治疗。运动疗法可在短期内缓解坐骨神经痛，但疼痛减轻幅度较小。手法治疗可改善腰背部疼痛和功能状态，常用的方法有 Maitland 的脊柱关节松动术和 Mckendzie 的脊柱力学治疗法。

6. 中医疗法

（1）推拿　作用是活血化瘀、舒筋通络，松解粘连的组织。一般患者取俯卧位，术者在患者的腰背部采取揉法、按压法、弹拨法、运动关节类手法等，帮助患者扩大椎间孔、减少突出物对神经根的压迫，调节关节紊乱，逐渐恢复萎缩的肌肉和受损的神经功能。

（2）针灸　主要有针刺、电针等，常用的穴位为肾俞、大肠俞、腰阳关、腰俞、腰眼、环跳、阳陵泉、委中穴。每次 30 分钟，10 次为一个疗程。

（3）传统的太极拳、八段锦疗法　通过传统的太极拳和八段锦疗法，活动腰椎，改善局部血液循环。

（三）预防

腰椎间盘突出症是由于退行性变化引起的损伤累积引起的，受伤的累积会加重椎间盘的退化。因此预防的重点是减少累积伤害。日常注意事项：①通常有良好的坐姿，睡觉时床不宜过于柔软。②需要长时间弯腰或长期伏案工作的人，可以通过不断调整坐椅和桌面的高度来改变坐姿。③避免脊柱过载，以免促使和加速椎间盘退变。④应加强背部肌肉训练，增加脊柱内部稳定性，长期使用腰部，尤其需要注意背部肌肉运动，防止肌肉萎缩的后果。⑤如果你需要弯腰去取物体，最好使用髋关节屈曲、膝盖下蹲方法来减轻腰椎间盘背面的压力。

知识拓展

SPS 螺旋稳定肌肉链技术

Richard Smíšek 是享誉国际的捷克国宝级康复专家。他独创的 SPS 螺旋稳定肌肉链健身理论已经有 40 多年的历史，现已推广到十余个国家，是近年来得到国际上高度认可和快速推广的一项理论和技术，在捷克和德国更是进入了各大医院和机构，并纳入了医保系统，已成为人尽皆知的体系。他提出身体有两条极其重要的肌肉链条——垂直肌肉链和螺旋肌肉链，垂直肌肉链用来放松稳定，螺旋肌肉链用来运动稳定。

SPS 体系理论认为脊柱压力的增加是因为目前生活方式和不正确使用身体，导致垂直肌肉链（人体静态稳定的肌肉）和螺旋肌肉链（人体动态稳定的肌肉）失衡，引起脊柱肌肉的失衡和退化以及退变引起的其他疼痛症状。SPS 螺旋稳定肌肉链健身理论和技术不仅对健身健体有重要的作用，更对治疗慢性背痛、椎间盘突出以及脊柱侧弯等有相当有效的疗效。

二维码 3-5　课程相关视频

二维码 3-6　测试题

第四节　肩周炎康复

学习目标

1. 掌握：肩周炎的临床表现、康复治疗方法。
2. 熟悉：肩周炎康复评定、常见功能障碍。
3. 了解：肩周炎发生的病理生理。

一、概述

（一）基本概念

1. 定义

肩周炎（Periarthritis of shoulder）又称为肩关节周围炎，俗称冻结肩、五十肩、漏肩风、凝肩等，是指肩关节周围肌腱、腱鞘、滑囊及关节囊等软组织因损伤、退变而引起的一种慢性无菌性炎症。临床上分为原发性肩周炎和继发性肩周炎，以肩部疼痛和运动功能障碍为主要特征。

2. 流行病学

主要发病年龄为40～70岁，以50岁左右多发。女性发病率高于男性，男女发病率约1∶3，左肩多于右肩，部分患者为双侧性。总体发病率为2%～5%。此外，糖尿病和甲状腺功能减退患者更容易患肩周炎。

（二）病因病理

肩周炎早期组织充血、水肿、炎性渗出及炎性细胞浸润，继之出现组织纤维化，进而出现组织粘连，其确切病因至今不很清楚，一般认为与下列因素有关。

1. 肩部原因

（1）肩周软组织退行性变　多见于中老年人，软组织退行性变，对各种外力的承受能力减弱。

（2）肩周软组织劳损　长期过度劳动，姿势不良等所产生的慢性致伤力均可波及关节囊和周围的软组织，引起关节囊的慢性炎症和粘连。

（3）外伤后肩部固定过久　如上肢骨折后肩部固定过久，肩部活动减少，造成局部血液循环不良，肩周组织继发萎缩、粘连。

（4）肩部急性挫伤、牵拉后治疗不当　由于局部出现炎性渗出、疼痛及肌肉痉挛，治疗不当将会导致肩关节囊和周围软组织粘连，而发生肩关节冻结。

2. 肩外因素

（1）颈椎源性肩周炎　指由于颈椎病引起的肩周炎。临床资料表明，这种肩周炎的特点为先有颈椎病的体征和症状，而后再发生肩周炎。

（2）冠心病　由于冠状动脉供血不足，造成心肌缺血或缺氧而引起的绞痛，疼痛主要位于胸骨后部，常可放射到肩、上肢或背部，左肩及左上肢尤为多见。尚可引起肌肉痉挛，肩关节运动受限，可诱发肩周炎。

（3）其他邻近部位的疾病　包括肺部结核、膈下疾病、胆道疾病等也可发生肩部牵涉痛。另外，本病发生尚与精神心理因素、内分泌紊乱及自身免疫反应等有关。

（三）临床表现

按肩周炎的发生与发展，大致可分为疼痛期、冻结期和恢复期。各期之间无明显界限，病程长短不一，临床表现不同，因人而异，差别很大。

（1）疼痛期　又称为早期、急性期或冻结进行期，持续时间为10～36周。该期主要的临床表现为肩关节周围疼痛。疼痛多局限于肩关节的前外侧，可延伸到三角肌的止点，常涉及肩胛区、上臂或前臂。局部压痛点多位于结节间沟、喙突、肩峰下滑囊或三角肌附着处、冈上肌附着处、肩胛内上角等处。

（2）冻结期　又称为中间期、慢性期或僵硬期，持续时间为4～12个月。该期病人疼痛症状减轻或消失，但压痛范围仍较为广泛。各方向的活动范围明显缩小，以外展、外旋、上举、后伸等最为显著，严重时影响日常生活，如梳理头发、穿脱衣服、举臂抬物、向后背系扣、后腰系带等动作均有一定程度的困难。

（3）恢复期　又称末期、解冻期或功能恢复期，持续时间为5～26个月。该期仅有个别病人仍有轻微的疼痛，大多数病人不仅肩痛基本消失，且随着日常生活、劳动及各种治疗措施的进行，肩关节的活动范围逐渐增加，肩关节周围关节囊等软组织的挛缩、粘连逐渐消除，外旋活动首先恢复，继尔为外展和内旋活动。除了各期表现的肩部疼痛、肩关节活动受限外，患肩明显怕冷，即使在暑天肩部也不敢吹风。

（四）主要康复问题

因肩周炎的主要临床特点为肩关节疼痛和功能障碍，所以本病的康复问题主要是缓解疼痛和改善肩关节功能，提高生活质量。不同病理阶段患者存在的康复问题有所不同。

（1）疼痛期　局部肌肉痉挛和肩周疼痛。

（2）冻结期　局部软组织粘连和肩关节活动功能受限。

（3）恢复期　肩关节活动范围逐渐增加和肌肉萎缩。

二、康复评定

（一）肩关节活动度的评定

肩关节的活动度评定采用量角器测量患者肩关节屈、伸、外展、内旋及外旋等活动度，应与健侧进行对比。正常肩关节的活动度：前屈0°～180°，后伸0°～60°，外展0°～180°，内旋0°～70°，外旋0°～90°。

（二）疼痛评定

疼痛是肩周炎患者的主要临床表现之一，是就诊的主要原因，所以应对肩周炎患者进行疼痛评定，一般采用视觉模拟评分法（VAS）进行评定。

（三）肩关节功能评定

1. 肩关节功能评价

根据患者疼痛、ROM、ADL、肌力及关节局部形态等方面进行综合评定，总分为100分。疼痛，患者自觉疼痛的程度和是否影响活动评分，最高30分；ROM，患侧肩关节ROM的大小评分，最高25分；ADL，穿上衣、梳头、翻衣领、系围裙、使用手纸、擦对侧腋窝及系腰带等7项日常生活活动评分，最高5分，共35分；肌力，Lovette6级分类法对肩关节的五大肌群（前屈、外展、后伸、内旋及外旋肌群）的肌力进行综合评分，最高位5分；肩关节形态，肩关节有无脱位、畸形、假关节形成及程度进行评分，最高5分。其中疼痛、ROM及ADL总分占90%，M及F总分占10%。分值越高，肩关节功能越好。见表3-7。

表3-7　肩关节功能评价量表

项目	评分标准						得分
疼痛（总分30分）	无						30
	有时略痛，活动无障碍						25
	轻度疼痛，普通活动无障碍						20
	中度疼痛，尚能忍受						10
	高度疼痛，活动严重受限						5
	因疼痛完全不能活动						0
肩关节活动范围（总分25分）		6	5	4/3	2	1	0
	前屈	＞150°	149°～120°	119°～90°	89°～60°	59°～30°	＜29
	外展	＞150°	149°～120°	119°～90°	89°～60°	59°～30°	＜29
	外旋		＞60°	59°～40°	39°～20°	19°～10°	＜10
	内旋		＞60°	59°～40°	39°～20°	19°～10°	＜10
	后伸			＞45°	44°～30°	29°～15°	＜14
肌力（总分5分）	5级	4级	3级	2级	1级	0级	
	5	4	3	2	1	0	
日常生活活动能力（总分35分）			容易完成	勉强，疼痛、苦难		无法完成	
	穿上衣		5	3		0	
	梳头		5	3		0	
	翻衣领		5	3		0	
	系围裙		5	3		0	
	使用手纸		5	3		0	
	擦对侧腋窝		5	3		0	
	系腰带		5	3		0	
局部形态（总分5分）	无异常		轻度异常	中度异常		中度异常	
	5		3	2		2	

2. 改良 UCLA 评分

见表 3-8。

表 3-8 改良 UCLA 评分

项目	评分
疼痛	1 持续性、不能忍受、经常服用强止痛药 2 持续性、但能忍受、偶尔服用强止痛药 4 休息时不痛，轻活动时痛，经常服用水杨酸制剂 5 仅在重体力或剧烈运动时疼痛，偶尔服用水杨酸制剂 8 偶尔轻微疼痛 10 不痛
功能	1 不能使用患病的手臂 2 仅能轻微活动 4 能轻微家务劳动或多数日常活动 5 多数家务劳动，洗头，购物，驾驶 8 仅轻微受限，能做肩关节水平以上的工作 10 活动正常
肌力和运动	1 关节僵硬和畸形 2 关节僵硬，良好功能位 4 肌力：差到可，肢体抬高不到 60°，内旋小于 45° 5 肌力：可到良，肢体抬高到 90°，内旋 90° 8 肌力：良到正常，肢体抬高达 140°，外旋 20° 10 肌力正常，活动范围接近正常

三、康复治疗

（一）康复治疗作用

（1）消炎止痛，减少渗出。

（2）松解粘连，缓解肌肉痉挛，促进局部新陈代谢，改善肩部关节功能。

（3）增强萎缩肌肉肌力，恢复关节活动范围。

（二）康复治疗方法

1. 局部制动

目的是减少局部渗出、水肿，从而减少疼痛。适用于急性疼痛期。

2. 口服药物

如非甾体抗炎药，镇痛的效果有限，适用于疼痛期。目前临床应用的非甾体抗炎药主要有阿司匹林、吡罗昔康、吲哚美辛、萘普生、布洛芬、双氯芬酸、美洛昔康、尼美舒利及昔布类药物等。

3. 超声引导下局部痛点及关节腔封闭

关节腔内注射药物大多为激素类或抑制神经类药物，包括玻璃酸钠和类固醇激素。注射类固醇激素相比口服运用更加普遍、起效更快，同时减少全身不良反应，广泛运用肩周炎的治疗。长期使用类固醇激素易使关节感染、全身骨质疏松，建议注射不超过 6 次。

4. 物理因子治疗

各期均可以使用。分别用电、光、声、磁、热等物理因子治疗均可解除肌肉痉挛，止痛消炎，增加组织的新陈代谢，从而减轻疼痛，改善关节功能。根据情况可选用单纯超声波、微波、超短波、中频、低频、红外线、紫外线、中药熏蒸或外敷等疗法，体外冲击波治疗对于肩周炎有较好的治疗效果。

5. 运动治疗

适用于冻结期或恢复期。可以改善萎缩肌肉肌力，松解局部粘连，扩大肩部活动范围。运动疗法通常采用关节松动术和主动运动。

（1）关节松动术　在疼痛期因疼痛剧烈，应多应用一级手法，即在关节活动的起始端小范围地松动。在缓解期，因肩关节活动受限，应多应用二、三级手法。对于合并有肩关节半脱位或严重骨质疏松的患者应慎用或不用。增加肩前屈，可使用前屈向足侧滑动。增加肩外展，可使用外展向足侧滑动。增加肩前屈和内旋，可使用前后向滑动。增加肩后伸和外旋，可使用后前向滑动。

（2）主动运动　有助于恢复肩关节的灵活性、柔韧性、力量和稳定性。既要有足够的锻炼次数和锻炼时间，又要循序渐进，才能取得明显效果。锻炼以引起轻微疼痛为度，但应避免引起剧烈疼痛。一般每日要锻炼 2～3 次，每次 15～30 分钟。锻炼内容包括肩部 ROM 练习和增强肩胛带肌肉的力量练习。常用具体方法如下。

① 仰卧位，患肢外展并屈肘，作肩内旋和外旋主动运动或助力运动。

② 双手持体操棒或利用绳索滑轮装置由健肢帮助患肢作肩各轴位的助力运动。

③ 双手握肋木下蹲，利用躯干重心下移作牵伸肩部软组织的牵伸练习。

④ 利用肩轮等器械进行肩部主动运动。

⑤ 利用哑铃作增强肩胛带肌肉的抗阻运动。

⑥ 医疗体操

a. 手指爬墙：患者面对墙壁站立，用患侧手指沿墙缓缓向上爬动，使上肢尽量高举，到最大限度，在墙上作一记号，然后再徐徐向下回原处，反复进行，逐渐增加高度。患侧靠墙站立，上肢外展，沿墙壁手指向上方爬行，余同上。

b. 背后助拉：患者可取站立或坐位，将双手在身体背后相握，掌心向外，用健侧的手牵拉患肢，一牵一松，并逐渐提高位置，以尽量摸到肩胛骨下角为度。

c. 抱颈：患者双手交叉抱住颈项，相当于双耳垂水平线，两肘臂夹住两耳，然后用力向后活动两肘，重复进行。

d. 旋肩：患者站立，患臂自然下垂，肘部伸直，患臂由前向上向后划圈，幅度由小到大，反复数遍。

e. 展翅：站立，两脚同肩宽，两臂伸直向两侧抬起（外展）和身体成 90°，手心向下成飞翔状。

6. 肌内效贴扎治疗

其材质具有伸缩性，可改善肿胀与静脉功能，促进淋巴循环，加速局部炎症因子的代谢，缓解疼痛，保护软组织，放松痉挛的肌肉，改善关节活动范围。

7. 中医疗法

（1）针灸　针灸治疗遵循分期治疗原则。疼痛期应先缓解疼痛，沿经络选择远端穴位，结合局部穴位和阿是穴，进行强刺激。冻结期及功能恢复期，应先矫正肩关节运动障碍，并采取病因模式辨证，沿经络结合阿是穴局部邻近选穴。

（2）推拿　在疼痛期推拿宜采用轻手法，待疼痛减轻后可加主动运动。目的是增强代谢，消除水肿，缓解疼痛，保持肩关节功能。冻结期和恢复期可采用稍重手法，并结合被动运动，目的是缓解疼痛，松解粘连，扩大无痛活动范围，恢复局部肌肉功能。

（3）八段锦　八段锦是指由八段连续动作组成的强身健体和养生延年的一种功法。“八段”是指其动作有八节；“锦”有典雅华美之意，通过肢体躯干合理的屈伸俯仰，使全身筋脉得以拉伸舒展，起到调和脏腑、行气活血、通经活络、增强体质的作用。其中第一、二、三、四式对肩周炎及颈肩疾病有很好的预防和治疗作用。

8. 手术治疗

伴有严重关节挛缩及关节活动功能障碍，经非手术治疗无明显改善者，可以考虑外科手术治疗。术后应当及时进行康复训练，才能取得较好疗效。

（三）预防

在日常生活中注意防寒保暖，特别是避免肩部受凉，对于预防肩周炎十分重要。经常伏案、双肩经常处于外展姿势工作的人群应注意调整姿势，避免造成慢性劳损和积累性损伤。肩周炎的锻炼非常重要，可经常打八段锦、太极拳，或进行双臂悬吊，或使用拉力器、哑铃进行运动，注重双肩关节活动度训练。同时要注意运动量，以免造成肩关节及其周围软组织的损伤。

知识拓展

小针刀疗法

小针刀疗法是一种介于手术方法和非手术疗法之间的闭合性松解术。是在切开性手术方法的基础上结合针刺方法形成的。小针刀疗法操作的特点是在治疗部位刺入深部到病变处进行轻松的切割，剥离有害的组织，以达到止痛祛病的目的。其适应证主要有颈椎病、腰椎间盘突、骨刺、屈指肌腱狭窄性腱鞘炎、膝骨关节炎、跟痛症、肩周炎、肱骨外上髁炎（网球肘）等疾病。小针刀疗法的优点是治疗过程操作简单，不受任何环境和条件的限制。治疗时切口小，不用缝合，对人体组织的损伤也小，且不易引起感染，无不良反应，患者也无明显痛苦和恐惧感，术后无需休息，治疗时间短，疗程短，患者易于接受。著名骨科专家尚天裕教授评价为：“针刀医学是熔中西医学于一炉的新学科，既有中医的长处、又有西医的优点。”

二维码 3-7　课程相关视频

二维码 3-8　测试题

第五节　关节炎康复

学习目标

1. 掌握：强直性脊柱炎、类风湿关节炎和骨性关节炎的定义；康复评定方法；康复治疗方法及实施。
2. 熟悉：强直性脊柱炎、类风湿关节炎和骨关节炎的病理及临床表现。
3. 了解：强直性脊柱炎的病因及发病机制；类风湿关节炎的病因；骨关节炎康复治疗的原则及目标；强直性脊柱炎和类风湿关节炎的康复治疗目的及意义。

一、骨性关节炎

（一）概述

1. 基本概念

（1）定义　骨性关节炎（osteoarthritis，OA）称之为骨性关节病、退行性关节病、增生性关节炎，是一种极其常见的关节炎，主要表现为关节软骨和软骨下骨质发生病变，并在关节边缘形成骨赘。临床上分为原发性骨性关节炎和继发性骨性关节炎，好发于承重关节，主要见于膝关节、髋关节，出现不同程度的关节僵硬，功能衰退丧失。

（2）流行病学　本病好发于中老年人，一般女性发病率高于男性，其患病率随年龄增长而增加，60 岁以上的人群中患病率可达 50%，75 岁的人群则达 80%。该病的致残率可高达 53%，是导致老年人疼痛和致残的主要原因之一。

2. 病因病理

骨性关节炎的发生根据有无局部和全身致病因素，将 OA 分为原发性和继发性两类，本病一般认为与年龄、软骨营养与代谢异常、累积性创伤、关节负重有关。其发生发展是一种长期、慢性的过程，关节软骨发生软化、糜烂、软骨下骨外露，关节软骨、关节囊及其周围组织改变使得关节面中力量失衡，不断加重病变，最终关节面完全破坏、出现畸形。

（1）原发性骨关节病　其基本病因是人体成熟后的逐渐老化及退行性变在骨关节方面的表现，正如心脏老化出现心力衰竭一样，关节也会出现关节衰竭。

成人关节软骨内的营养物质是由滑膜血管丛弥散到滑液内，再通过软骨基质到达软骨细胞的。关节软骨本身并无神经、淋巴管及血管，也不直接与血管接触。软骨基质由胶原和糖蛋白组成框架，其中镶嵌软骨细胞，含有约80%的水分。当关节活动时，关节透明软骨面之间产生相互的压缩和放松作用。压缩时基质内液体溢出，放松时液体进入基质，如此反复交替进行，以保持关节软骨细胞的营养供给。若这种营养供给渠道逐渐老化、萎缩，甚至出现闭塞，则软骨基质可发生改变，进而使软骨细胞退化和死亡，产生骨关节病的一系列病理生理与病理解剖改变。

（2）继发性骨关节病　所谓继发性骨关节病，是指因某种已知原因，例如外伤、手术或其他明显因素而导致的软骨破坏或关节结构改变。由于关节面摩擦或压力不平衡等因素而造成关节面退行性变。在此类病例，大多数可以找到解剖学或素质上的异常，因而有人认为骨关节病都是继发性的。

各种关节部位的创伤、炎症、异常代谢产物沉着、反复出血后大量铁质沉积，以及在关节内注射肾上腺皮质类固醇及烷化剂等，均可使关节软骨细胞或基质直接遭到破坏，或是因破坏软骨的营养而使之退化，逐渐被磨损，产生继发性骨关节病。

3. 临床表现

（1）症状　本病起病缓慢，无全身症状。通常为多关节发病，也有单关节发病者。受累关节可有持续性隐痛，活动增加时加重，休息后好转。疼痛常不严重，气压降低时加重，故与气候变化有关。有时可有急性疼痛发作，同时有关节僵硬感，偶尔可发现关节内有摩擦音。久坐后关节僵硬加重，但稍活动后反而好转，有人称之为“休息痛”。后期关节肿胀、增大及运动受限，但很少完全强直，一般表现为骨阻滞征。

（2）体征　一般骨性关节炎出现关节肿胀和畸形，常见的会出现 Heberden 结节。

（3）X 线片　在疾病早期无明显改变，疾病进行期出现关节间隙变窄、关节边缘尖锐并有骨赘形成，晚期出现关节边缘骨质硬化程度增加。

4. 主要康复问题

因骨性关节炎的主要临床特点为疼痛、关节僵硬和功能障碍，受到疼痛和僵硬影响，患者的心理功能、日常生活活动能力、社会参与能力都会受限。因此以本病的康复问题主要是缓解疼痛和提高运动功能，提高生活质量和社会参与能力。

（二）康复评定

1. 生理功能评定

（1）疼痛评定　疼痛是骨关节炎出现的最早、最典型的症状，一般可采取视觉模拟评分法（VAS）来进行评定，评定治疗前后的效果。此方法简单易行，相对比较客观，而且敏感。

（2）疾病严重程度评定　根据X线检查结果，可将骨性关节炎的严重程度分为0～4级。见表3-9。

表3-9　OA严重程度评定标准

关节	分级
远端指间关节	0　正常 1　一个小骨赘 2　两个关节确切小骨赘，轻度软骨下硬化 3　中度骨赘，骨端轻度畸形，关节间隙变窄 4　大骨赘，骨端畸形，关节间隙消失，有囊肿
近端指间关节	0　正常 1　一个小骨赘 2　两个关节确切小骨赘，一个关节间隙变窄 3　多关节中度骨赘，骨端轻度畸形 4　大骨赘，骨端畸形，关节间隙明显狭窄，软骨下硬化
膝关节	0　正常 1　可疑关节间隙变窄疑似有骨赘 2　确切骨赘，可有关节间隙变窄 3　中度多发骨赘，骨端硬化，畸形，关节间隙变窄 4　大骨赘，骨端畸形，关节面严重硬化
髋关节	0　正常 1　股骨头周围可见骨赘 2　确切骨赘，下方关节间隙变窄 3　轻度骨赘，畸形，囊肿，关节间隙变窄 4　大骨赘，畸形，囊肿，关节间隙明显狭窄

（3）关节活动范围评定　通过ROM测定，确定关节活动受限程度，分析障碍范围，提供合适的治疗方法和疗效评定。

（4）肌力评定　徒手肌力评定骨性关节炎患者的肌力。

2. 心理功能评定

结合OA患者的心理特点来进行评估，是否有焦虑，抑郁。

3. 日常生活能力评定

关节疼痛、僵硬以及活动障碍等不同程度影响了患者日常生活能力，评估患者日常生活能力，对于选择康复治疗方法尤为重要。

4. 社会参与能力评定

评估社会参与能力可用Meenan关节影响测定量表（arthritis impact measurement scale，AIMS）来评定。

（三）康复治疗

1. 康复治疗作用

（1）消炎退肿，缓解疼痛。

（2）保持关节和肢体活动功能。

（3）增强患肢肌力，预防和治疗肌萎缩。

（4）增加关节稳定性，防止关节畸形和疼痛复发。

2. 康复治疗方法

（1）休息　一般骨性关节炎患者无需卧床休息，对急性期肿痛严重的关节宜局部休息，以利于缓解疼痛和炎症。如为多个关节受累、应用抗炎药物治疗后未能控制症状者，则宜卧床休息。但过多休息会引起关节僵硬。应有适当活动，但不应引起关节的明显疼痛。

（2）药物治疗　疼痛明显及多关节受累者可适当采用非甾体抗炎药（NSAID）。这类药物具有抗炎、止痛和解热作用，临床常用的有吲哚美辛、萘普生、双氯芬酸、美洛昔康等。维生素D通过骨的矿化和细胞分化对骨性关节炎发挥作用。

（3）运动疗法　运动疗法包括被动活动、主动助力活动、主动活动（包括等长、等张及等速练习）、增强肌力活动（等长、等张练习）、肌耐力练习和牵张练习等。能缓解疼痛，防止肌肉萎缩及粘连，保持关节活动度。

（4）物理因子治疗

① 热疗：包括热水浴、热敷、蜡疗、温泉浴、红外线疗法等，有利于关节炎患者缓解疼痛。

② 低中频电疗法：如音频电疗法、干扰电疗法、调制中频电疗法等，可促进局部血液循环。

③ 高频电疗法：如短波、超短波、微波等，具有消炎、镇痛、缓解肌肉痉挛、改善血液循环作用。

（5）中医疗法

① 针灸治疗：针灸具有疏通经络、活血行气、温经散寒的功效，腰部常用腧穴有腰夹脊、腰眼、肾俞、大肠俞、命门、腰阳关等，下肢部常用腧穴有阳陵泉、阴陵泉、足三里、血海、梁丘、委中、绝骨、昆仑、太溪、商丘、照海等。每日1次，每次30分钟。

② 推拿治疗：推拿具有松解粘连、矫正关节畸形、促进炎症介质吸收等作用，常用手法有点按、搓、揉、拿、拔伸等理筋手法和正骨手法。

（6）手术治疗　如保守治疗无效，可选择手术治疗。手术治疗的目的是减轻或消除疼痛，防止或矫正畸形，防止关节破坏继续加重，改善关节功能。手术治疗包括骨赘切除术、关节固定术和人工关节置换术等。

二、类风湿关节炎

（一）概述

1. 基本概念

（1）定义　类风湿关节炎（rheumatoid arthritis，RA）是一种以侵蚀性、对称性多关节炎为主要临床表现的慢性、全身性自身免疫性疾病确切发病机制不明，基本病理改变为关节滑膜的慢性炎症、血管翳形成，并逐渐出现关节软骨和骨破坏，最终导致关节畸形和功能丧失，早期诊断、早期治疗至关重要。

（2）流行病学　本病可发生于任何年龄，但多见于30岁以后，一般女性发病率高于男性，比例约为3∶1。

2. 病因病理

类风湿关节炎的病因和发病机制极为复杂，至今未完全阐明。不同类型其病因不尽相同，即使在同一类型中也存在异质性。遗传、激素、环境等因素参与类风湿关节炎发病。本病好发于感染病毒者、性激素异常者、吸烟人群、直系亲属有类风湿关节炎病史者等人群。RA是在易感基因基础上，启动了T细胞活化和自身反应，引起炎症因子、自身抗体的增多，导致关节组织的炎症损伤、骨破坏。

RA的基本病理变化表现为关节滑膜炎、类风湿关节炎、类风湿结节。

3. 临床表现

类风湿关节炎的典型症状为关节疼痛、肿胀、晨僵、畸形，本病可并发胸膜炎、心瓣膜炎等疾病。发病初期，患者常常感觉关节疼痛，并在晨起时感觉关节僵硬，持续1小时以上可自如活动。发病的关节通常是对称的，最常见于近侧的指间关节，其次是双手掌指关节、腕关节、膝关节肘关节等。由滑膜肿胀和关节腔积液导致的，患者此时的主动和被动关节活动均会受到限制。会发生受累关节脱位或半脱位，外观看起来有关节畸形。患者可能出现发热、疲劳无力、食欲减退、体重减轻、手足盗汗、全身不适感等全身症状。

4. 实验室及影像学检查

（1）血常规　多数活动期患者有轻至中度正细胞低色素性贫血，白细胞数大多正常，有时可见嗜酸性粒细胞和血小板增多。

（2）炎性标志物　炎症的活动期，血沉增快、C反应蛋白增高。

（3）自身抗体

① 类风湿因子：常规检查IgM型RF，60%～70%的RA患者在活动期血清中出现阳性，但其并非特异性抗体，约有25%的患者可为阴性。

② 抗角蛋白抗体谱：这些抗体在类风湿关节炎早期甚至尚未出现临床症状之前，就可能阳性，并且具有一定的特异性，目前已广泛应用于类风湿关节炎的早期诊断和鉴别诊断，尤其是血清RF阴性、临床症状不典型患者。

（4）影像学检查　目前常用的方法包括X线平片、CT、MRI检查。X线平片由于价廉、快速而被广泛使用，但其不易查出早期病变。CT检查图像相对清晰，能发现骨质病变，但对软组织及滑膜效果不佳。MRI是目前最有效的影像学检查方法，能较早地发现病变，尤其对观察关节腔内的变化更为有效。

（二）康复评定

（1）疾病活动性评定　参考美国风湿病学会（ACR）所制定的疾病活动期标准，见表3-10。

表 3-10　类风湿关节炎活动性标准

关节活动	检查项目
轻度活动	晨僵时间为 0 小时 关节疼痛指数小于 2 关节肿胀数为 0 握力女性大于 23.99mmHg，男性大于 33.33mmHg 行 16.5m 所需时间小于 9 秒 血沉率小于 11mm/h
中度活动	晨僵时间为 1.5 小时 关节疼痛指数小于 12 关节肿胀数为 7 握力女性大于 13.33mmHg，男性大于 18.66mmHg 行 16.5m 所需时间 13 秒 血沉率小于 41mm/h
明显活动	晨僵时间大于 5 小时 关节疼痛指数大于 34 关节肿胀数大于 23 握力女性大于 5.99mmHg，男性大于 7.33mmHg 行 16.5m 所需时间大于 27 秒 血沉率大于 92mm/h

（2）疾病稳定性评定　参考美国风湿病学会 ACR 所制定的疾病稳定期标准，具体见表 3-11。

表 3-11　类风湿关节炎稳定性评估标准

检查项目	评定标准
晨僵时间	不超过 15 分钟
疲劳感	无疲劳
关节	无疼痛
关节软组织	肿胀
血沉	女性不超过 30mm/h，男性不超过 20mm/h

（3）关节活动度评定　关节活动度的测量是类风湿关节炎功能评定的重要方面。ROM 检查最好用角度计或量规器精确测量，左右对比，患者主动活动范围即主动 ROM 与被动（检查者外力活动关节）ROM 对比。

（4）疼痛评定　根据患者情况采用 VAS 评定方法来进行疼痛评定。

（5）心理功能评定　中重度类风湿关节炎患者常存在焦虑、敏感、自卑而孤僻、情绪反应强烈。一般可采用焦虑自评量表（SAS）和抑郁自评量表（SDS）对类风湿性关节炎患者进行调查并评定。

（6）日常生活能力评定　关节疼痛、僵硬以及活动障碍等不同程度影响了患者日常生活能力，评估患者日常生活能力，对于选择康复治疗方法尤为重要。可以采用 Barthel 指数分级法、Katz 指数分级法、PULSES 功能评定量表等方法。

（三）康复治疗

1. 药物治疗

（1）非甾体抗炎药　包括吲哚美辛、布洛芬、吡罗昔康、塞来昔布、萘丁美酮、尼美舒利等，具有解热、镇痛、消炎的作用。对于活动期类风湿关节炎患者能够减轻炎症的症状和体征，改善关节功能，但无法消除产生炎症的原因，常见不良反应包括恶心、呕吐、上腹疼痛、消化道溃疡出血、肾功能损害、皮疹、血细胞减少等。

（2）糖皮质激素　可迅速减轻临床症状，但长时间使用可引起水钠代谢和糖、脂肪、蛋白质代谢紊乱，还可能产生严重感染、骨质疏松、白内障等不良反应，常用药物有曲安奈德、倍他米松等。

（3）抗风湿药物治疗　常用药物包括甲氨蝶呤、来氟米特、柳氮磺吡啶、艾拉莫德、羟氯喹等。经单药规范治疗仍未达标者，建议联合用药。

（4）植物药物治疗　植物药物治疗也可用于类风湿关节炎治疗，可改善关节肿痛症状，具有减轻炎症、延缓关节破坏等作用，常用药物包括青藤碱和白芍总苷。青藤碱可引起皮疹、皮肤瘙痒、血细胞减少等不良反应，有哮喘病史、再生障碍性贫血患者慎用。

（5）生物制剂　一般有 TNF 拮抗剂、IL-6 受体拮抗剂等。

2. 手术治疗

包括人工关节置换和滑膜切除手术，前者适用于较晚期有畸形并失去功能的关节，滑膜切除术可以使病情得到一定的缓解，但当滑膜再次增生时病情又趋复发，所以必须同时应用抗风湿药物。

3. 运动治疗

运动治疗可防止及矫正畸形、预防肌萎缩、保持日常生活活动能力。主要是关节活动范围及肌力的练习，在练习前可先进行热疗，以使肌肉等软组织松弛和增加患部的血液供应。运动治疗包括关节被动活动、主动助力活动、关节主动活动、等长肌肉收缩、等张肌肉收缩、抗阻力活动、肌耐力训练、牵引训练等。在急性期，制动的关节周围肌肉应作等长肌肉收缩，防止肌肉萎缩。在慢性期，在关节炎症稳定后，为增加肌力，可进行等张肌力训练。

4. 物理因子治疗

（1）冷疗　冷疗方式有冷泉、冷水浴、冰（冰袋）、液氮冷冻喷雾等，具有减少组织渗出、促进炎症消退、水肿吸收和镇痛的作用，适用于急性炎症期。

（2）温热疗法　可以起到改变局部循环、加速炎症消退、缓解肌肉痉挛、增加软组织伸展性及毛细血管通透性的作用。主要包括：①全身温热疗法，有温泉浴、蒸汽浴、热水温浴、哈巴德水槽浴、全身沙浴、全身热泥浴等。②局部热疗，有热袋、红外线照射、蜡疗、中药熏药、电热手套等，对全身影响较小。

（3）电疗　包括直流电离子导入、低中频脉冲电治疗、高频脉冲电治疗。中低频脉冲电治疗可以提高痛阈，缓解疼痛，防治肌肉萎缩。高频脉冲电治疗可以改善局部血液循环、消炎、镇痛、降低肌张力。

5. 作业疗法

作业疗法能改善患者功能，提高社会适应能力，是对患者身心健康都有利的一种综合疗法。在炎症稳定后，开始进行作业训练。除了进行一些维持日常生活活动的训练外，如进食、梳洗、更衣、写字、站立、行走、蹲下、上下阶梯等。作业训练应根据部位不同作适当的选择，上肢肩、肘关节的伸屈功能训练可选择拉锯、刨削等活动；手指关节活动能力及手指精细活动训练可选择绘画、书法、刺绣、缝纫、编织、弹琴等训练；下肢的功能练习，可采用脚踏缝纫机、功率自行车等，增强髋、膝、踝等关节的活动功能。

6. 中医疗法

（1）针灸治疗　针灸能促进血液循环，调节机体免疫力，促进细胞因子的释放，起到消炎镇痛、消除肿胀，延缓或防止关节畸形，恢复缓解正常活动度。选穴主要以手足三阳经、阿是穴及督脉穴位为主。

（2）小针刀疗法　小刀疗法可以松解粘连，促进局部血液循环，加速局部的新陈代谢，改善关节活动障碍，矫正畸形，并且有利于损伤组织的早期修复。

（3）推拿疗法　推拿能够改善病损关节的血液循环，降低炎症，松解粘连，防止关节挛缩、僵直，改善关节活动度。常用的手法有推、拿、揉、捏等。对已畸形的关节切忌使用暴力，以免发生骨折。

7. 心理疗法

类风湿关节炎患者如产生焦虑、无助、绝望等心理障碍，应对患者进行心理治疗。治疗包括支持疗法、暗示疗法、心理疏导、适当的文体娱乐活动，使患者摆脱忧虑、悲观、抑郁状态，增强战胜疾病和自我生活的信心。

三、强直性脊柱炎

（一）概述

1. 基本概念

（1）定义　强直性脊柱炎（ankylosing spondylitis，AS）是一种结缔组织疾病，主要侵犯骶髂关节、脊柱关节、椎旁软组织及外周关节，可伴发关节外表现，严重者可发生脊柱畸形和关节强直。

（2）流行病学　强直性脊柱炎多发于青壮年，发病年龄多在 20～30 岁，45 岁以后很少发病。强直性脊柱炎患病率与种族、地区、性别、年龄等密切相关，患病率在各国报道不一，我国普通人群患病率为 0.25%～0.3%。男女比例为（6～8）：1，女性患者发病病情较轻，一般以外周关节表现为常见。

2. 病因病理

强直性脊柱炎的病因尚不明确，目前认为是遗传、环境、感染、免疫等多种因素共同作用引发的多基因遗传病。本病属于多基因遗传病，主要易感基因是*HLA-B27*。此外，AS可能还与泌尿生殖道沙眼衣原体、志贺氏菌、沙门氏菌和结肠耶尔森菌等某些肠道病原菌感染有关，这些病原体激发了机体炎症和免疫应答，造成组织损伤而参与疾病的发生和发展。

强直性脊柱炎的早期主要表现为骶髂关节炎，晚期表现为椎体方形变、韧带钙化及脊柱“竹节变”等。其病理特点主要包括附着点炎和滑膜炎，其病理过程类似于类风湿性关节炎变化，但关节软骨和滑膜腐蚀较轻，主要改变是关节囊、滑膜、韧带、纤维环和肌腱骨附着点等非特异性炎症、逐渐纤维化、骨化。

3. 临床表现

强直性脊柱炎一般起病比较隐匿，早期可无任何临床症状。典型症状是炎性腰背痛。随病情进展，会出现相应部位疼痛或脊柱畸形，甚至并发眼部、肾脏和肺部病变。首发症状常为下腰背痛伴晨僵，也可表现为单侧、双侧或交替性臀部、腹股沟向下肢放射的酸痛等。症状在夜间休息或久坐时较重，活动后可以减轻，对非甾体抗炎药反应良好，一般持续大于3个月。晚期可有腰椎各方向活动受限和胸廓活动度减低，随着病情进展，整个脊柱常自下而上发生强直。最典型和常见的表现为炎性腰背痛，附着点炎多见于足跟、足掌部，也见于膝关节、胸肋连接、脊椎骨突、髂嵴、大转子和坐骨结节等部位。

4. 影像学检查

放射学检查是诊断本病的关键。通过常规X线片、CT检查、MRI检查来了解骶髂关节的变化。

5. 实验室检查

约90%的患者HLA-B27阳性（无诊断特异性）；类风湿因子（RF）阴性；活动期可有血沉、C反应蛋白、免疫球蛋白（尤其是IgA）升高。

6. 康复主要问题

因强直性脊柱炎的主要临床特点为疼痛、关节僵硬和功能障碍，受到疼痛和僵硬影响，患者的心理功能、日常生活活动能力、社会参与能力都会受限。因此以本病的康复问题主要是缓解疼痛和提高运动功能，提高生活质量和社会参与能力。

（二）康复评定

1. 疼痛评定

（1）总体疼痛评定　采用视觉模拟评分法（VAS）来进行评定，评定治疗前后的效果。

（2）脊柱痛评定　0分，触诊和叩诊无疼痛；1分，触诊和叩诊或活动时有轻度疼痛；2分，触诊和叩诊或活动时有中度疼痛；3分，轻度触诊和叩诊或活动时有疼痛，并有中度到重度的活动受限；4 分，轻度触诊和叩诊时及脊柱基本不动时也有不能耐受的疼痛。

2. 脊柱运动功能评定

（1）改良 Schober 指数　患者直立位，在髂嵴连线与正中线交点向上 10cm 处及向下 5cm 处分别划一线作标志。令患者腰椎前屈（保持双膝伸直），在弯腰情况测量两点之间的距离，如大于 14cm 则表明患者腰椎前屈功能良好，小于 14cm 表示胸腰椎前屈功能受限。

（2）指尖地面距离　用以评定前屈功能。患者直立位，膝关节伸直，向前用力弯腰以中指指尖触地，测量中指尖与地面距离，正常为 0～10cm，距离越大说明脊柱前屈功能障碍越严重。注意髋关节病变将影响结果。

（3）脊柱侧屈评定　患者直立位，尽可能侧屈脊柱，测量侧屈侧中指指尖与地面的距离。

（4）下颌胸骨距　此法主要评定颈椎前屈功能，患者取坐位，颈部前屈，测量下颌至胸骨体上缘距离，正常为 0cm，大于 0cm 为异常。

（5）胸廓活动度评定　患者直立，在第四肋间隙水平（女性乳房下缘）测量深呼吸气和深呼吸气时的胸围差，差值＜2.5cm 则胸廓活动度减小，活动受限。

（6）Keitel 功能试验　是评定脊柱的功能的试验，主要包括枕墙距、Schober-Wright 征、指尖与地距离、胸围呼吸差、单腿站立及下蹲等。具体评定方法见表 3-10。最高分为 18 分，0 分为正常，分数越高表示障碍越严重。

3. 综合评定量表

目前较为成熟的 AS 评定量表包括：①Dougados 强直性脊柱炎功能性指数和关节指数评定量表；②Bath 强直性脊柱炎疾病活动性指数（BASDAI）；③Bath 强直性脊柱炎计量指数（BASMI）；④Bath 强直性脊柱炎功能性指数（BASFI）；⑤Leeds 是失能问卷（修订版）等。

4. 心理功能评定

强直性脊柱炎的病程较长、病情易于反复，严重者又可以致，患者存在抑郁、焦虑、消沉、悲观等心理问题。心理评定常采用焦虑自评量表（self-rating anxiety scale，SAS）和抑郁自评量表（self-rating depression scale，SDS）。

（三）康复治疗

1. 康复治疗目标

（1）早期　以腰背部和骶髂部疼痛为主，脊柱活动多无困难。主要是控制炎症，减轻疼痛，保持脊柱等中轴大关节的正常活动。

（2）中期　炎症已从骶髂关节扩展到脊柱胸段、腰段、髋、膝、肩等关节，以关节疼痛，脊柱活动受限为主。主要是消除炎症、缓解疼痛，提高肌力、维持并增加受累关节活动度，防止关节僵直畸形。

（3）晚期　脊柱出现纤维性、骨性强直。应增强心肺功能，提高运动能力。通过康复疗法让病人生活可自理，保持日常生活能力和适应社会的能力。

2. 康复治疗方法

（1）药物治疗

① 非甾体抗炎药（NSAID）：强直性脊柱炎对非甾体抗炎药敏感。这类药物起效较快，能在较短时间内控制症状，减轻疼痛，促进运动，增进生活质量，但不能改变疾病的进程。常用的药物包括布洛芬、萘普生、双氯酚酸、吲哚美辛、美洛昔康、尼美舒利等。

② 糖皮质激素：具有很强的消炎、镇痛作用，但不能控制本病的病情发展，且有较多的副作用，长期使用弊大于利。

③ 慢作用药物：这类药物起效较慢，需用药1～3个月才发生作用，所以称之为慢作用药物。常用的有柳氮磺胺吡啶、甲氨蝶呤、雷公藤等。

（2）运动疗法　治疗作用为减轻疼痛，缓解症状；维持脊柱生理曲度、防止畸形；增强心肺功能，提高运动能力。

① 维持胸廓活动度的运动，如深呼吸、交替呼吸（胸式呼吸和腹式呼吸交替进行）、扩胸运动等。

② 保持脊柱灵活性的运动，如颈、腰各个方向的运动、转动等。

③ 四肢关节运动，主要以人体大关节为主的运动，如肩关节的肩上耸和肩胛内收、髋关节的屈曲运动等。

④ 健身和体育锻炼，种类很多，简单的如散步、慢跑、俯卧撑、各类拳操等。游泳既包括肢体运动，又有扩胸运动，还有利于维持脊柱正常生理曲度，值得采用。

⑤ 维持体位和姿势纠正的运动，可在日常活动中进行。活动期可依照正确休息姿势的保持方法，若髋关节受累时，可采用俯卧位。

（3）物理因子治疗

① 温热疗法：温热疗法可增加病变部位的血液循环，消炎消肿，解痉止痛，有助于缓解临床症状，常用方法有红外线、蜡疗、超短波、微波、超声波等。

② 电疗：具有促进代谢、消炎止痛的作用，还可以锻炼肌力，改善受累关节的功能活动。常用方法有低频脉冲电疗法、音频电疗法、调制中频电疗法、药物离子导入疗法等。

③ 水疗：水疗非常适合强直性脊柱炎患者，不仅因为一定温度的水疗可以解痉镇痛，增加关节活动度，还可以借助水的浮力，有助于病变关节进行各种运动，从而增强肌腱、韧带的柔韧性，缓解或消除关节部位的炎症。常用方法有全身气泡浴、涡流浴和水肿运动等。

（4）中医疗法

① 中药治疗：本病属中医学痹证“骨痹”范畴，中药治疗强直性脊柱炎一般

以补肾壮督、祛风散寒为主，辅以化湿通络、活血止痛。

② 针灸治疗

a. 针刺疗法：取穴主要以华佗夹脊、督脉和膀胱经为主，常用腧穴有腰夹脊、大椎、至阳、命门、肾俞、气海俞、大肠俞、委中、秩边、承扶、承山、昆仑等。患者仰卧位或坐位，暴露出颈、胸、腰背部的皮肤，常规消毒后，毫针刺入 1～1.5 寸，针尖向脊柱方向透刺，每次 25 分钟，每日 1 次，10 次为一个疗程。

b. 灸法：是中医学独特的治疗方法，简单易操作，安全、无副作用。目前主要的灸法包括长蛇灸（又称为“铺灸”）、隔物灸、温针灸、药物灸等多种灸法。

③ 小针刀疗法：小针刀是治疗 AS 的一种安全、有效、副作用小的一种治疗方法，通过切开瘢痕、分离粘连与痉挛、疏通堵塞，从改善患者的关节疼痛与活动障碍，矫正畸形。

（5）心理治疗　对患者进行心理疏导，增强患者信心，帮助患者走出困境。

（6）手术治疗　外科治疗并不能改变 AS 的病程发展，手术治疗多用于 AS 晚期、畸形比较严重影响日常生活能力时。手术方法有人工髋关节置换术和脊柱矫形术等。

知识拓展

类风湿关节炎的检查指标

诊断性指标主要是判断您是不是得了“类风湿关节炎”，主要的指标包括类风湿因子（RF）、抗环瓜氨酸抗体（抗 CCP）、抗波形蛋白抗体（抗 MCV）和抗角蛋白抗体（AKA）四种。一旦这四种抗体中一种或几种都是阳性的时候，就需要怀疑或警惕是否得了类风湿关节炎。

一般确诊了“类风湿关节炎”，就需要进行治疗，治疗的目标是降低疾病活动度，减少炎症反应，从而减少关节破坏。血液中的“血沉”“C 反应蛋白”两项指标，可以反应疾病活动情况，从而指导医生更好的进行治疗，加减用药。这两项指标，需要定期复查及检测。安全性指标主要是指血常规（白细胞、血小板等）及肝肾功能（谷丙转氨酶、谷草转氨酶、肌酐等），这是由于治疗类风湿关节炎的药物都可能会造成血液系统损害，或肝肾功能损伤。

二维码 3-9　测试题

第六节　脊柱侧凸的康复

学习目标

1. 掌握：脊柱侧凸的概念和康复治疗。
2. 熟悉：脊柱侧凸的康复功能评定。
3. 了解：脊柱侧凸病因病理。

一、概述

（一）基本概念

1. 定义

脊柱侧凸（scoliosis）俗称脊柱侧弯，是一种进展性的脊柱侧向弯曲畸形并常伴有椎体回旋和肋骨变形。脊柱侧凸是影响青少年健康发育的一种脊柱畸形。脊柱侧凸的患者成年后75%可出现明显腰背痛、体力较差、工作能力下降，部分患者可能丧失工作能力。脊柱侧凸如得不到及时发现和处理，其中部分患者侧凸会逐渐加重，而发展成严重的畸形，不仅造成身体外观异常、脊柱运动功能障碍或因骨盆倾斜而跛行，而且还因胸廓畸形而造成心、肺功能障碍，少数可造成脊髓受压而导致下肢瘫痪或排便功能障碍。因而，应早期发现、早期治疗。

2. 流行病学

脊柱侧凸的发病率为1.5%～3%，好发于女性，比例为9∶1，最常见的弯度为10°～20°，3%的脊柱侧凸患者的侧弯会自然好转，2.75%的患者需要治疗手段干预。脊柱侧凸可能存在一定的家族聚集性和种族聚集性。近年来发病呈逐渐上升趋势。

（二）病因病理

脊柱侧凸是一种症状，有很多原因可以导致脊柱侧凸，各有特点。为使治疗有效，应该分清种类，有针对性治疗。脊柱侧凸按照病因可以分为功能性或器质性两种，或称非结构性和结构性。

1. 非结构性脊柱侧凸

（1）骨质疏松性脊柱弯曲　骨质疏松椎骨变形，从而椎骨间隙不等宽，会造成脊柱弯曲。

（2）胸部病理性脊柱弯曲　幼年患化脓性或结核性胸膜炎，患肋胸膜过度增厚并发生挛缩；或在儿童期施行胸廓成形术，扰乱了脊椎在发育期间的平衡。均可引起脊柱弯曲。

（3）神经病理性脊柱弯曲　由于脊髓灰质炎、神经纤维瘤、脊髓空洞症、大脑性瘫痪等使肌肉的张力不平衡所致。

（4）营养不良性脊柱弯曲　由于维生素 D 缺乏而产生佝偻病的小儿亦可出现脊柱弯曲。

（5）姿态性和功能性脊柱弯曲　往往由某种不正确姿势引起，常在学龄期儿童发现。

2. 结构性脊柱侧凸

（1）先天性的脊柱侧凸　指脊柱结构发生异常，即出生后有三角形半椎体、蝶形椎、融合椎，还有肋骨发育的异常，导致脊柱发生倾斜，导致侧弯或后凸畸形。临床较少见，多需要手术矫正。

（2）特发性的脊柱侧凸　指脊柱结构基本没有异常，由于神经肌肉力量的失平衡，导致脊柱原来应有生理弯曲变成了病理弯曲，即原有的胸椎后凸变成了侧凸等。临床常见，多由于长期不良姿势，不良生活习惯引起，多数可以通过保守治疗取得理想效果。

（三）临床表现

脊柱侧凸好发于青少年，尤其是女性，常在青春发育前期发病，在整个青春发育期快速进展，成年期则缓慢进展，有时则停止进展。由于多数脊柱侧凸的病因不明，患者有时还伴有神经系统、内分泌系统以及营养代谢的异常。其中特发性脊柱侧凸是最常见的，约占全部脊柱侧凸的 80%，表现为驼背、鞍背、直背、圆背。

1. 典型症状

早期侧凸畸形常不明显，不容易引起注意。生长发育期，侧凸畸形发展迅速，可出现身高不及同龄人，双肩不等高，胸廓不对称，脊柱偏离中线，一侧腰部皱褶皮纹。侧凸畸形严重者可出现剃刀背畸形，影响心肺发育，反复出现呼吸困难及呼吸道感染症状。由于椎体骨骼畸形发育，将对脊髓神经造成牵拉或压迫并出现神经症状。

2. 其他症状

（1）脊柱侧凸畸形也可以合并脊柱以外的畸形，如先天性心脏病、髌骨脱位、足部畸形、泌尿系统畸形等。

（2）部分类型脊柱侧凸还合并有咖啡斑、皮下脂肪瘤或血管瘤等症状。老年退变性脊柱侧凸可能合并有腰椎管狭窄，伴有腰腿痛、间歇性跛行等症状。

（四）康复问题

（1）对外观影响　脊柱侧凸可以造成身体外观的变化，如肩歪斜、骨盆倾斜和胸廓畸形，严重影响身体的直立姿势和脊柱的活动范围。

（2）肺功能下降　胸廓畸形可以影响心肺功能，使肺扩张受限，肺循环阻力增加。

（3）继发性脊柱病变 异常的姿势和不正确的负重，久而久之易引起背部肌肉、韧带劳损，继发骨关节炎、出现疼痛等并发症状。

（4）脊髓和神经受压 严重的脊柱侧凸会引起椎管、椎孔变形、椎间盘突出，导致脊髓、神经根受压，神经受损后出现肢体无力、麻木和感觉功能障碍，严重者会出现截瘫。

（5）工作能力和生活质量下降 脊柱侧凸的患者由于以上原因，会不同程度地限制患者的工作选择和就业。背部肌肉力量、耐力的减退，使患者不能耐受长时间工作，其身体外观的变化会影响患者将来的择偶、生育。

（6）心理障碍 严重畸形者可明显影响身心健康，患者因形体扭曲会引起心理障碍。

二、康复评定

（一）早期筛查

在脊柱侧凸形成和发展过程中，因很少有疼痛或不适等而容易被忽略，因此要强调早发现、早治疗。从8岁开始就要进行筛查。要教育父母重视和关心孩子的脊柱发育情况，注意观察是否有：①两肩不平；②耸肩；③腰不对称；④髋上提；⑤身体倾斜。如果这五个征象中有任何一个，就应该立即就医。

（二）临床诊断

1. 病史

完整的病史应包括脊柱畸形所涉及的一切内容，包括一般病史、手术史、背部疼痛史、畸形出现时间、心肺功能状况和家族史等。

（1）现病史 询问脊柱侧凸出现的年龄、弯曲进展情况，有无接受过治疗及何种方式的治疗。患者现在主要的症状是什么，是否易疲劳，有无运动后气短、呼吸困难、心悸、下肢麻木、走路不便、大小便困难等。

（2）既往史 应了解脊柱畸形的幼儿母亲妊娠期的健康状况，妊娠头3个月内有无服药史，妊娠、分娩过程中有无并发症等。

（3）家族史 了解家族中同胞兄弟、姐妹有无同样的患者。神经肌肉型的脊柱侧凸中，家族史尤为重要。

2. 体格检查

（1）身体形态检查 应从前方、后方和侧方仔细观察，注意乳房发育情况，胸廓是否对称，有无漏斗胸、鸡胸、肋骨隆起等。注意观察有无双肩高度差异、双侧肩胛骨高度的差异、双侧髂前上棘高度差异，测量侧凸角度最大的棘突偏离中线的距离、臀纹偏离中线的距离、两侧季肋角与髂骨间的距离以及双下肢长度。

（2）脊柱活动度测量 常用卷尺或量角器测量颈椎及胸腰椎前屈、后伸、侧屈及旋转活动度，了解脊柱活动受限程度。

（3）肌力评定 应用徒手肌力测定或测力计测量双侧背肌、腹肌肌力及四肢肌力。

（4）神经系统功能评定　每一个脊柱侧凸的患者应进行详细全面的神经系统检查，一方面注意有无侧凸导致脊髓压迫，引起截瘫，早期有无腱反射亢进和病理反射；另一方面注意有无合并脊髓脊膜膨出、脊髓纵裂、脊髓空洞等脊髓异常。评定内容包括感觉、肌张力、深浅反射、病理反射以及咸觉运动功能，确定有无脊髓及神经损伤并判定神经损伤的程度。

3. 影像学检查

（1）X 线检查　影像学检查 X 线片最为重要，借助 X 线片确定脊柱畸形类型和严重程度，了解病因，帮助选择治疗方法及判断疗效。X 线片诊断应包括畸形的部位、大小、柔软度以及患者的骨成熟度。

① X 线片的阅片要点

a．端椎：位置最高或最低且对于凸侧或凹侧斜度最显著的椎体。

b．顶椎：脊柱侧凸中旋转最显著，偏离中轴线最远的椎体。

c．主侧弯（原发侧弯）：是最早出现的弯曲，也是最大的结构性弯曲，柔软性和可矫正性差。当有 3 个弯曲时，中间的弯曲常是主侧弯，有 4 个弯曲时，中间两个为双主侧弯。

d. 次侧弯（代偿性侧弯或继发性侧弯）是最小的弯曲，弹性较主侧弯好，可以是结构性的也可以是非结构性的，位于主侧弯上方或下方，作用是维持身体的正常力线，椎体通常无旋转。

② 骨柱侧凸角度测量

a．Cobb 法：最常用。在脊柱 X 线正位片上，先在弧度最上端椎体上缘画一水平线，再沿弧度最下端椎体下缘再画一水平线，最后画这两条水平线的垂直线，两垂线的交角即为 Cobb 角，代表脊柱侧凸的程度。若端椎上、下缘不清，可取其椎弓根上、下缘的连线，然后取其垂线的交角即为 Cobb 角。

b．Ferguson 法：临床应用较少，主要用于测量轻度侧凸角度，首先确定上下端椎及顶椎，分别画出端椎及顶椎椎体的中点，然后从顶椎中点到上下端椎中点分别画两条线，其交角即为侧凸角度。

③ 脊柱旋转角度测量　通常采用 Nash-Moe 法，即先在正位 X 线片上确定顶椎位置，将顶椎凸侧椎体平均分为 3 格，根据凸侧椎弓根的位置将其分为 5 度。

Ⅰ度：椎弓根对称。

Ⅱ度：凸侧椎弓根移向中线，但未超过第 1 格，凹侧椎弓根变小。

Ⅲ度：凸侧椎弓根已移至第 2 格，凹侧椎弓根消失。

Ⅳ度：凸侧椎弓根移至中央，凹侧椎弓根消失。

Ⅴ度：凸侧椎弓根越过中线，靠近凹侧。

（2）CT　CT 可以很好地显示骨性畸形，尤其是脊柱三维重建 CT 可以很好地显示先天椎体畸形，还可以做脊髓造影 CT 扫描，在一些复杂的脊柱畸形中可以很好地显示脊椎与神经关系，有无脊髓畸形，指导手术治疗。

（3）MRI　MRI 相比脊髓造影是一种无创性检查，它的软组织分辨率高，可以很好地显示脊髓病变。

（三）其他检查

1. 脊柱测量仪测量

对疑有脊柱侧凸的患者，可用脊柱测量仪对脊柱侧凸进行快速、无创筛查，目前较为常见的有电子脊柱测量仪、脊柱测量系统等，但价格昂贵，未能在临床上推广使用。

2. 骨成熟度评定

脊柱侧凸成熟度的评价在脊柱侧凸的治疗中尤为重要。必须根据患者生理年龄、实际年龄及骨龄来全面评估，主要包括以下几方面。

（1）第二性征　男童的声音改变，女孩的月经初潮，以及乳房和阴毛的发育等。

（2）骨龄

① 手腕部骨龄：对 20 岁以下的患者可以摄手腕部 X 线片，根据 Greulich 和 Pyle 的标准测定骨龄。

② 髂嵴骨骺移动：髂嵴骨化呈阶段性，其骨骺自髂前上棘到髂后上棘依次出现。Risser 征：在骨盆的正位 X 线片上，将髂前上棘到髂后上棘的总长度分为四段。从前向后测量，25%有骨骺出现为Ⅰ度，50%为Ⅱ度，75%为Ⅲ度，出现全部骨骺，未与髂骨融合为Ⅳ度，骨骺与髂嵴融合为Ⅴ度，此时骨骼发育停止。

③ 椎体骨骺环发育：侧位 X 线片上骨骺环与椎体融合说明脊柱停止生长，为骨成熟的重要指征。

3. 肺功能检查

脊柱侧凸患者常规肺功能检查包括静止肺容量、动态肺容量和肺泡通气量，检查结果患者的肺总量和肺活量往往减少，而残气量多正常，除非到晚期。肺活量的减少与侧弯的严重程度相关。

4. 日常生活活动能力评定

常用 Barthel 指数进行评估。

三、康复治疗

（一）康复治疗原则

脊柱侧凸的治疗应根据畸形发展时年龄、侧凸程度、进展情况、有无合并症等选择矫治方案。早发现、早矫治是获得良好疗效、避免手术的关键。通常有以下几种选择方法。

① Cobb 角＜20°：注意日常中矫正姿势治疗，配合矫正体操，一般不需要特殊治疗，需要定期（每 4～6 个月）随访。

② Cobb 角 25°～40°：除上述方法外，配合电刺激，应用矫形支具。

③ Cobb 角>40°：属于严重的脊柱侧凸，可能需要矫形手术治疗，术后再穿戴矫形器。

（二）康复治疗方法

1. 运动疗法

运动疗法是脊柱侧凸重要的康复治疗方法。其作用有：①改善姿势；②增加柔韧性（伸长脊柱凹侧和挛缩的软组织）；③增强腹肌在维持姿势中的力量；④矫正肌力不平衡；⑤改善呼吸运动。

（1）姿势训练　目的是减少腰椎和颈椎前凸程度来牵伸脊柱。

① 骨盆倾斜训练：通过腹肌收缩骨盆前壁部上提，同时臀部肌和大腿后肌群收缩使后壁部下降，从而减少腰椎前凸，牵伸脊柱。训练时患者仰卧，髋膝屈曲，下腰部贴紧治疗床面，并维持在此位置；然后平稳而有节奏地从床面提起臀部，同时注意下腰部不离开床面。当患者掌握了上述方法后，继续伸直双下肢，直至双髋和双膝完全伸直。

② 姿势对称性训练：患者通过意识控制，保持坐位、立位躯干姿势挺拔和对称；可在直立位作上肢外展、高举前屈、腰背部前屈、后伸、双足交互抬起，进一步在俯卧位锻炼腰背肌、在仰卧位锻炼腹肌及下肢肌。

（2）矫正侧凸　有意识地加强训练凸侧肌肉，减轻凹侧肌肉所产生的拮抗肌收缩反应。训练时可让患者取仰卧位，对胸段侧凸的患者，让患者凸侧的手提 1～2kg 的重物，在身体的一侧作上举活动。腰段侧凸的患者，让患者凸侧的下肢在踝部负荷 1～2kg 沙袋，作直腿抬高运动。卧位下运动可以消除脊柱的纵向重力负荷，放松脊柱各关节，增加脊柱活动度。进行矫正体操练习时，要求动作平稳缓慢，充分用力，准确到位，并至少保持 5 秒，每次练习 20～30 分钟，每日坚持训练 2～3 组。凸侧椎旁肌将会较凹侧强壮有力，从而使两侧椎旁肌达到新的平衡。矫正体操应与矫形支具结合应用，以提高疗效。在佩戴矫形器或进行其他治疗期间都不能中断训练（如在佩戴矫形器期间，每天有 1 小时可卸下，此时即可重点进行矫正体操）。

（3）改善呼吸运动　胸椎侧凸达 50°以上且合并椎体旋转时，常会产生呼吸困难。呼吸练习应贯穿在所有运动练习中。可按下列步骤指导患者进行胸腹式呼吸。

① 患者仰卧，屈髋屈膝。

② 指导患者有意识地限制胸廓活动。

③ 患者吸气时腹部应隆起，可用视觉或用手去检查，而且在腹部加上一沙袋可加强这种腹部隆起。

④ 患者呼气时腹部尽量回缩。

⑤ 逐渐把胸腹式呼吸相结合，缓慢的腹式吸气后（腹部隆起），胸廓完全扩

张。随着呼气过程，程部回缩，胸廓回复。

⑥ 进行慢吸气和慢呼气锻炼。呼气时间为吸气的两倍。

⑦ 胸腹式呼吸锻炼先在仰卧位进行，然后在坐位，最后在立位下进行。

2. 电刺激疗法

多选用双通道体表电刺激器，两组电极分别放置在侧凸体表，两通道交替输出的电刺激波，使两组椎旁肌交替收缩与舒张，而使侧弯的脊柱获得持续的矫正力。电刺激治疗成功的关键是选择正确的刺激部位、适当的刺激强度和坚持长期治疗。

（1）定位　根据X线像找出侧凸的顶椎及与其相连的肋骨，此肋骨与患者腋后线、腋中线相交点A、B为参考中心，在参考中心上下各5～6cm处的腋后线及腋中线上作标志点，为放电极板位置，同一组电极极板的距离不要小于10cm。

（2）有效强度的确定　电刺激需要有足够的强度才能达到治疗目的。一般电刺激强度通过以下方法来估计：①电刺激肌肉收缩时，肉眼观察脊柱侧凸有无改善或变直。②肌肉收缩时触摸患儿棘突有无移动。③拍片观察有电刺激与无电刺激时侧凸角度有无 10°以上的减小。如未达到以上要求，应向前或向后调整电极板位置，或略增大同一组两电极板间距，找到最佳刺激点，并使电流强度逐渐增大到60～70mA。

（3）治疗处方　第1周：第1天刺激为半小时，每日2次，第2天刺激1小时，每日2次，第3天刺激3小时，每日1次。以后每日1次，每次递增1小时，至第7天刺激7小时。电流量由第1天30mA到第7日的70mA。经一周白天治疗使患儿逐渐适应，并同时教会家长如何正确使用电刺激器和放置电极板，以后改为晚上治疗。小儿入睡后开动仪器，使电流强度由30mA开始，几分钟后逐渐调到60～70mA，以免刺激太强，将患儿弄醒。

在开始治疗阶段，注意发生皮疹。要经常核对刺激点，防止刺激强度及刺激时间不足。电刺激疗法需持之以恒。为达到好的治疗效果也可与支具治疗联合应用。即白天戴矫形器，夜晚行电刺激，应定期复查。在第1个月治疗结束后应详细检查，以确定治疗是否有效。以后每3个月复查一次。电刺激不能用于脊柱骨发育成熟的患者。

3. 矫形器矫正治疗

非手术治疗最有效的方法是佩戴矫形器。

（1）脊柱矫形器的作用主要通过矫形器的治疗对侧凸畸形提供被动或主动的矫形力，使侧凸畸形得到最大程度的矫正。

（2）脊柱矫形器的生物力学原理根据生物力学三点或四点矫正规律来矫正侧凸。根据侧凸程度不同，可以应用牵引力为主的矫形器，有些需要应用以压力为主或两者合并使用，其合力的效果更好，从而可选择应用不同类型的矫形器。

（3）适应证

① Cobb角为20°～45°，且骨骼未发育成熟以前的特发性脊柱侧凸患者。

② Cobb角＞45°需手术者，在术前穿戴矫形器可用于防止畸形进一步发展，

为手术创造条件。

（4）穿戴要求及复查

① 初始穿戴时，应从第 1 天穿 2～3 小时，逐渐增加穿戴时间，1 周左右穿戴适应并调整到位后，则每天至少穿戴 23 小时。

② 初始穿戴 1 个月后复查，进行调整；以后每 3～6 个月复查 1 次，密切观察，随时调整，一直穿戴到骨龄成熟。

③ 何时停用矫形器是一件非常重要的事。可逐渐减少穿戴时间，同时 X 线片检查观察脊柱变化。若确实无变化，方可脱下矫形器，但还要坚持治疗性锻炼。一般女孩穿到 18 岁，男孩穿到 20 岁。

4. 手术治疗

一般在年龄大于 10 岁，Cobb 角>40°者应当手术治疗。手术治疗的目标是：矫正脊柱畸形或防止畸形加小，重建脊柱的生理弧度，维持躯干的平衡；预防脊柱侧凸可能引起的神经功能障碍和改善脊柱侧凸引起的心、肺功能障碍等。

5. 中医疗法

（1）针灸疗法　中医将脊柱侧弯归属“龟背”范畴，先天禀赋不足，后天失于调养，筋骨失衡，造成脊柱侧弯。穴位取腰俞穴、环跳、至阳、三阴交、曲泉、脊中、命门、身柱等穴，予中等刺激，留针 30min，每天 1 次。

（2）推拿疗法　推拿可改变椎体位置，起到疏通督脉，利于气血运行，促进脊柱功能恢复。取俯卧位，先弹拨侧弯脊柱两侧肌肉，然后用手掌按脊柱侧弯凸侧，另一手牵拉对侧肩部，从上到下沿脊柱进行按压，注意手法轻柔，每周 2 次。

（三）预防

脊柱侧凸是危害青少年和儿童的常见病，如不及时发现、及时治疗，可发展成非常严重的畸形，并可影响心肺功能，严重者甚至导致瘫痪。学龄儿童应注意保持良好的坐姿和站姿，加强肌肉锻炼，防治脊柱侧凸最关键是早发现、早诊断、早治疗，应在学校内推广脊柱侧凸防治知识，定期进行脊柱侧凸的筛查。

知识拓展

筋膜技术

筋膜解剖学对人体的构成有着新的发现。筋膜解剖学认为人体是一个张拉整体结构，骨骼属于压力元件，筋膜属于张力元件。脊柱作为人体筋膜张拉整体结构中的核心，身体任何部位的结构以及任意筋膜张力的异常最终都会影响脊柱。从筋膜角度上来说，脊柱侧凸本质上是筋膜构成的张拉整体结构的异常，所以要矫正脊柱侧凸必须要从整体入手。无论是特发性脊柱侧凸，还是继发性脊柱侧凸，以及无论什么程度的脊柱侧凸，包括任何年龄的脊柱侧凸都具有一定的矫正空间，因为活体筋膜的延展性与可塑性伴随人们的一生。

二维码 3-10　测试题

第七节　截肢后康复

学习目标

1. 掌握：截肢的康复治疗。
2. 熟悉：截肢的康复功能评定。
3. 了解：截肢平面的选择、截肢术后残肢的处理、截肢术后并发症及处理。

一、概述

（一）基本概念

1. 定义

截肢（amputation）是将已失去生存能力、危及患者生命安全或已丧失生理功能的肢体切除，以挽救患者生命，其中经关节平面的截肢称为关节离断（disarticulation）。由于截肢手术，患者将失去肢体的一部分，从而造成残疾，故而是一种破坏性手术，但截肢更是一种重建与修复性手术。

2. 流行病学

目前我国肢体伤残者的发生率没有确切的统计数据，据我国 1987 年进行的残疾抽样调查数据表明，全国有肢体伤残者约 755 万，其中肢体缺损者约 80 万，上肢残肢的男女比为 3.5∶1；下肢残肢的男女比为 4.9∶1，截肢的性别是男性多于女性。

（二）病因病理

各种病因引起的截肢的病理生理表现各异。如糖尿病截肢，糖尿病性血管病变使足的血运障碍，糖尿病性周围神经病变使足的神经营养和感觉障碍，最后导致足溃疡、感染、坏死。神经性疾病截肢，如脊髓损伤，造成下肢神经部分瘫痪，发生马蹄内翻畸形，足皮肤神经营养障碍，使外侧负重部位形成溃疡，对行走造成不良影响。

（三）截肢平面的选择

截肢平面选择的总原则选择截肢平面时一定要从病因与功能两方面来考虑，病因是要将全部病变、异常和无生机组织切除，在软组织条件良好，皮肤能达到满意愈合的部位，即最远的部位进行截肢。功能水平是首先应该对患者截肢后的康复能力做出比较符合实际的评估，要从年龄，认知能力及全身状态等方面来考虑，即截肢后是否能配戴假肢，能否进行配戴假肢后的康复训练，能否恢复到独立的活动和生活自理。当功能性截肢平面确立以后，截肢平面主要是以手术需要来决定。一般的原则是在达到截肢目的的前提下，尽可能地保留残肢长度，使其功能得到最大限度的发挥。截肢部位与假肢装配、代偿功能的发挥、下肢截肢配戴假肢行走时的能量消耗、患者生活活动能力、就业能力等有着直接关系，所以外科医生对截肢平面的选择要极为审慎。

二、康复评定

（一）截肢患者全身状况的评定

对全身情况的评定特别要注意截肢的原因、是否患有其他系统的疾病和其他肢体的状况评定，目的是判断患者能否装配假肢，能否承受装配假肢后的康复功能训练，有无今后终生利用假肢活动的使用能力。

（二）残肢的评定

（1）残肢外形　注意观察残肢的外形特征。理想残肢外形以圆柱状为佳，而不是传统的圆锥形。

（2）残肢畸形　注意观察有无残肢畸形。若出现残肢关节明显畸形，不宜安装假肢，即便安装了假肢，也会影响它的穿戴和功能。残肢外形不良常见如大腿截肢容易出现髋关节屈曲外展畸形，小腿截肢容易伴有膝关节屈曲畸形或腓骨外展畸形。

（3）皮肤情况　注意评定残肢皮肤瘢痕、溃疡、窦道情况，残端皮肤有无松弛、肿胀、皱褶。残肢感觉情况、皮肤的血液循环状况等。

（4）残肢的长度、围度测量　采用皮尺测量，需双侧进行对比。残肢长度直接影响到假肢的控制能力、悬吊能力、代偿能力、稳定性和行走过程中的能量消耗。残肢长度直接影响假肢种类的选择。理想的小腿截肢长度为膝下 15cm 左右，理想的大腿截肢长度为膝上 25cm 左右。

（5）关节活动度检查　可用量角器进行测量，检查关节有无挛缩等情况，必要时需与健侧进行对比。

（6）肌力检查　重点是检查残肢肌力，用徒手肌力检查法（manual muscle testing，MMT）评定。尤其对维持站立和行走的主要肌群更要注意，如果臀大肌、臀中肌、股四头肌和髂腰肌肌力减弱，可出现明显的异常步态；而肩和肘部肌力减弱，则对假手的控制力明显减弱。

（7）残肢痛　引起残肢痛的原因很多，评定时应详细了解发生时间、疼痛的程度、疼痛性质、诱发因素，以确定引起残肢痛的原因并对症治疗。

（8）幻肢痛　幻肢痛的原因尚不清楚，一般认为与运动知觉、视觉和触觉等的异常有关，评定时应详细了解发生时间、疼痛程度、疼痛性质、诱发因素。

（三）假肢的评定

一般假肢分为临时假肢和正式假肢。临时假肢也称之为训练用临时接受腔，多用石膏或高分子材料制作而成，是在截肢术后，残肢尚未定型良好，为穿着训练制作的接受腔。正式假肢是在残肢状态稳定后，用耐久性强的材料制作的，为患者术后长期生活使用的接受腔。

1. 临时假肢的评定

临时假肢又分为普通临时假肢和手术后即装临时假肢。

（1）手术后即装临时假肢　假肢的安装是在手术台上完成的，此种假肢由于接受腔的压迫，可限制残肢的肿胀，使残肢定型加速，患肢痛减少，术后可尽早离床，对患者的心理起到鼓舞作用。

（2）普通临时假肢　一般在术后3周，切口拆线，愈合良好后即可安装。评定内容如下。

① 接受腔的评定：主要评定接受腔的松紧，接受腔是否全面接触和全面承重，有无压迫和疼痛。

② 悬吊能力的评定：主要取决于残肢长度及接受腔的适应程度。行走时假肢是否有上下窜动，也就是出现唧筒现象。下肢假肢的悬吊能力，可通过拍摄站立位残肢负重与不负重X线片，测量残肢皮肤与接受腔底部的距离变化来判断，一般在负重和不负重的距离变化不超过2cm。

③ 假肢的对线：评定假肢是否有对线不良，还要了解患者站立时有无身体向前或向后倾斜的感觉。对线主要起运动身体作用，通过对线来调整和确定假肢、关节和接受腔之间的位置和角度关系。

④ 穿戴假肢后残肢情况：观察皮肤有无红肿、破溃、皮炎、硬结、残端有无局部肿胀等。

⑤ 步态：注意观察各种异常步态，分析其产生的原因并予以纠正。

⑥ 上肢假肢：上肢假肢要检查悬吊带与控制系统是否合适，评定假手的开合功能、灵活性、协调性，尤其是日常生活活动能力的评估。

2. 正式假肢的评定

除去对临时假肢的评定内容外，应重点评定以下几项。

（1）上肢假肢的评定　包括假肢长度、接受腔适合情况、肘关节屈伸活动范围、前臂旋转活动范围、肘关节屈曲所需要的力、肘关节完全屈曲所需要的肩关节屈曲角度、肘关节屈曲90°时假手的动作、假手在身体各个部位的动作、对拉伸力和旋转力的稳定性。对上肢假肢要进一步评定日常生活活动能力，对于一侧假手，主要是观察其辅助正常手动作的功能。

（2）下肢假肢的评定

① 假肢长度：小腿假肢，双侧下肢应等长。对于大腿假肢，假肢侧可比健侧

短 1～2cm。

② 接受腔的评定：检查站立位时残肢是否完全纳入接受腔内，即坐骨结节是否在规定的位置上，残端与接受腔底部是否相接触。坐位时，接受腔是否有脱出现象。接受腔坐骨承重部位对大腿后肌群有无压迫，接受腔前上缘有无压迫等。

③ 步态评定：可直接肉眼观察步态情况，有条件的可应用步态分析仪进行更客观的分析检查。对异常步态从两方面分析原因。一是截肢者自身的问题，如心理因素，怕跌倒、对假肢功能有疑问等；全身状态，视觉、听觉功能降低，平衡感差等；膝关节屈曲挛缩，股四头肌肌力弱；髋关节与残肢有异常，如髋关节屈曲或外展挛缩、外展肌力不足和残肢痛等。二是假肢的问题，如假肢对线不良，接受腔适配不良，假肢重量和重心位置不合适，关节、假脚结构及功能不合适。应针对异常步态的具体问题进行处理。大腿假肢常见的异常步态有：假脚拍地、假肢膝关节不稳定、踝扭转、腰椎过度前凸、躯干侧倾、外展步态、外甩、内甩、提踵异常、踮脚步态、步幅不均、划弧步态、膝撞击、摆臂异常等。

④ 行走能力评定：行走能力评定一般包括行走的距离、上下台阶、过障碍物。截肢部位和水平不同，行走能力也有差异。一般情况下截肢平面越高，行走能力越差。以双侧大腿截肢的行走能力最差，双大腿短残肢需要手杖辅助行走。

（3）假肢部件及质量的评定　对假肢部件及整体质量进行评定，使患者能获得质量可靠的、代偿能力良好的、满意的假肢。

（四）使用假肢能力的评定

（1）全身状态的能力评定　对患者全身各系统、器官功能要全面评定，了解患者有无心脑血管疾病、慢性呼吸系统疾病、泌尿系统疾病、糖尿病及其他系统疾病；还要了解病人截肢的原因，截肢手术的情况，术后时间等。了解这些是为了便于正确评估患者是否具有假肢装配后的康复功能锻炼和利用假肢活动的能力。

（2）其他肢体能力的评定　其他肢体功能的好坏直接影响患者术后能否安装假肢和控制假肢的能力。若其他肢体功能良好，有助于术后残肢的各种训练，利于假肢的装配和装配后的使用训练。

（3）非理想残肢的能力评定　非理想残肢主要包括不良残肢和残肢合并症。所谓不良残肢主要包括圆锥形残端、短残肢、腓骨长于胫骨或腓骨短缺、残端骨突出、膝关节屈曲畸形等；而残肢合并症包括神经瘤、感染、大面积瘢痕、残肢畸形、残端骨刺、残肢痛或幻肢痛等。非理想残肢一般不建议安装假肢，或者即使安装了假肢，残肢对假肢的悬吊和控制能力也明显减弱，假肢的动力对线不良，出现异常步态，使残肢负重不均衡，会产生压迫、滑动现象，皮肤疼痛、磨损、破溃，严重影响假肢的使用和代偿功能的发挥。

（五）装配假肢后整体功能的评定

假肢装配不仅是恢复原有肢体的形态，更要恢复肢体功能，使假肢真正和患者融合为一体，达到完全康复、重返社会的目的。为此要对装配假肢后整体效果进行评定，目前常用如下标准。

（1）完全康复 生活可完全自理，重返社会后能正常参加社会活动并恢复原工作；患者稍有不适感。

（2）部分康复 生活能自理，重返社会后不能恢复原工作，需改换工种和环境；患肢仍有轻微功能障碍。

（3）完全自理 生活能完全自理，但不能参加正常工作。

（4）部分自理 生活仅能部分自理，部分要依赖他人。

（5）功能无好转，仅形态改善。

三、康复治疗

（一）截肢术后残肢的处理

（1）残肢皮肤的护理 截肢术后残肢的皮肤应保持清洁、干燥，防止皮肤擦伤、汗疹、水疱和感染。睡前应清洗残肢，用毛巾擦干；残肢套每天至少更换一次，保持套的清洁、干燥，在穿戴时防止出现皱褶；若出现汗疹、擦伤、炎症等应及时涂抹外用药。

（2）硬绷带包扎 一般先用纱布包扎截肢伤口，再用 U 形石膏绷带包扎固定，伤口拆线后，改为弹性绷带包扎。与弹性绷带技术相比，硬绷带包扎技术的优点是压迫均匀、固定牢靠，更有效地减少残肢肿胀，可使残肢尽早定型，为安装正式假肢创造条件。由于石膏固定确保了肢体的正确体位，大大减少了关节挛缩畸形的发生。

（3）弹力绷带包扎 小腿及上肢一般使用 10cm 宽弹力绷带，大腿使用 12～15cm 宽弹力绷带，长 2～4m。先沿残肢长轴方向缠绕 2～3 次，再从远端开始斜行向近端缠绕成螺旋状。大腿残肢应缠至骨盆，小腿残肢需缠绕到膝关节以上，上臂残肢应缠绕到胸廓，前臂残肢要缠绕到肘关节以上。每天要更换缠绕 4～5 次，全天缠绕。弹力绷带的压力远端应大于近端，有利于水肿恢复。

（4）手术后即刻临时假肢 截肢术后，在手术台上安装临时假肢，便于术后离床，能够鼓舞和安慰患者。残肢由于接受腔的压迫，限制了肿胀的发生，加速了残肢定型，减少幻肢痛。

（5）残端耐磨耐压训练 开始时用手掌拍打残肢和残肢末端，待局部适应时，可用沙袋与残肢接触、碰撞、承重，开始时少量承重，逐渐增加重量。

（二）使用假肢前的训练

1. 保持正常姿势

保持合理的残肢体位、避免发生关节挛缩是十分重要的，尤其是下肢穿戴假肢后残肢体位的摆放。如大腿截肢，髋关节应伸直且不要外展。理想的良姿位是仰卧位时髋关节保持伸展、内收位，侧卧位时采取患肢在上的侧卧法，髋关节内收为宜，可以减少髋关节外展挛缩畸形的发生；还可以采用俯卧位的睡觉姿势，每天让患者俯卧位 3 次，每次保持 15 分钟以上；小腿截肢，残肢的正确体位是膝关节保持伸直位。

2. 增强体能的运动训练

截肢后应该尽快恢复和增强患者的体能，因为配戴假肢要消耗大量的能量。一般说来，下肢截肢者术后第 2 天即应在床上进行呼吸运动和健肢运动，3～4 日起便可开始残肢的主动运动。拆线后，则应根据肌力的增加情况，从徒手训练开始，逐步增加到使用沙袋、滑轮牵引等的抗阻训练。可以进行坐地排球、轮椅篮球、上肢拉力训练、引体向上、水中运动、利用残肢端在垫上站立负重、单腿站立训练、单腿跳等训练。

3. 残肢训练

（1）关节活动度训练　根据患者的情况每日进行 2 次全关节范围的主动或被动运动，避免关节发生挛缩畸形。

（2）肌力训练　肌肉力量训练与关节活动度训练同样重要，只有肌力良好的残肢才能带动和控制假肢。

① 上臂截肢：主要训练双肩关节周围肌力。提高残肢肌力，可让患者分别完成肩关节屈曲、伸展、内收等肌肉收缩，每天 3 次，各方向持续时间 3～10 秒，每次间隔休息 2～3 分钟；提高残肢肌肉耐力训练，可利用滑车、重锤进行残肢抗阻力训练，重锤方向与残肢垂直，速度不宜过快，肌肉收缩到极限后维持 2～3 秒，每天 3 次，每次间隔休息 2～3 分钟。

② 前臂截肢：增强肘关节屈伸肌的肌力训练，同时也要训练前臂残留的肌肉力量，方法是利用弹簧或橡皮带练习，弹簧一端固定到脚上，另一端固定在前臂断端，通过用力屈曲肘关节的方法来增加肌力。

③ 大腿截肢：主要做髋关节的屈、伸、外展和内收肌肉的抗阻力训练。大腿截肢者，因为残肢有外展趋势，必须克服，应早期开始做截肢侧髋关节的柔和被动运动（以后伸、内收为主）。术后 6 天开始主动伸髋练习；术后 2 周，若残肢愈合良好，开始主动内收训练。另外，还需增强髋关节的伸展肌（臀大肌），因为它起到控制膝关节的稳定作用。髋关节后伸的力量越大，穿戴假肢步行足跟着地时假肢的膝关节就越稳定，不易骤屈（打软腿）跌倒。

④ 小腿截肢：肌力训练以股四头肌的肌力训练为主，以使穿用假肢后迈步有力。主要做膝关节的屈伸抗阻训练，以及小腿残留肌肉的肌力训练，以避免残肢肌肉萎缩。

⑤ 躯干肌训练：为获得假肢步行的耐力及保持良好的步态，增强躯干肌肌力十分重要。一般以腹背肌的训练为主，并辅以躯干的回旋、侧向移动及骨盆提举等动作。

（3）增强残肢皮肤强度的训练　要强化残肢端皮肤强度，特别是负重部分的皮肤，下肢截肢残肢皮肤要进行承重能力的训练和耐磨训练，可在垫子上进行站立负重练习，以强化残端皮肤。另外也可以使用治疗泥在残端进行挤压训练，每天10～20次。或者将残端放在治疗泥上做按压及支撑等动作，逐渐过渡到使用细沙、米粒内挤压、旋转，每次5秒，反复多次练习。

（4）使用助行器的训练　由于截肢者使用拐杖行走身体易前屈，并且为了保持身体平衡，其残肢往往多呈屈曲位，对其进行拐杖使用指导时，应特别注意纠正身体的姿势。

（5）站立与步行训练　站立训练包括利用残肢端在垫上进行站立负重训练、单腿站立训练，方法是让截肢者在平衡杠内对镜子单腿站立，骨盆保持水平，由双手扶杠到单手扶杠最后双手离杠，适当延长单腿站立的时间，最后让患者练习单腿跳。步行训练要充分利用双拐，这样既训练了双拐的使用，又训练了健侧下肢的肌肉力量，对截肢后尽早离床活动和增强全身体能也是非常有利的。

4. 心理准备

截肢术后，患者很难接受现实。常常经历回避、承认、适应等几个阶段。术后要对患者心理进行及时的梳理，帮助患者重新树立对生活的信心，更加积极地投入康复训练中。此外，在对患者本人进行心理疏导的同时要做好对患者家属的培训工作，让家属了解康复时间以及方法，这对于康复工作的顺利开展极为必要。

（三）穿戴和使用假肢的训练

1. 穿戴临时假肢的训练

（1）假肢穿脱的训练

① 大腿假肢穿脱训练：穿假肢时，患者取坐位，假肢接受腔和大腿残肢要涂抹滑石粉，再用丝绸布将残肢包裹上，将接受腔阀门打开，站立位，将假肢垂直插入接受腔，将丝绸布的尾端从接受腔底部的孔内拉出，引导残肢伸入接受腔，达到与接受腔全面接触，再将丝绸布全部拉出，然后盖上阀门，拧紧。穿好后，患者平行站立，检查假肢穿着是否合适，如不合适，需要重穿一次；脱假肢时，患者取坐位，将接受腔的阀门打开取下假肢即可。

② 小腿假肢穿脱训练：穿假肢时，残肢线先要套上一层薄的尼龙袜套，然后再套上软的接受腔，为便于穿上假肢，要在软接受腔的外面再套一层尼龙袜，然后将残肢穿入接受腔，同样要求残肢和接受腔要全面接触，站起让残肢到位即可，注意残肢末端与接受腔底部不能留有空隙，如有空隙会造成残肢末端局部负压，导致残端红肿、疼痛、破溃及角化；脱假肢时，双手握住假肢，同时用力向下拽，将残肢拉出即可。

（2）假肢使用训练

① 站立平衡训练：患者站立于平行杆内，开始时先用双手扶杠反复练习侧方

重心转移，体会假肢承重的感觉和用假肢负重的控制方法。进而，练习双手不用扶杠的患肢负重、单腿平衡等。利用抛接球进行上下左右各方向的训练，使患者在改变体位时掌握身体的平衡。

② 步行训练：步行训练开始要在平行杠内进行，要求平行杠的长度在6m以上。在平行杠一侧放置一姿势矫正镜，用于观察训练时的姿势。另外需要助行器如手杖、腋杖、助行支架。

a. 假肢迈步训练：将假肢退后半步，使假肢负重，在假肢脚尖触及地面的状态下，将重心移向健侧肢体，迈出假肢，使足跟落在健肢足尖前面；为使膝关节保持伸直位，臀大肌要用力收缩，防止膝打软腿，让患者注意体会用力屈曲残肢使小腿摆出和膝关节伸展时的感觉。

b. 健肢迈步训练：将健肢后退半步，使假肢完全承重，腰部挺直迈出健肢，迈步距离尽量大些，提起假肢跟部，使脚尖部位负重，弯曲假肢膝关节。健肢迈步训练的重点是通过大幅度的迈出健肢来伸展假肢侧的髋关节，患者要注意掌握假肢后蹬时的感觉。

c. 交替迈步训练：借助手杖或在平行杆内进行交替迈步训练。残肢要向正前方摆出。此外在假肢支撑期中，要使骨盆在假肢上方水平移动，若能保持骨盆水平，上体就不会向假肢侧倾斜。为此，应使双脚之间的步宽尽量减少。练习转换方向时，可指导患者将体重放在处于身后的假肢足趾部，随后以足趾为支点做180°旋转。另外，也可以双腿跟部为轴进行旋转。

③ 上下台阶步行训练：上台阶训练时，健侧先上一层，假肢轻度外展迈上一台阶，接着健肢迈上更上一台阶；下台阶训练时，假肢先下一层，躯干稍向前弯曲，重心前移，接着健肢下一台阶。

④ 上下坡道步行训练：上下坡道训练分直行和侧行，基本方法相似，侧行比较安全。上坡时，健肢迈出一大步，假肢向前跟一小步，身体稍向前倾，为了防止脚尖触地，假肢膝关节屈曲角度稍大，残端压向接受腔后壁；下坡时，先迈假肢，防止假肢膝部突然折屈，注意残端后伸，假肢迈步步幅要小，迈出健肢时，假肢残端应压向接受腔后方，健肢在前尚未触地时，不能将上体的重心从假肢移走。

⑤ 跨越障碍物训练：跨越障碍物时，假肢承重，健肢先跨越，然后健肢承重，身体稍前倾，假肢腿膝关节屈曲，带动假肢跨越。

2. 穿戴正式假肢的训练

临时假肢经过穿戴和训练后，残肢已无明显变化，基本定型，并且假肢代偿功能达到预期目标时，便可穿戴正式假肢。

（1）穿戴正式假肢的条件

① 残肢条件：残肢成熟定型是最基本的条件，此时残肢已无肿胀，皮下脂肪减少，残肢肌肉不再继续萎缩，临时假肢连续应用2周以上残肢无变化，接受腔与残肢适配良好，不需要再修改接受腔。

② 训练情况：穿戴临时假肢的各种康复训练已达到基本目的和要求，如上肢假肢可完成日常生活活动中的基本动作项目；下肢假肢已经具备最基本的行走功能，不但能向前行走，还能向后倒退及向两侧横行，会左右转弯等。各种异常步态得到纠正，穿戴上永久假肢后可以立即很好地应用和控制假肢。

（2）上肢假肢的使用训练　上肢假肢的应用训练远比下肢假肢的训练复杂和困难得多。基本训练方法是：从训练截肢者熟悉假肢和假肢控制系统开始，先训练手部开闭动作。对肘关节以上的高位截肢，要增加假肢肘关节的动作训练，通常要在手部动作熟练和习惯使用背带后进行。上肢假肢的应用训练（吃饭、化装、更衣等日常生活动作）。在单侧上肢截肢的患者，首先要进行利手交换的训练，将原来不是利手的健肢变成功能性更强的利手，而假手主要起辅助手的作用。

（3）下肢假肢的使用训练　下肢截肢的训练必须明确的一点就是，在训练行走之前站立平衡要很稳定，否则就不能顺利行走。这种观点对训练初期尤其重要，截肢者本身都希望早日用假肢开始行走，但在训练初期，不能操之过急。在平衡问题上，额状面的平衡比矢状面难掌握。指导截肢者使用臀中肌时，让截肢者掌握只用假脚外侧站立的方法会收到较好的效果。

① 各种异常步态的原因及矫正

a. 步幅不均：是指假肢侧与健肢侧步幅不等的状态。其原因有两方面。一是假肢方面：健侧步幅小，是因坐骨支撑情况不良、接受腔初始屈曲角度不够大；假肢侧步幅大，是因步行时足跟抬得过高。二是截肢者方面：髋关节屈曲挛缩、期望假肢膝关节以伸展位着地（怕打软腿）、假肢不能承重、假肢侧支撑期过短等。

b. 侧倾步态：步行过程中，假肢支撑体重时，上体会向假肢侧倾斜。原因有两方面。一是假肢方面：对线不良、假肢过短、足部偏外，接受腔内侧壁或外侧壁不适合。二是截肢者方面：髋外展肌肌力弱、残肢外展挛缩、大腿内侧有疾患疼痛、训练不良等。

c. 划弧步态：当假肢在摆动期中，向外侧划圆弧的步行状态。其原因有两方面。一是假肢方面：假肢的膝关节屈曲不良、假肢过长、假脚跖屈等。二是截肢者方面：怕打软腿而不敢屈曲膝关节、残肢外展挛缩较大。应认真检查和分析产生异常步态的原因，针对原因进行矫正，使步态得到较好的改善。

② 几种特殊的训练：特殊训练是使下肢截肢者能在石子路、沙土地等不平路面上行走。要进行上下阶梯、跨过窄沟、迈门槛及障碍物的训练，灵活性训练，搬运物体，倒地后站起，对突发的意外做出快速反应的能力训练等。

（四）截肢术后并发症及处理

（1）残肢皮肤破溃、窦道、瘢痕和角化　常见原因主要是假肢接受腔的长时间压迫、反复摩擦，尤其是残端的瘢痕更容易破溃。对症治疗方法包括创面换药、休整接受腔、进行紫外线或超短波等物理因子治疗。对残肢瘢痕可使用硅凝胶套，避免和减少皮肤瘢痕受压或摩擦。对经久不愈的窦道需进行手术清创。

（2）残肢关节挛缩　残肢关节挛缩的常见原因包括术后关节置于不正确体位、无合理固定及瘢痕的挛缩。有效的预防方法是术后尽早进行功能训练，维持关节的活动度。对于关节挛缩，要在治疗师的指导下，加强主动和被动的关节活动训练，严重者需手术治疗。

（3）残肢痛　引起残肢痛的原因较多，常见的为神经断端刺激，神经瘤粘连或位于瘢痕内牵拉造成疼痛、残端血液循环障碍所致疼痛、残端骨刺、残端肌肉异常紧张所致疼痛等。治疗方法包括局部超短波、低中频电等物理因子疗法和使用镇痛药物。神经瘤及严重骨刺者需要手术治疗。

（4）幻肢和幻肢痛　幻肢是指截肢手术后仍有已截除的手和脚的幻觉。发生在该幻肢的疼痛称为幻肢痛，发生率为5%～10%，机制尚不十分清楚。治疗方法包括心理治疗、超短波治疗和低中频电等物理因子治疗、针灸治疗、使用中枢性镇静药，主要是三环类抗抑郁药，如阿米替林、卡马西平和米帕明等。

知识拓展

假肢技术的发展

随着社会的进步，人们生活水平的提高，截肢患者对假肢性能的要求也越来越高，假肢的外观、功能和控制的仿生水平也逐渐提高。

在外观仿生方面，上肢假肢的活动关节数目和自由度越来越接近真实人体，有3个甚至更多主动自由度的多指多自由度假手将逐步得到推广应用。

在功能仿生方面，下肢假肢将向主被动协同工作的仿生大腿假肢发展，譬如在摆动期通过控制膝关节阻尼来跟踪健侧步态轨迹、支撑期利用机构自锁来提高稳定性，过渡期通过能量存储或释放来减小冲击和能耗，起立及特殊路况时由外动力驱动的仿生大腿假肢。

在控制仿生方面，以肌电信号为核心融合多种信息的多指多自由度假手模式控制方法有望走出实验室。

二维码 3-11　测试题

第八节　关节置换术后康复

学习目标

1. 掌握：基本概念；髋关节及膝关节置换术康复治疗方案及实施。
2. 熟悉：髋关节及膝关节置换术的适应证及禁忌证；康复治疗的目标与原则。
3. 了解：髋关节及膝关节置换术的评定方法。

一、概述

（一）基本概念

1. 定义

关节置换术（joint arthroplasty）是指用人工关节假体对重度关节炎、关节严重退变、关节功能毁损等关节进行替代和置换，目的是缓解疼痛、矫正畸形、恢复和改善关节的运动功能，重建一个无痛、稳定、接近正常的关节。

2. 流行病学

近年来，接受全髋关节置换术和全膝关节置换术的人数逐年增长。据统计，全世界每年约有 100 万人置换人工关节，2/3 为髋关节，其次为膝关节，再次为肩关节、肘关节。经过几十年的发展，关节置换术特别是人工全髋关节置换术和人工全膝关节置换术已经被认为是疗效肯定的治疗方法。

（二）病因病理

关节置换术是导致深静脉血栓、肺栓塞的高危因素，术后长期卧床，下肢静脉血回流缓慢，容易导致血液瘀滞。如有血栓性静脉炎，静脉壁有明显炎症反应，大量白细胞聚集，移向静脉内皮细胞和基底膜之间，将损害内膜并激活凝血过程，形成血栓。当血栓脱落，易发生肺栓塞。另外关节置换术后，骨水泥力学性能的变化及由磨损颗粒诱导的骨溶解会造成假体松动。

二、髋关节置换术后的康复

（一）概述

1. 定义

全髋关节置换术（total hip replacement，THR）是指应用人工材料制作的全髋关节结构植入人体以替代病损的自体关节，从而获得髋关节功能。是人体矫形外科中较大的重建手术。

人工髋关节假体由髋臼、股骨头和关节柄三部分组成。根据是否使用骨水泥固定关节假体分为骨水泥全髋关节置换及无骨水泥全髋关节置换。骨水泥型全髋关节主要运用于老年患者，而无骨水泥型全髋关节主要运用于年龄较轻的患者。

2. 适应证及禁忌证

髋关节置换术主要适用于以下疾病导致髋关节功能严重丧失、伴有严重疼痛且通过严格保守治疗不能缓解的患者。

（1）适应证

① 关节炎：骨性关节炎、类风湿关节炎、青少年类风湿及非化脓性关节炎。

② 缺血性坏死：骨折或脱位后坏死、特发性坏死。

③ 骨折或脱位：髋臼骨折、股骨近端骨折或髋脱位等。

④ 其他：髋关节僵硬、髋关节不稳定或畸形、强直性脊柱炎、骨肿瘤、髋关节重建术失败者等。

（2）禁忌证

① 绝对禁忌证：全身感染或败血症、神经源性疾病、髋关节活动性感染性炎症等。

② 相对禁忌证：局部感染、髋外展肌功能丧失、髋神经缺陷等。

3. 术后功能障碍及并发症

（1）疼痛　接受关节置换术的患者术前因长期患有关节疾病，如退行性骨关节炎、风湿性关节炎、外伤后关节炎等，出现反复的、进展的关节慢性疼痛。关节置换术后，由于手术创伤，患者会感受较为剧烈的术后急性疼痛。

（2）假体松动　假体松动多发生在术后 2 年以后，其主要临床表现为疼痛，呈进行性加重。患者常描述髋部疼痛 ，并向臀部或腿部放射。假体松动的根本原因是人工关节所用材料不能与骨组织有机地融合，缺乏真正的稳定性。

（3）静脉血栓栓塞症　术后血液高凝状态、血液淤滞及血管内膜损伤是术后静脉血栓栓塞症发生的高危风险因素。全髋关节置换术患者的术后症状性静脉血栓发生率为 0.63%，肺栓塞发生率分别为 0.14%，影响关节功能恢复，甚至威胁生命。

（4）感染　感染是全髋关节置换术的灾难性并发症，假体周围感染增加患者痛苦和经济负担，造成患者肢体功能障碍，甚至威胁生命。患者术后浅表感染及深部感染发生率为 2.5%，感染危险因素包括肥胖（BMI＞35）、糖尿病、高血压、激素治疗、类风湿关节炎及切口周围细菌定植。

（二）康复功能评定

1. 术前评定

（1）步态　需要评测患肢步态，找出异常步态的原因。

（2）姿势　主要观察姿势是否有异常。

（3）肌力　可采用徒手肌力评定法了解患肢肌力，特别是关节置换术的关节周围肌肉的评定，对制定康复训练计划尤为重要。

（4）关节活动度　检查双髋关节活动范围，确定有无关节挛缩畸形，寻找关节活动障碍的原因，记录影响活动的因素，如疼痛、僵硬及其他关节情况。并检查脊柱活动性，记录腰椎曲度的变化。

（5）疼痛　是在休息时发生，还是在负重时出现。

（6）神经系统功能　注意肢体有无神经功能障碍。

（7）既往史　全面了解患者如心、肺、肝等情况，排除身体重要器官、系统疾病；详细应用过药物如磺胺类、激素、PC 等以及过敏史。

（8）下肢的长度　注意是否有下肢不等长，在仰卧位时骨盆保持水平、双足稍分开时测量。

（9）下肢的围度　应测量下肢围度，并进行两侧对比，了解患肢肌肉有无萎缩。

（10）X 线检查　包括含双侧髋关节的骨盆正位片和患侧髋蛙式位片。要与健侧进行对比，了解手术关节有无畸形、增生、对线等影像学的改变，作为重要的手术参考依据。

（11）髋关节功能评定

① 由美国 Harris 医生在 1969 年提出的 Harris 髋关节评分（Harris hip score，表 3-12）是用来评估髋关节炎的程度和全髋关节置换手术的效果。该评分内容主要包括疼痛、功能、畸形、关节活动范围 4 个方面，满分为 100 分。根据分值大小可将髋关节功能分为 4 级：70 分以下为差；70～79 分为一般；80～89 分为良；90～100 分为优。

② Charnley 疗效评分：其主要考评疼痛、运动和行走三项功能，每项 6 分。Charnley 将患者分为三类：A 类患者单侧髋关节受累，无其他影响患者行走能力的伴发疾病；B 类双侧髋关节受累；C 类患者有类风湿关节炎、偏瘫等影响行走能力的疾病。Charnley 认为 A 类或进行双髋关节置换术的 B 类适用于进行三项指标评定；行单侧髋关节置换术的 B 类患者及所有 C 类患者，只适合疼痛和活动范围的评估（表 3-13）。

2. 术后评定

术后评定可分别在术后 1～2 天、1 周、2 周住院患者以及术后 1 个月、3 个月和半年门诊患者进行。评定内容如下。

（1）心、肺功能　除观察心率、血压、呼吸等一般生命体征外，还要了解在卧床和活动时的心脏功能和呼吸功能状况。

（2）伤口情况　观察有无局部皮肤红、肿、热等感染体征，伤口愈合情况，有无渗出等。

（3）关节肿胀　由关节内或关节周围软组织造成的水肿可用不同的检查方法。浮髌试验可判断关节内有无积液及其程度；关节周围组织的围径可作为判断软组织肿胀的客观指标。

表 3-12　Harris 髋关节评分

内容	评分
1. 疼痛（44 分）	
无痛/不明显	44
弱：偶痛或稍痛，活动中出现，不影响功能	40
轻度：一般活动时疼痛不明显，过量活动后偶有中度疼痛	30
中度：可忍受，日常活动稍受限，但能正常工作，有时需服比阿司匹林强的止痛剂	20
剧烈：有时剧痛，但不必卧床；活动严重受限；经常需使用比阿司匹林强的止痛剂	10
病废：因疼痛被迫卧床；卧床也有剧痛；因疼痛跛行；完全不能活动	0
2. 功能	
（1）日常活动	
上楼：	
正常	4
需要扶手	2
通过其他方式上楼	1
根本不能上楼	0
穿脱袜/鞋：	
容易	4
有些困难	2
不能完成	0
坐：	
在普通椅子上坐 1 小时而无不适	5
在高椅子上能坐 1/2 小时而无不适	3
不能舒适的坐任何椅子	0
乘公交/出租车：	
能乘坐	1
不能乘坐	0
（2）行走	
跛行：	
无	11
轻度	8
中度	5
不能行走	0
助行器：	
无需	11
长途行走时需要手杖	7
行走时大部分时间需手杖	5
需单拐	3
双侧手杖	2
双侧腋拐	0
不能行走	0

续表

内容	评分
行走距离：	
不受限	11
1km 以上	8
500m 左右	5
只能在室内活动	2
只能卧床或坐椅（轮椅），不能行走	0
3．畸形（无下列畸形得 4 分）	
固定性髋屈曲挛缩畸形小于 30°	1
固定性髋内收畸形小于 10°	1
伸直位固定的髋伸展内旋畸形小于 10°	1
双下肢长度相差小于 3.2cm	1
4．髋关节活动范围（屈+外展+内收+外旋+内旋）	
210°～300°	5
160°～209°	4
100°～159°	3
60°～99°	2
30°～59°	1
0°～29°	0
满分：100 分	

表 3-13　Charnley 髋关节疗效评分

得分	疼痛	运动	行走
1	自发性疼痛	0°～30°	不能行走，需双拐或手杖
2	起步即感疼痛，一切活动受限	60°	用或不用手杖，时间或距离有限
3	能耐受，可有限活动	100°	单杖辅助，距离有限（<1 小时）无杖很难行走，能长站
4	某些活动时出现，休息能缓解	160°	单杖能长距离行走，无杖受限
5	轻度或间歇性，起步时明显，活动后缓解	210°	无需支具，但跛行
6	无疼痛	260°	正常

注：Charnley 功能分级 A=单侧髋关节病变，其他健康；B=双侧髋关节病变，其他健康；BB=双侧髋关节病变，一侧已行人工髋关节置换，其他健康；C=复杂性疾病并影响行走功能。

（4）关节疼痛　术后 2 天内，患者主要感觉术后伤口疼痛，随后因功能性活动训练的增加出现活动后疼痛。疼痛程度可采用目测类比评分法。

（5）神经系统检查　检查患肢感觉，注意肢体有无神经功能障碍。

（6）X 线检查　测量假体的位置对判断松动和下沉、指导康复训练和研究物理治疗对预防中、远期并发症的治疗作用具有一定的指导意义。

（7）关节活动度　应用量角器评定关节活动范围，对手术关节应评定被动和主动关节活动度，以了解造成关节活动范围障碍的原因，如疼痛、软组织挛缩等，指导康复训练。

（8）肌力　徒手肌力评定法评定下肢肌肉力量，并评估肌肉力量是否影响手术关节稳定性的情况。应重视外展、伸髋等肌群的肌力。

（9）活动及转移的能力　根据患者术后的不同阶段，评估患者床上活动及转移能力、坐位能力（包括床边及坐椅的能力）、活动能力（包括站立、行走、上下楼梯、走斜坡等）。

（10）分析步态　训练患者行走时，除测评患者的一般步态，如步幅、步频、步宽等以外，还应仔细观察患者行走时站立相和摆动相的步态，不同原因（如疼痛、肌力下降、感觉功能尤其本体感觉功能减退）造成的步态是不同的。

（11）功能性活动能力　可采用 Harris 髋关节评分及 Charnley 评分。

（12）门诊随访　主要了解髋关节的稳定性和髋关节的活动度。

（三）康复治疗

关节置换术患者的康复方案必须遵循个体化、渐进性、全面性的原则。

1. 术前康复治疗

（1）康复教育　其贯穿于整个康复过程。可采取当面交谈、发放宣传册、观看录像等形式。康复教育内容包括：术前心理准备，减少对手术的恐惧和精神压力，让患者了解手术的方式、手术可能的并发症、术后康复的程序及意义、术后日常生活活动注意事项、术后复诊等问题，其中尤其要突出关节保护技术。

（2）患肢及其他部位的肌力训练　除了手术关节的肌肉需要增强之外，其他部位的肌肉也需要训练，包括患髋外侧肌群、股四头肌、腘绳肌的等长和抗阻练习，健侧下肢各关节的主动活动和肌力练习，患侧踝关节和足趾的主动活动。上肢肌肉力量是安全有效地使用助行器和体位转移的先决条件，对这些肌肉的力量训练可作为术前准备内容而开始，并在术后继续进行。

（3）预防并发症的康复训练　长期卧床会出现各种并发症，应主动进行康复训练，如指导患者学会深呼吸及咳嗽，预防肺部感染。指导患者进行床上排便训练，预防便秘。让患者主动进行踝关节背屈练习，降低发生深静脉栓塞或肺栓塞的危险。

2. 术后康复治疗

术后的康复计划设计取决于手术方式及患者的个体情况，应密切与骨科医师进行沟通，了解术中屈曲、外展、外旋三个方向髋关节的稳定性，避免髋关节某个方向不稳定导致脱位。

（1）术后第一阶段（急性期治疗，1～5 天）

① 目标：减轻水肿和疼痛，预防下肢肌肉萎缩，独立转移及安全上下床、座椅、马桶，用助行器在平地上独立行走，了解并遵守全髋关节置换术的注意事项。

② 运动疗法

a. 踝泵：仰卧位，脚跟垫高20cm，稍用力做踝背伸动作维持10秒，再缓慢做踝趾屈动作10秒。每个小时做20个。

b. 股四头肌等长收缩：在仰卧位下，绷紧大腿前方肌肉，将膝盖往下压紧床面，保持10秒，缓慢放松，12个一组，每次做3组，每组之间休息30秒，每天2次。

c. 臀肌等长收缩：在仰卧位下，夹紧两侧臀部（两侧肌肉收缩时骨盆会略有抬高），保持5秒，12个一组，每次做3组，每组之间休息30秒。每天2次。

d. 下肢活动训练：在仰卧位下，脚跟沿床面往臀部方向滑动，到小腿屈曲至45°停住保持5秒，再缓慢将小腿沿床面伸直，10个一组，每次做3组，每天2次。

e. 髋关节外展活动训练：在仰卧位下双下肢沿床面缓慢水平往两侧打开，再缓慢收回。10个一组，每次做2～3组，每组之间休息30秒。每天2～3次。

f. 股四头肌训练：在坐位下（身体稍后倾，大腿与腹部之间的角度不超过90°），小腿做全范围的活动，并在伸直末端保持5秒，12个一组，每次做3组，每组之间休息30秒。每天2次（可根据自身耐受情况绑一沙袋）。

g. 站立位抬脚：在站立位（前方有可支撑物保护），双下肢交替抬起大腿（不超过90°），在抬起末端保持3秒，再缓慢放下，12个一组，每次做3组，每组之间休息30秒。每天2次。

h. 站立位髋关节后伸训练：在站立位，髋关节外后伸展不超过15°，保持3秒，再缓慢收回，12个一组，每次做3组，每组之间休息30秒。每天2次。

i. 站立位髋关节外展训练：在站立位，髋关节外展，保持3秒，再缓慢收回，12个一组，每次做3组，每组之间休息30秒。每天2次。

j. 微蹲训练：站立位，双脚与肩同宽，脚尖、膝盖朝向正前方，缓缓屈膝30°（脚尖不超过膝盖，腰背挺直），保持10秒，再缓慢站起，12个一组，每次做3组，每组之间休息30秒。每天2次。

③ 物理因子疗法

a. 冰疗：可减轻术后关节软组织肿胀，同时也能减轻疼痛。术后第一天即可使用冰袋冷敷，置于手术的髋关节周围，每次15～20分钟，2～4小时1次。直至关节消肿、疼痛减轻。也可用冷循环装置，15℃低温局部持续冷敷。

b. 经皮神经电刺激：待患者清醒后，可进行目测类比法（VAS）疼痛评估。如果VAS≥5，可使用选择性药物镇痛方法缓解疼痛。经皮神经电刺激可作为药物的辅助止痛治疗，效果已在临床被广泛证明。可采用频率为100Hz的双通路四电极分别置于手术伤口两侧，治疗时间30～60分钟，强度为2倍的感觉阈，每天1～2次。直至疼痛减轻。

④ 注意事项：避免髋关节屈曲超过90°，内收超过中线，内旋超过中立位，一次性长时间坐位不超过1小时，避免将垫枕置于膝下以防止髋关节屈曲挛缩，仰卧位时应使用外展垫枕。晋级标准：能够在助行器辅助下实现对称性步态。

（2）术后第二阶段（第 2～10 周）

① 目标：在辅助装置下使步态正常化，独立进行日常活动。

② 运动疗法

a. 哈壳式运动：侧卧位，屈膝，患侧在上，缓缓将膝盖向上打开（像打开的贝壳一样），在终末端保持 5 秒，再缓慢放下，12 个一组，每次做 3 组，每组之间休息 30 秒，每天 2 次。

b. 站立位髋关节外展训练：在站立位，缓慢将一侧大腿往外展开（臀部保持不动，收腹，身体不扭转），在终末端保持 5 秒，再缓慢收回，12 个一组，每次做 2 组，每组之间休息 30 秒。每天 2 次。

c. 站立位髋关节后伸训练：在站立位，髋关节外后伸展不超过 15°，保持 3 秒，再缓慢收回，12 个一组，每次做 3 组，每组之间休息 30 秒。每天 2 次。

d. 桥式运动：仰卧位，双下肢屈膝 90°，缓慢将臀部从床面抬离，终末端保持 5 秒，再缓慢收回，12 个一组，每次做 5 组，每组之间休息 30 秒。每天 2～3 次。

e. 微蹲训练：站立位，双脚与肩同宽，脚尖、膝盖朝向正前方，缓缓屈膝 30°（脚尖不超过膝盖，腰背挺直），保持 10 秒，再缓慢站起，12 个一组，每次做 3 组，每组之间休息 30 秒。每天 2 次。

③ 注意事项：避免髋关节屈曲超过 90°，内收超过中线，内旋超过中立位，一次性长时间坐位不超过 1 小时，仰卧位时应使用外展垫枕，避免双腿交替性爬楼梯。晋级标准：无辅助下正常步态可登上 10cm 的台阶。

（3）术后第三阶段（第 10～14 周）

① 目标：交替性上下楼梯，能够独立完成下身穿戴，包括穿脱鞋袜，可进行特殊功能性活动（自行车、游泳），此时训练每周可进行 1～2 次。

② 运动疗法

a. 侧向台阶训练：在站立位下，患腿站在台阶上，屈髋 20°，健侧脚缓缓从台阶下落，再缓慢抬起（抬头挺胸收腹），12 个一组，每次做 3 组，每组之间休息 30 秒。每天 2 次。

b. 交替上下台阶练习：双脚交替上下台阶（抬头挺胸收腹），12 个一组，每次做 2 组，每组之间休息 30 秒。每天 2 次。

c. 贴壁滚球微蹲训练：在站立位，靠墙微蹲（双脚与肩同宽），在后背与墙之间夹一球，缓慢下蹲，缓缓屈膝 30°（脚尖不超过膝盖，腰背挺直），保持 10 秒，再缓慢站起，12 个一组，每次做 3 组，每组之间休息 30 秒。每天 2 次。

d. 桥式运动：仰卧位，双下肢屈膝 90°，缓慢将臀部从床面抬离，终末端保持 5 秒，再缓慢收回，12 个一组，每次做 3 组，每组之间休息 30 秒。每天 2 次。

e. 直腿抬高：在仰卧位下，健侧下肢屈膝 90°，患侧下肢在伸膝状态下，将大腿抬离床面 20～30cm，终末端保持 5 秒，再缓慢收回，12 个一组，每次做 3 组，每组之间休息 30 秒。每天 2 次。

f. 下肢力量训练：功率自行车（20～30 分钟），双侧/单侧蹬腿练习（15 个

一组，每次3～5组）

③ 注意事项：避免在疼痛时进行日常生活活动及治疗性训练。

（4）术后第四阶段（3个月后）人工髋关节置换术后愈合阶段，轻微的体育活动是允许的。适合的体育活动包括步行、固定自行车、游泳、慢步交谊舞、高尔夫球等。体育活动可以改善患者情绪，也可以提高生活质量，有利于和其他患者进行交流，增强自信心。但应避免任何会增加患侧下肢关节负荷的运动，如跑步、跳越、爬山、举重和一些球类运动等，因为这些体育活动会增加假体的负荷导致松动。

三、膝关节置换术后的康复

（一）概述

1. 定义

全膝关节置换术（total knee replacement，TKP）是指应用人工材料制作的全膝关节结构植入人体以替代病损的自体关节，从而获得膝关节功能。

TKR可消除或缓解疼痛，恢复ADL和工作能力，其中有些病人可终身受益不需任何治疗。近年来，膝关节置换术已被公认是效果理想的治疗方法。目前人工膝关节假体种类繁多，按固定程度方式分为骨水泥型和非骨水泥型，按限制程度可分为限制型和非限制型。

2. 全膝关节置换术的适应证与禁忌证

（1）适应证　全膝关节置换术适应证包括严重的关节疼痛、不稳、畸形等所致膝关节功能缺损或残疾，经保守治疗无效者。且手术适应证的选择是决定临床效果的首要因素，主要包括：①膝关节的各种炎症性关节炎，如骨性关节炎、类风湿关节炎、血友病性关节炎等；②部分创伤性关节炎；③静息性感染性关节炎；④少数原发性或继发性软骨坏死性疾病；⑤骨肿瘤等。

（2）禁忌证

① 绝对禁忌证：膝关节炎周围肌肉瘫痪、局部和全身关节的任何活动性感染、膝关节疼痛性融合。

② 相对禁忌证：肥胖、手术耐受力差、关节不稳、严重肌力减退、严重骨质疏松、纤维性或骨性融合、严重屈膝挛缩畸形（大于60°）。

膝关节是人体最大、解剖最复杂、对运动功能要求较高的关节，因此与髋关节比较，膝关节术后功能康复的难度更大。能否进行合理有序的术后康复训练将直接影响手术的效果，因此制定术后康复计划相当重要。

（二）康复功能评定

1. 原发疾病有关因素的评价

评价包括原发疾病病程及经过、既往治疗手段及效果、诊断等。

2. 膝关节情况的评价

包括六个方面，即关节活动度、周径、肌力、膝关节评分、X线片表现及术中情况。

（1）膝关节活动度　正常膝关节活动范围为0°～150°。术前与术后应对双下肢的髋、膝、踝及足的功能进行评定。了解患侧膝关节和其他关节是否有畸形，力线是否正确。

（2）下肢周径　术前与术后恢复各阶段均应测量下肢周径，了解有无肌肉萎缩及肿胀的情况。

（3）肌力　徒手肌力检查法了解肌肉力量，尤其是对股四头肌和腘绳肌肌力的评价，并评价肌肉力量对手术关节稳定性的影响。

（4）膝关节评分

① 目前被广泛接受的是1976年纽约特种外科医院(Hospital for special surgery，HSS）膝关节评分标准（表3-14）。该量表评分总分为100分，共分为7个项目，其中6个为得分项目，1个为减分项目。根据评分结果可将膝关节功能或临床疗效分成4级：>85分为优，70～85分为良，60～69分为中，59分以下为差。

表3-14　HSS膝关节功能评分标准

项目	评分	项目	评分
疼痛（30分）		优：完全能对抗阻力	10
任何时候均无疼痛	30	良：部分对抗阻力	8
行走时疼痛	15	中：能带动关节活动	4
行走时轻微疼痛	10	差：不能带动关节活动	0
行走时中度疼痛	5	屈膝畸形（10分）	
行走时重度疼痛	0	无畸形	10
休息时无疼痛	15	小于5°	8
休息时轻微疼痛	10	5°～10°	5
休息时中度疼痛	5	大于10°	0
休息时重度疼痛	0	稳定性（10分）	
功能（22分）		正常	10
行走、站立无限制	22	轻微不稳	8
行走5～10个街区（2.5～5km）	10	中度不稳	5
行走1～5个街区（0.5～2.5km）	8	严重不稳	0
行走1个街区（0.5km）	4	减分项目	
不能行走	0	使用单手杖	−1
能上楼梯	5	使用单拐杖	−2
能上楼梯，但需支具	2	使用双拐	−3
只能室内行走，无需支具	5	伸直滞缺5°	−2
只能室内行走，需要支具	2	伸直滞缺10°	−3
活动度（18分）		伸直滞缺15°	−5
每活动8°记1分，最高18分	18	每5°内翻	−1
肌力（10分）		每5°外翻	−1

注：临床疗效评定，>85分优；70～84分良；60～69分中；<59分差。

② 1989 年美国膝关节外科学会制定的膝关节（KSS）评分标准，分为膝评分和功能评分两部分，其对膝关节疼痛、活动范围和稳定性三方面进行评定。满分为 100 分（表 3-15）。

表 3-15　膝关节 KSS 评分

患者分级	
A．单侧或双侧（对侧膝关节已经成功置换）	
B．单侧、对侧膝关节有症状	
C．多关节炎或身体虚弱	
一、膝关节评分	评分
1．疼痛（50 分）	
不疼	50
偶觉轻微疼痛	45
上楼时有点疼	40
上楼和走路时有点疼	30
偶尔疼得比较厉害	20
经常疼得比较厉害	10
疼得特别厉害，须服药	0
2．活动度（25 分）	
____评分标准为每 5°得 1 分	
3．稳定性（25 分）	
A．前后	
＜5mm	10
5～10mm	5
＞10mm	0
B．侧方	
＜5°	15
6°～9°	10
10°～14°	5
＞15°	0
4．减分	
A．屈曲挛缩：	
5°～10°	−2
10°～15°	−5
16°～20°	−10
＞20°	−15
B．伸展滞缺	
＜10°	−5
10°～20°	−10
＞20°	−15
C．对线：	
5°～10°	0
0°～4°	每度 3 分
11°～15°	每度 3 分
其他	−20

续表

二、功能评分	
A．行走能力（50分）	
不受限制	50
1km以上	40
不到500m	30
50～100m	20
只能在户内活动	10
不能行走	0
B．上下楼的能力（50分）	
正常上下楼	50
上楼正常，下楼须扶栏杆	40
上下楼都须扶栏杆	30
上楼须扶栏杆，下楼困难	15
根本无法上下楼	0
C．行走时辅助（减分）	
出门用手杖	−5
不离开手杖	−10
用双手杖/双拐、步行器	−20

注：临床疗效评定，＞85分优；70～84分良；60～69分中；＜59分差。

（5）X线检查　包括：①常规膝关节正位、侧位和髌骨轴位像X线片；②正位像包括负重位和非负重位；③髋关节和踝关节负重正位X线片；④屈膝30°侧位X线片。通过手术前、后X线片着重了解局部骨质情况及假体位置，后者包括平面假体的倾斜情况、髌股关节及胫骨关节对合情况等。

（6）术中情况　着重了解膝关节手术入路选择、骨质切除量、软组织平衡情况、假体位置、假体选择、是否使用骨水泥、假体固定方式、关节对合情况、膝关节术中关节活动度、关节稳定性等。

3. 全身状态评价

手术前后严格的全身状况评价及治疗有助于康复锻炼，这些因素可以决定康复锻炼开始时间、锻炼强度、康复计划的调整等。

4. 精神、心理、智力状态评价

主要通过与患者简单的谈话和交往，了解患者从心理上或精神上能否耐受康复锻炼，能否理解医护人员的指示。

（三）康复治疗

膝关节置换术后康复应遵循个性化原则，根据每个患者的体质、病情、心理素质、主观功能要求、手术过程等情况，客观地制定康复治疗计划，同时必须兼顾患者全身及其他部位的康复，切忌操之过急，避免康复治疗不当而发生再损伤。

1. 康复目的

通过康复训练可以激活骨代谢，促进骨生长再塑；控制疼痛、肿胀，预防感

染及下肢深静脉血栓形成；改善膝关节周围肌力及其软组织平衡协调性，保证关节稳定，恢复良好的步态，提高生活质量；保护人工膝关节，延长其使用期。

2. 术前康复治疗

（1）健康教育　指导患者学会使用步行器和拐杖；指导患者练习呼吸及咳嗽的技巧；告诉患者膝关节全置换术的有关注意事项；指导患者学会必要的患侧肢体活动，尤其是股四头肌的活动。

（2）肌力训练　增强手术的膝关节周围肌肉力量，同时对身体其他部位的肌肉也需加强，包括患髋周肌群、股四头肌、腘绳肌的等长和抗阻练习，健侧下肢各关节的主动活动和肌力练习，患侧踝关节和足趾的主动活动。

3. 术后康复治疗

（1）第一阶段康复（术后当日～第 3 天）

① 目标：主要是控制疼痛、肿胀，预防感染及血栓形成，促进伤口愈合。

② 运动疗法

a. 术后固定：用石膏后托固定术侧膝关节于伸直位，或将术侧下肢放置于伸直位支架上，并抬高患肢（尽可能平心脏水平），可以预防水肿及膝关节屈曲挛缩。从足趾至腹股沟处以弹性压力绷带包扎，或穿弹力袜或连裤的弹力袜，必须注意不可有褶皱造成局部压迫，而导致血液循环障碍，直至下肢完全负重为止。

b. 踝“泵”运动：同髋关节置换术后的康复。

c. 按摩：对术侧下肢做缓和的按摩，从肢体远端至近端。

d. 肌力训练：股四头肌和腘绳肌的等长收缩运动，不给予任何阻力，患者自主进行缓和静态的肌肉收缩，主要用来维持肌纤维之间的活动及减轻肌肉痉挛和疼痛。作内侧延长切口或股直肌下切口者，可进行直腿抬高练习，方法：患者仰卧位，屈髋，把下肢放置在治疗师肩部，治疗师坐床边，一手扶患者腘窝，另一手扶患者小腿，患者主动屈曲髋关节，治疗师则身体前倾，按患者疼痛程度作有控制的膝关节被动活动。患者亦可仰卧位，足跟不离开床，主动进行髋关节与膝关节的屈伸活动。还可附加用治疗带进行适度的抗阻练习。

e. 体位转移训练：卧位→坐位→立位。

f. 关节活动度训练：训练时必须注意不同假体的屈曲限值。术后第 2 天开始缓慢患侧膝关节屈曲训练，可进行滑板训练，即患者仰卧位，患侧下肢顺墙面或木板上下滑行，逐渐增加膝屈曲度。术后 2～3 天拔除引流管后，如果没有屈膝限制或禁忌证（如胫骨结节切骨或伸肌腱断裂），患者可以主动伸膝关节，在控制范围内被动屈曲膝关节。股四头肌肌腱修复或膝关节周围软组织修复的患者，膝关节伸屈活动练习应和骨科医生讨论决定或遵循医嘱进行。

g. 髌骨滑移活动：患者伸膝位，治疗师将髌骨沿纵轴方向被动由近端轻柔推向足端，然后患者主动收缩股四头肌，将髌骨移回近端，以促进髌骨在人工股上的滑动。

③ 物理因子治疗：同髋关节置换术后的康复。

（2）第二阶段康复（术后第 4 天～2 周）

① 目标：重点加强患侧肢体关节活动度，膝关节活动范围达到 0°～90°，恢复股四头肌和腘绳肌肌力。鼓励不负重状态下的主动运动，促进全身体能恢复。

② 运动疗法

a．术后固定：白天练习时可将石膏托去除，夜间仍用石膏托固定膝关节伸直位。对术前膝关节屈曲挛缩严重的患者，石膏托一般应持续到 4～6 周。对于非骨水泥固定的患者，术后需要较长时间固定，以允许骨嵌入植入物，一般石膏托固定应持续到术后 12 周。

b．膝关节连续被动活动（continuous passive motion，CPM）练习：CPM 可有效地增加膝关节屈曲度，减轻术后疼痛，减少深静脉血栓。但要注意 CPM 只适用于伤口愈合正常者，因为术后早期膝关节屈曲过度，会影响伤口愈合，所以宜在术后第 3～4 天开始使用 CPM，使患肢在无痛状态下进行被动运动。初次活动范围为 0°～45°，每次连续活动 30 分钟或 1 小时，每天 2～3 次。每天增加活动范围为 10°，如果膝关节屈曲达 90°，则不再使用 CPM。早期应用 CPM 训练时间过长，易导致关节积液增加和缝合切口裂开，使用活动幅度过大可引起关节周围出血肿胀及剧痛。

c．股四头肌交互抑制训练：将患膝放置在一个舒适的姿势，让患者主动收缩腘绳肌（屈膝），同时在小腿后侧轻轻地给予阻力，在股四头肌放松及延长的情况下增加膝关节屈曲。

d．膝关节活动度练习：患者坐于轮椅内，术侧足触地，双手轻轻地向前方推动轮椅，使膝关节被动屈曲，并维持 6 秒，然后，患者主动抬腿伸膝（在患者可忍受的范围内进行），并维持 6 秒，尽可能重复练习，直至患者感觉有轻度疲劳感为止。关节活动度和肌力练习后，可给予冷敷，有助于止痛和消肿。

e．行走及负重训练：一般用骨水泥固定者，在治疗师保护下，在可忍受程度内部分负重，患者可采用步行器或腋拐保护，6 周后可过渡到完全负重。对于非骨水泥固定者，则应推迟到术后 6 周开始部分负重，逐渐增加负荷，术后 12 周方可完全负重。

f. 本体感觉训练：关节置换术后关节本体感觉受到损害，术后固定也降低了关节周围肌肉、肌腱及韧带的本体感觉，导致关节运动控制能力、姿势矫正及平衡维持能力均有所下降。因此需进行本体感觉训练。可进行盲视下关节角度重复训练，各种平衡训练，双侧关节感知训练。

（3）第三阶段康复（术后 3～6 周）

① 目标：主要是增强肌力和关节活动度的练习。如无特殊情况，一般手术后 3 周，多数患者出院或转门诊继续康复。

② 运动疗法

a．继续上述运动训练项目。

b. 肌力训练：主要进行股四头肌和腘绳肌的多角度等长运动和轻度的抗阻练习。具体方法为：将术侧足分别放在不同级的阶梯上，使膝关节的屈曲角度不同（例如 90°、70°、50°、30°、10°条件下），然后分别在这种不同的角度上进行等长肌力训练。仰卧，保持髋关节屈曲下做直腿抬高练习。

c. 关节活动度训练：低强度的长时间牵张或收缩-放松练习以持续增加膝关节活动度，固定式自行车练习。开始时坐垫尽可能抬高，以后逐渐降低坐垫高度，以增加膝关节屈曲。

d. 步态训练与平衡训练：在步行器上进行步态训练，纠正异常步态。最初的步态训练与平衡训练，先在平行杠内进行，逐渐过渡到平行杠外扶拐练习（三点式步态）。拐杖或手杖应在健侧手，这样可以提供最佳平衡和缓解术侧下肢负重。

（4）第四阶段康复（术后 7～12 周）

① 目标：主要是继续增强膝关节肌力和关节活动度练习，加强肌肉功能，改善膝部稳定性和功能性控制。

② 运动疗法

a. 继续上述项目练习。

b. 肌力训练：仰卧位、俯卧位和侧卧位下的直腿抬高练习，以增强髋关节肌力，特别是髋伸展肌和外展肌肌力。骑固定式自行车及水中运动（非冲撞性体能加强运动）。

c. 膝部稳定性和功能性控制训练：若允许患者完全负重时，可进行膝关节微蹲短弧度训练，即患者站立位背靠墙，缓慢屈曲髋关节和膝关节（双侧膝关节屈曲控制在 30°～45°范围），使背部靠墙面下移，然后再向上移动身体。膝关节小弧度刺激动作训练：患者双足并立，然后术侧足向前小弓箭步，使膝关节微屈，再伸直膝关节，接着术侧足回复于原开始位置。应注意，患者屈曲的膝关节应与足趾呈一直线，不可超越足趾上方的垂直线。

d. 步行训练：逐渐增加步行活动。行走练习先在平地开始，然后过渡到不同条件地面行走，逐步提高协调控制步态及快速行走的能力。此外，还需练习侧向走及后退等。注意：行走时持重不可超过体重的 20%，购物时应使用手推车，冰雪天尽量不外出，若外出需穿戴防滑鞋，谨防跌倒，室内地毯或地板的游离电线或杂物等障碍物要及时整理。

e. 上下楼梯训练：上楼梯动作顺序是健腿→患腿→手杖。患腿减负情况下健腿先上一级，支撑于手杖，上患腿，最后跟上手杖。有扶手的楼梯一手扶之，另一手支（提）手杖，健腿上一级，其次跟上患腿，最后跟上手杖。下楼梯动作顺序是手杖→患腿→健腿。手杖先下一级，体重移于健腿，先下患腿，最后下健腿。有扶手的楼梯，一手扶扶手，患腿与手杖一起先下一级，随后跟上健腿。

f. 小站桩：背对墙壁站立，双足分开与肩同宽，足跟距墙约 30cm，屈膝关节 30°～45°，使足胫与地面基本垂直，后背靠于墙上身放松，每日 2 次，每次 30 分钟。

g. 日常生活活动能力（ADL）训练：包括卧—坐—立转移训练、如厕转移训练，乘车转移训练以及穿戴鞋袜训练、上下台阶训练等。必要时配合作业疗法、物理因子疗法，以减轻疼痛、关节积液和肢体肿胀，最大限度地恢复患者的日常生活活动能力，提高生活质量。为代偿关节功能障碍，改善患者 ADL 能力或职业生活能力，可采用各种辅助器具。常用助行具有手杖、前臂拐、腋拐、四脚行走支架。生活用具有便具垫高设备、浴缸小升降机、浴缸与淋浴室地面铺设防滑片。坐具设备，使个人卫生安全简便，浴室内要有稳定的把手。地上取物可用特制取物钳，此外还有鞋袜的穿脱辅助具等。

知识拓展

ERAS 新技术与关节置换结合加速患者康复

ERAS（enhanced recovery after surgery，ERAS）为术后快速康复过程。加速康复外科是采用有循证医学证据证明有效的围术期处理措施，降低手术创伤的应激反应、减少并发症、提高手术安全性和患者满意度，从而达到加速康复的目的。实现“快速康复”并不容易。从手术前的方案设计、到术后护理康复，每个细节都要考虑周全。事实上，“快速康复”理念在国外开展已有时日。医生围手术期采用一系列循证医学证据，证实有效的优化处理措施，以减轻患者创伤应激反应、减少并发症，缩短住院时间，降低再入院风险及死亡风险，降低医疗费用。

根据 ERAS 理念的主张，膝关节置换术前骨科的医护人员们对患者进行详细的术前宣教、超前功能锻炼，同时实施超前镇痛；指导患者术前 2 小时禁食、术前增加机体能量，减轻应激反应；术后病人返回病房给予静脉镇痛泵自控镇痛等多模式镇痛与个性化镇痛相结合的镇痛方式，手术当天指导患者进行踝泵运动，术后第一天指导患者进行四步法膝关节功能锻炼，术后第二天进行下地行走训练。

二维码 3-12　课程相关视频

二维码 3-13　测试题

第九节　手外伤康复

学习目标

1. 掌握：手功能评定的内容及方法；手外伤的运动疗法、作业疗法、物理因子疗法及感觉障碍的康复疗法。
2. 熟悉：常见手外伤的康复治疗方法、手的姿势、手外伤的常见康复问题。
3. 了解：手的基本动作、手外伤的一般检查法。

一、概述

（一）基本概念

1. 定义

手外伤是指由于各种意外所造成的手部损伤。手外伤多为骨骼损伤与软组织损伤同时存在，许多患者需要手术治疗。由于组织损伤及手术等因素，可发生肿胀、粘连、瘢痕形成、挛缩、关节僵硬、肌肉萎缩等，从而导致手部功能损害。

手外伤康复是指在手外科诊治的基础上，针对手功能障碍的各种因素，采取相应的物理治疗、作业疗法及辅助器具等手段，使伤手最大程度的恢复功能。康复治疗已渗透到整个手外科临床，从受伤到手术，从组织愈合到功能恢复，从职业训练到重返社会，都需要康复治疗。

2. 流行病学

手外伤是急诊创伤中的常见病、多发病。根据美国2009—2018年国家损伤电子监测系统数据，手外伤人数为260万/年，最常见的损伤是撕裂（36.5%）、骨折（19.9%）、扭伤（12.3%）和挫伤/擦伤（12.1%）。在我国，手外伤患者在急诊创伤病例中达到 15%～28.6%。随着我国工业化的进一步发展，手外伤的发生率一直呈逐年上升的趋势。

（二）病因病理

手外伤中常见的有刺伤、锐器伤、钝器伤、挤压伤、火器伤等。不同的伤口有不同病理特点，如刺伤是进口小，损伤深，可伤及深部组织，并将污物带入深组织，造成感染。再如钝器伤，会引起组织挫伤，可造成手指或全手各种组织严重缺损、断指或断肢。

（三）临床康复问题

（1）运动功能障碍　手外伤后由于肿胀、粘连、瘢痕形成、肩手综合征等，导致肌肉萎缩、无力、关节僵硬等，常出现运动功能障碍。

（2）感觉功能障碍　若伤及周围神经，则可出现感觉功能障碍。

（3）日常生活活动能力障碍　运动、感觉功能障碍均导致日常生活活动能力降低。

（4）职业能力和社会活动能力下降。

（5）心理障碍　由于手部功能障碍，影响日常生活和工作，患者易出现失落、孤独、自卑感。

二、康复评定

（一）一般检查

一般检查包括望诊、触诊、动诊和量诊四部分，通过一般检查可对肢体结构与功能变化总体评价。

（1）望诊　包括皮肤的色泽、纹理、有无伤口、有无瘢痕，有无红肿、溃疡及窦道，手的姿势及有无畸形等。

（2）触诊　可以感觉皮肤的温度、弹性、软组织质地，压痛，检查皮肤毛细血管反应，判断手指的血液循环情况。

（3）动诊　是对手部关节活动的检查。动诊可分为主动及被动活动范围的检查。

（4）量诊　包括关节活动度、肢体周径、肢体长度、肢体体积的测量。

（二）功能评定

主要包括手的关节活动度、肌力、感觉和手的灵巧性及协调性等方面的评定。

1. 手的关节活动度评定

（1）手关节活动角度评定　一般用量角器测量手指的掌指关节（MP）、近侧指间关节（PIP）和远侧指间关节（DIP）的主动和被动活动范围。掌指关节和指间关节的屈伸使用小型半圆量角器，正常值掌指关节屈 90°、伸 0°，近端指间关节屈 110°、伸 0°，远端指间关节屈 60°、伸 0°，拇指外展活动度可用半圆规量角器或分规测量，正常值男性为(5.1±0.55)cm，女性为(4.7±1.48)cm。

（2）手关节总主动活动范围评定　Eaton 首先提出测量关节总主动活动度（total active movement，TAM），作为一种肌腱功能评定的方法，其优点是较全面地反映手指肌腱功能情况，还可以对比手术前后的主动、被动活动情况，实用价值大。其缺点是测量及计算方法稍繁琐。测量方法是用 MP 关节、PIP 关节、DIP 关节的主动屈曲角度之和减去各关节主动伸直受限角度之和。正常值是 TAM = (90°+110°+60°)−(0°+0°+0°) = 260°。评价标准为：优，活动范围正常；良，TAM＞健侧 75%；尚可，TAM＞健侧 50%；差，TAM＜健侧 50%；极差，其结果不如术前。

2. 肌力评定

（1）徒手肌力评定　可用 Lovetter 的 6 级分类法评定。

（2）握力的评定　用握力计评定手部屈肌的力量，测定2～3次，取最大值，一般为体重的50%。测试时立位或坐位，上肢在体侧下垂，前臂和腕中立位，检查时避免用上肢其他肌群来代偿。

（3）捏力的评定　用握力计分别检查拇指与示、中、无名、小指的捏力；拇指与示指、中指同时的捏力；拇指与示指桡侧的侧捏力。捏力主要反映拇对掌肌和其他四指屈曲肌的肌力，正常值约为握力的30%。

3. 感觉功能评定

评定手的各区域的感觉是否存在减退或消失，以及存在的区域和范围。包括浅感觉（触觉、痛觉、温度觉）、深感觉（震动觉、位置觉、运动觉）和复合感觉（两点辨别觉，粗、滑、质地、形状、轻重的辨别觉）的评定。

（1）手指触觉、痛觉、温度觉和实体觉的测定。触觉可使用Semmes-Weinstein单纤维感觉测定器进行检查。

（2）两点分辨试验（two-point discrimination，2PD）　正常人手指末节掌侧皮肤的2PD为2～3mm，中节4～5mm，近节5～6mm。两点分辨试验是对周围神经损伤修复后，感觉功能恢复的一种定量检查。根据美国手外科学会的标准，2PD的正常值与手功能的关系见表3-16。

表3-16　2PD的正常值与手功能的关系

两点间距分辨能力	临床意义	功能
2PD＜6mm	正常	能做精细工作
2PD在6～10mm	尚可	可持小器件或物品
2PD在11～15mm	差	能持大器件
仅有一点感觉	保护性	持物有困难
无任何感觉	感觉缺失	不能持物

（3）Moberg拾物试验　在桌上放一个小木盒，木盒旁放上五件常用生活小物品，如硬币、钥匙、茶杯、玻璃球、纽扣等，让患者尽快地、一件件地将桌上的物品拾起放到木盒内。先用患手进行，在睁眼情况下拾一次，再在闭眼情况下拾一次；然后用健手按以上程序进行。计算每次拾完物品所需的时间，并观察患者拾物时用哪几个手指，用何种捏法。在Moberg拾物试验中，常将患手和健手的结果比较即可看出差别。当双手均有疾病时，可参考正常人的数值。假如患者的拇指、示指、中指感觉减退或正中神经分布区皮肤感觉障碍，在闭目下很难完成该试验。

4. 灵巧性及协调性评定

手灵巧性、协调性与感觉和运动功能有关，亦与视觉有关，评定的方法很多，常用的有以下三种标准测试方法。

（1）Jebsen手功能评定　测试内容由7个部分组成：①书写短句；②翻转7.6cm×12.6cm卡片；③拾起小物品放入容器内；④堆放棋子；⑤模仿进食；⑥移动轻而

大的物品；⑦移动重而大的物品。记录完成每项活动所需的时间，测试结果可按年龄、性别、利手和非利手查正常值表，以判断是否正常。其优点是测试时间短，易于管理，费用少。

（2）明尼苏达操作等级测试（minnesota rate of manipulation test，MRMT） 此测试主要评估手部及上肢粗大活动的协调与灵活性。测试内容由五个部分组成，包括上肢和手部前伸放置物件、翻转物件、拿起物件、单手翻转和放置物件、双手翻转和放置物件。测试结果以操作的速度和放置物件的准确性表示。

（3）9孔插板试验 插板为一块13cm×13cm的木板，木板上有9个小孔，孔深1.3cm，孔与孔的间隔为3.2cm，每孔直径0.71cm，插棒为长3.2cm、直径0.64cm的圆柱体，共9根。患者取坐位，将插板放于患者前方桌上，插棒放于测试手一侧的浅器皿中，让患者将9根木棒一次一根地分别将插入9个孔中，再一次一根地将木棒从孔中拔出放入浅器皿中。记录完成时间。先测定健手再测定患手。

（三）神经电生理检查

包括肌电图、神经传导速度及体感诱发电位检查等。

三、康复治疗

（一）康复治疗目标

（1）控制肿胀，促进组织愈合，减轻疼痛。

（2）避免肌肉的误用、废用和过度使用，避免关节损害或损伤，预防畸形。

（3）提高手的感觉及运动功能，恢复手的灵巧性及协调能力，增强日常生活活动能力。

（二）运动疗法

早期以被动运动为主，若无肌腱损伤或损伤已愈合，应酌情进行肌肉肌腱的牵伸训练。随着患者病情的稳定，可进行受限关节的关节松动术、手部肌肉的肌力训练等。伴有感觉神经损伤者则需要进行感觉再训练。

1. 关节活动度训练

包括主动运动、手部关节按压和牵引等训练。

（1）主动运动 每小时进行1次握拳与放松运动，每一动作重复10～20次。①勾拳运动：掌指关节和近指关节伸直，主动完全屈曲远端指间关节。②握拳运动：腕处中立位，手指关节主动完全屈曲。③拇指运动：腕处中立位，四指伸直，拇指做主动完全屈、伸、外展和内收运动。④手过头运动：做肩关节完全主动运动，并将手举过头顶。

（2）手部关节按压练习 可在用毛巾折成的垫子或海绵垫上进行，在受损伤的关节部位，做主动按压至关节有紧张、酸胀感或轻度疼痛感为度，然后维持5～10分钟，每日进行2～3次。

（3）手部关节牵引　严重的关节屈曲障碍可以使用沙袋加压牵引的方法，从0.25kg 重量开始，调整牵引角度，逐渐增加到关节有酸胀、紧缩感为止。此法对掌指关节屈曲挛缩的患者效果明显。对于指间关节屈曲障碍的患者，可以使用屈曲指套夹板的方法分别进行屈曲下拉，指尖朝向手舟骨结节。每个部位牵引持续10～20 分钟，每日进行 1～2 次或更多。

2. 肌力训练

早期外固定时嘱患者进行受累部分肌肉的等长运动训练，去除外固定后，可进行被动活动、助力运动等训练，以后逐渐过渡到主动运动训练、抗阻运动训练，以促进肌力最大限度地恢复。抗阻训练可用健侧上肢提供逐渐增加的重量和阻力进行，亦可由作业治疗师徒手施加阻力进行，或选用手辅助器、手练习器、各种弹簧和负重物、治疗用滑轮和弹力带等进行渐进性抗阻练习。

3. 关节松动技术

具有增加关节活动范围和缓解疼痛的作用。对于僵硬的关节，可选用Ⅲ、Ⅳ级的关节松动技术，在两关节面之间作牵拉、挤压、前后位或后前位滑动、桡尺滑动、旋前旋后滑动。每个方向的滑动要达到关节活动范围的终末端，并感觉到关节周围软组织的紧张。

（三）手夹板的应用

手夹板是手功能康复的重要治疗用具，用来制动、支持和纠正受损与变形的身体结构，并能够维持和促进关节活动的一种装置。手夹板按其功能可分为固定性夹板和功能性夹板两类。固定性手夹板没有可动的组成部分，主要用于固定手于功能位，限制异常运动，故常用于治疗手部骨折脱位、关节炎、术后暂时性制动等。功能性夹板允许肢体有一定程度的活动，从而达到治疗目的。

（四）物理因子疗法

早期使用物理因子疗法可以促进局部血液循环、消除水肿、消炎镇痛、防治感染，加快伤口和骨折愈合。后期使用可以软化瘢痕及粘连组织，缓解肌肉痉挛，提高组织的可塑性，从而改善关节活动度，恢复关节功能。

（1）消除肿胀　可选用冰疗法、压力疗法、超短波疗法及电磁波治疗等。

（2）控制伤口感染　可选用微波、超短波疗法、紫外线疗法及电磁波治疗等。

（3）缓解疼痛　可选用干扰电疗法、调制中频电疗法、微波疗法及超声波疗法等。

（4）处理增生性瘢痕　可选用超声波疗法、音频电疗法及蜡疗法等。

（5）改善肌肉收缩　可选用低频脉冲电疗法及干扰电疗法等。

（6）促进骨折愈合　可选用干扰电疗法、直流电钙离子导入疗法、电脑骨折愈合治疗仪治疗等。

（7）促进神经生长　可选用超声疗法、磁疗法等。

（五）作业治疗

作业治疗是针对伤手的功能障碍，从日常生活活动、手工操作劳动和文体活动中选出一些有助于恢复伤手功能和技能的作业，让患者参与“适应性活动”，并按指定的要求进行训练，逐步最大限度地恢复伤手的功能。

（1）手部抓握作业　可选编织、包装、木工、装配及园艺等作业，以帮助患者练习手部各种方式的抓握动作。

（2）日常生活活动作业　可选穿脱衣服、鞋袜、拿杯子、端碗、用筷子、切割食品、烹调及整理房间等，以训练患者的日常生活活动能力，提高手的灵活性及协调性，改善手部感觉功能。

（3）适应环境作业　可选择应用矫形器及其他适应器具，改装各种日常用具，以提高患者的独立生活能力。

（4）综合能力作业　可选下棋、玩纸牌、弹奏乐器、各种球类运动等文娱活动，以提高感觉和运动功能及社交能力。

（5）工作前作业　可选相关的模拟工作或真实的工作活动，改善手的运动功能，增强患者成就感及自信心，提高职业技能，帮助患者早日重返工作岗位。

（六）心理治疗

手外伤多为突发性损伤，患者容易对生活失去信心，产生抑郁、焦虑、烦躁等情绪。治疗师首先要了解患者的心理状态、工作性质、家庭情况等，同患者进行坦诚的交流，增进医患间的信任，让患者将心里的痛苦倾诉出来，并给予心理上的支持，增强其战胜疾病的信心，以积极配合进行康复治疗。在治疗的过程中要细致、耐心、有计划地向患者交代疾病可能的预后，并进行认知治疗，帮助患者正确评价自己，增强自信，改变不良认知，提高其心理健康的水平。

（七）手外伤常见问题的康复

1. 水肿

无论是创伤或是炎症都会引起组织水肿。如果水肿渗出液不及时清除，将会机化造成组织的粘连和僵硬。因此，应尽快控制和消除水肿，恢复正常的手的活动。预防及处理方法如下。

（1）抬高患肢，肢体远端应高于近端，近端应高于心脏水平线以上。

（2）手夹板固定患肢，固定范围一般不超过掌指关节，使掌指关节、指间关节能主动活动。

（3）主动活动，有助于静脉回流、消除肿胀。

（4）一旦已形成慢性水肿，则需采用加压治疗，如弹力手套、弹力绷带和手足泵等。

（5）若肢体皮肤条件许可，可在伤肢抬高位作向心性按摩，促进静脉回流。

（6）物理因子治疗，如冷疗、超短波疗法、音频电疗等。

2. 疼痛

疼痛是手康复中的一个常见问题，可以引起过度保护和运动功能失调。

3. 肌力和耐力下降

创伤、手术或制动等可能会引起肢体肌力和耐力下降，病程较短，经过适当锻炼可以迅速恢复。而神经断裂修复术后，由于神经再生到达靶器官时间较长，会影响肌肉力量和耐力的恢复。处理方法：①主动运动练习。②进行性抗阻运动练习。

4. 感觉障碍

手部神经损伤后，常出现非正常的感觉及某些部位的感觉缺如（感觉定位和定性变异），可以通过学习重建。

（1）感觉减退　针对感觉减退的患者，可进行感觉再训练。周围神经损伤后，会出现某些非正常感觉和一些部位的感觉缺失。让患者通过集中注意力、反馈、记忆、强化等感觉学习原则，可让脑中对这种新的反应模式形成一种高度的本体感觉认识。早期主要是触觉和定位、定向的训练，后期主要是辨别觉训练。

（2）感觉过敏　如果患者存在感觉过敏，则在感觉再训练之前进行脱敏训练。首先用棉花摩擦敏感区，每天5～10次，每次2～5分钟。当患者适应后，改用棉布或质地较粗糙的毛巾布摩擦敏感区，然后使用分级脱敏治疗：①用旋涡水浴15～30分钟，开始慢速，然后逐渐加快，慢慢适应水的旋动；②用凡士林涂抹后作环行按摩10分钟；③用毛巾类针织物摩擦10～30分钟，等患部能耐受此触觉刺激后，让患者触摸不同材质的材料，如面粉、黄沙、米粒、小玻璃球等；④用电震动器震动敏感部皮肤，巩固患者的脱敏；⑤用铅笔叩击敏感区域以增加耐受力。

5. 挛缩

通常发生在虎口等皮肤松弛部位，包括肌肉、韧带、关节囊等缩短。屈伸肌腱损伤修复术后最易发生粘连、挛缩。应尽早进行主被动活动，辅以热疗、超声波疗法、音频电疗法。

（八）常见手外伤的康复治疗

1. 手部骨折后的康复

手骨折的康复治疗原则与人体其他部位骨折相同，准确的复位、有效的固定与合理的功能训练。长期固定和持续性肿胀是关节僵硬的最主要原因，因此，早期康复的重点是控制肿胀，促进骨折愈合。后期康复的目的是软化松解瘢痕组织、增加关节活动度、恢复正常的肌力和耐力、恢复手功能的灵活性和协调性。康复可以分为以下三个阶段。

（1）第一阶段　炎症/保护期（0～1周），为制动期，功能位固定，控制水肿，促进伤口愈合。康复要点：①抬高患肢，以减轻水肿。②轻度逆行按摩，如骨折稳定可轻度加压包扎。③未受累关节的主动活动训练。④水肿消退后重塑夹板，以保持正确配合和定位。

（2）第二阶段　稳定期（2～6 周），为临床愈合期，继续控制水肿，预防瘢痕粘连，保持屈伸肌腱滑动。康复要点：①继续第一阶段控制水肿措施。②进行伸屈肌腱的滑动和阻断练习，使各肌腱沿骨折位滑动，以防止肌腱与骨折骨痂相粘连。③预防瘢痕，每日进行瘢痕按摩，要避免骨折处过分用力，晚间在瘢痕处加以聚硅氧烷垫。④在外固定保护下进行手的轻度功能活动，逐步进展到在无外固定时进行经过指导的轻度活动。

（3）第三阶段　骨折愈合期（7～10 周），使手各关节达到最大活动度，恢复手部肌肉的肌力和耐力，日常生活活动能力自理。康复要点：①在医师指导下去除外保护性夹板。②继续进行水肿和瘢痕控制。③腕部以及手指内在肌和外在肌的抗阻力练习。④主动关节活动度练习，包括屈肌和伸肌、肌腱滑动和阻断练习。⑤进行功能性活动和适应性活动，以实现 ADL 自理。

2. 肌腱修复术后的康复

（1）手部肌腱分区　目前国内外通用的手部肌腱分区是把手的屈指肌腱分为 5 个区，将伸指肌腱划分为 8 个区，伸拇指肌腱分为 6 个区。

① 屈指肌腱分区

Ⅰ区：手指中节指浅屈肌止点到末节指深屈肌的止点间，拇指为近节中部到拇长屈肌腱止点。

Ⅱ区：中节指骨中部至掌骨颈部，常被称为“无人区”。

Ⅲ区：“手掌区”，即从掌骨颈部到腕横韧带的远侧缘。

Ⅳ区：腕管区。

Ⅴ区：前臂区。

② 指伸肌腱的分区

Ⅰ区：位于远侧指间关节背侧。

Ⅱ区：位于中节指骨背侧。

Ⅲ区：位于近侧指间关节背侧。

Ⅳ区：位于近节指骨背侧。

Ⅴ区：位于掌指关节背侧。

Ⅵ区：位于手背部和掌骨背侧。

Ⅶ区：位于腕部伸肌支持带下。

Ⅷ区：位于前臂远端。

③ 拇指伸肌腱的分区

Ⅰ区：指间关节区。

Ⅱ区：近节指骨区。

Ⅲ区：掌指关节区。

Ⅳ区：第一掌骨区。

Ⅴ区：腕区。

Ⅵ区：前臂区。

（2）指屈肌腱损伤术后的康复　因切割、挤压、慢性滑膜炎等引起的手腕部指浅屈肌、指深屈肌肌腱损伤，多发生在手的第2～5区。肌腱损伤后炎性肿胀的控制及支具制动的位置准确，是影响修复效果及康复时间长短的重要因素。正确的康复治疗，有助于减少粘连、预防关节僵硬、恢复肌腱滑动。

① 动力支具：术后当天配戴动力支具，使腕关节屈曲 30°～45°，掌指关节屈曲45°～65°，指间关节伸直，用橡皮条牵引各指末节或指甲，使指维持伸展状态，防止屈肌痉挛。随着肌腱的愈合及抗张强度的提高，逐步减少腕关节或掌指关节屈曲的角度，增加屈肌腱主动滑行距离。

② 运动疗法：促进肌腱移动和手功能恢复。术后第1周，进行早期活动，患者戴动力支具以被动屈曲、主动伸直练习为主，每小时完成5次屈伸动作。此阶段禁止主动屈指间关节及被动伸指间关节。术后2～3周，逐步增加指屈肌腱活动范围。术后4～5周，患指主动完成轻微指屈练习，包括滑动练习，单独指浅屈肌肌腱的练习、单独指深屈肌肌腱的练习、勾拳练习、直拳练习、复合拳练习。每2小时完成1组，每组完成5次屈伸练习；在支具保护下，逐步强化主动屈伸练习。术后6周以后，可以进行轻度功能活动练习及关节全范围的主动或被动活动。术后8周后可行抗阻力练习及增强肌力、耐力训练等。术后9～12周，主动活动、强化患指抗阻力指屈练习。

③ 物理因子疗法：术后第2天～2周，选用超短波，无热量，每天1次，每次10～20分钟；紫外线，红斑量，隔天1次。两者主要作用是消炎、消肿、促进伤口愈合。术后3～4周，选用超声波和水疗，每天1次，每次10～20分钟，主要作用是减少粘连及增加手部血液循环。

（3）指伸肌腱损伤修复术后的康复　指伸肌腱损伤后的康复与指屈肌腱类似，若处理不当会损害手的功能。伸肌腱修复术后固定腕关节背伸30°～40°，掌指关节0°，同时用橡皮筋牵拉伸直所有指间关节。

指伸肌腱Ⅰ和Ⅱ区损伤：术后1～5周，用夹板固定远侧指间关节于伸展位，活动近侧指间关节，防止关节僵硬。术后6～8周，取下夹板，开始做远侧指间关节轻柔无阻力的屈曲练习，允许屈曲25°～40°，不练习时仍以夹板固定。术后9～12周，间断去除夹板，开始轻柔握拳等功能练习，并进行感觉训练。

指伸肌腱Ⅲ和Ⅳ区损伤：术后1～5周，用夹板固定近侧指间关节于伸直位，活动远侧指间关节。术后6～8周，取下夹板，掌指关节伸直位，无阻力屈伸近侧指间关节，不练习时仍使用伸指夹板固定。术后9～10周，增加主动屈伸练习，开始使用柔和的动力性夹板以被动屈曲近侧指间关节。术后11～12周，用主动和被动运动及夹板等方法，恢复关节活动范围。

指伸肌腱Ⅴ、Ⅵ、Ⅶ区损伤：术后1～2周，用夹板将手固定于腕背伸30°，掌指关节 0°，指间关节自由活动的位置。在夹板控制范围内完成主动屈指和被动伸指练习，禁止被动屈指和主动伸指。术后3～5周，卸去掌侧夹板，嘱患者完成主动屈指练习。术后6周，去除夹板，进行屈腕屈指练习和主动伸指练习，手指绕橡皮圈及橡胶泥作业。术后 7 周，逐渐进行抗阻力练习，为恢复工作做准备。

（4）肌腱松解术后的康复　当肌腱修复术后肌腱与周围组织发生牢固粘连，康复治疗无效时，需行肌腱松解术。术后在肌腱表面留下大面积创面，极易再次粘连，故松解术后应不失时机地进行康复治疗，防止再次粘连。

① 术后1～7日：松解术后24小时开始，在无菌条件下，由康复治疗师指导进行以下活动：a．分别轻柔被动屈曲远侧指间关节、近侧指间关节和掌指关节；b．主动屈曲远侧指间关节、近侧指间关节和掌指关节；c．在屈腕和掌指关节下轻柔被动伸展近侧指间关节；d．主动伸展近侧指间关节；e．被动握拳，可健手帮助患手握拳，同时尽可能主动握拳。假如松解术后没有肌腱滑动，可在术后48小时进行功能性电刺激。

疼痛和水肿是妨碍训练的最主要原因，必须给予消肿止痛处理；患者掌握方法后，应自行进行除握拳外的所有练习，每次10遍。

② 术后2～3周：拆线，可采用蜡疗、超声波、音频电疗、按摩、关节松动术软化松解瘢痕，进行轻微的ADL等功能性活动练习。

③ 术后4～6周：开始抓握力量练习，如马赛克和轻木工作业。第6周开始抗阻训练。

肌腱松解术后，近侧指间关节挛缩已经矫正，术后可用伸展夹板，以维持术中获得的伸直度。松解术后几天，每日训练数组，每组10次左右。以后逐渐增加活动次数和强度。

3．神经修复术后的康复

手部由正中神经、尺神经和桡神经支配。手神经损伤后，主要表现是运动障碍、感觉障碍和自主神经功能障碍。手术修复是功能康复的必要前提，康复治疗能使手术治疗获得更完善的结果。

（1）物理因子疗法　损伤早期使用电刺激如低频脉冲电刺激、干扰电等促进肿胀消退、炎症吸收，改善组织的新陈代谢。在周围神经损伤处采用生长药物作离子导入，对神经纤维生长有促进作用。此外，磁疗、激光、超声波也有促进周围神经生长的作用。

（2）运动疗法　运动疗法能帮助恢复运动功能，防止肌肉萎缩和畸形。无论采用何种治疗方法，首先必须注意维持功能位。周围神经损伤早期，肌肉的主动收缩尚未出现或刚刚出现，要鼓励患者进行被动运动，进行“传递冲动”训练；一旦出现微弱的肌肉收缩，应立即开始主动运动训练。2 级肌力时进行助力运动训练，3级肌力时进行主动运动训练，4级时进行抗阻力运动训练，对各组受累肌肉依肌力大小选择适当训练方式。

（3）感觉训练　见本节“感觉障碍的康复”。

（4）作业疗法　作业疗法可以增加关节活动范围，增强肌力，改善上肢的活动能力；改善运动的协调性和灵活性，提高耐力；提高患者生活自理能力。

（5）应用支具　支具能保持手的功能位、防止畸形；保护屈伸肌腱、关节、手掌弓和指蹼间隙；固定拇指于外展、对掌位以便于抓握物体。

知识拓展

断肢再植

肢体因外伤或手术造成完全或不完全断离，必须吻合动脉才能存活的，称为断肢。用手术方法将断肢重新接回原位称断肢再植或肢体再植。断肢经更换位置再植者，称为肢体移位再植。用手术方法将肢体断离，然后移植于另一部位者，称肢体移植。后者一般不包括在断肢再植的范围内。

有关断肢再植的时限现如今尚无快速准确的判断方法。影响断肢再植时限的因素很多，如低温保存能延长再植时限；湿度高会使再植时限缩短；肌肉组织丰富的断肢再植的时限短。所以如能找到较为简易的检测方法，在短时间内（30 分钟）确定肌肉组织的变性程度或许能在术前就可以更好地确定能否进行断肢的再植术。

二维码 3-14　测试题

第十节　软组织损伤康复

学习目标

1. 掌握：软组织损伤的康复治疗方法及各种软组织损伤的康复治疗方案。
2. 熟悉：软组织损伤的康复评定方法。
3. 了解：软组织损伤的基本概念及临床表现。

一、概述

（一）基本概念

软组织损伤（soft tissue injuries）是指各种原因造成肌肉、肌腱、韧带、筋膜、腱鞘血管神经等组织的损害。可分闭合性损伤或开放性损伤两种，在临床上，软组织损伤不包括骨、软骨、关节及内脏等组织的损伤。

（二）病因病理

急性软组织损伤，是在日常生活或劳动中，由于姿势不协调或遭受暴力直接撞击而引起的局部软组织肿胀、充血、渗出等炎性病理改变。慢性软组织损伤是由急性损伤治疗不当或不彻底，或由单一劳动姿势、持久负重引起的累积性损伤，在寒冷、潮湿的环境下可造成局部软组织变性、增生、粘连等病理改变，多发生在颈、肩、臂、背、踝等处。

（三）临床表现

1. 急性软组织损伤

有明显的外伤史，如下楼时不慎引起足内翻跖屈踝外侧韧带扭伤，弯腰突然扭转搬重物时引起腰扭伤。病程短，一般数天至数周。临床表现为局部肿胀或肌肉痉挛、疼痛，活动受限。局部皮下有瘀斑或血肿、压痛，伴有活动受限或异常姿势。

2. 慢性软组织损伤

可有急性损伤史，但多数患者仅诉慢性自发性起病或有慢性累积性损伤史，如长期不良姿势，连续弯腰或过度疲劳。病情长，数月至数年。临床表现为局部酸、胀、钝痛或刺痛，无力或沉重感，症状不剧烈、不持续，在休息或经常变换体位时减轻，活动过度、过累、弯腰过久时加重。压痛部位不甚明确，仅能指出部分区域不适；可有相对固定的压痛点；无神经刺激征。

3. 辅助检查

（1）X 线检查　急性损伤可见局部软组织阴影增大，同时可排除有无韧带断裂或撕脱性骨折；慢性损伤无异常发现或有退行性变。

（2）其他检查　一般有 CT、MRI、B 超、血液等检查项目。在慢性损伤时，为排除腰椎间盘突出症、肿瘤等疾病时，应做相应的专科检查。

二、康复评定

（一）关节活动度评定

常采用关节量角器测量。

（二）肌力评定

常采用徒手肌力评定，如 Lvotte 分级法。

（三）肢体长度及周径检查

可用皮尺测定骨的长度，测量时应注意先将两侧肢体放置于对称位置，然后利用骨性标志测量两侧肢体的长度，最后将两侧测量结果进行比较。周径也可用皮尺进行测量，以了解肌肉的萎缩或肿胀程度。

（四）疼痛评定

常用目测类比法（visual analog scale，VAS）、简化 McGill 疼痛问卷和压力测痛法等评定疼痛的程度。

（五）日常生活活动能力与生活质量评定

日常生活活动能力的评定常采用巴氏指数和功能独立性评定等。生存质量的评定可选用简表 SF-36、世界卫生组织生活质量问卷（WHOQOL-100）、欧洲生活质量量表（Euro-QOL）等。

三、康复治疗

（一）一般处理

急性软组织损伤，24 小时内可采用冰敷或冷敷、弹力绷带加压包扎、抬高患肢、制动，以消除肿胀，促使损伤组织愈合。前交叉韧带、跟腱等肌腱、韧带断裂，考虑手术治疗。药物治疗可涂双氯芬酸（扶他林）乳剂或贴止痛药膏，亦可口服非甾体抗炎药（扶他林、尼美舒利、美洛昔康等），还可进行局部药物封闭治疗。

（二）物理因子治疗

物理因子治疗软组织损伤，具有明显的镇痛、消炎消肿、松解粘连、改善小关节功能和缓解肌肉痉挛等作用。一般急性损伤在 24～48 小时后进行，症状较轻时可以小剂量，每日 1～2 次；慢性损伤可采用中等剂量或较大剂量，每日 1 次或者隔日 1 次，疗程较长。

1. 冷疗法

软组织损伤的急性期可采用冷水浸泡（无开放性伤口者）或冰敷，或采用氯乙烷制剂等制冷剂喷雾。

2. 电疗法

（1）干扰电、间动电、经皮神经电刺激（TENS）等低频、中频电疗法　选择适当电极、波形、频率、强度，并置或交叉于患处，每次 10～20 分钟，每日 1～2 次，6～12 次为 1 个疗程。

（2）超短波疗法　选择适当电极，并置或对置于局部，强度由“无热量”到“微热量”到“热量”，每次 10～15 分钟，每日 1 次，6～12 次为 1 个疗程。

（3）微波疗法　根据不同部位选择辐射器，距离 10～15cm，功率 50～120W，每次 10～20 分钟，每日 1 次，6～12 次为 1 个疗程。

3. 光疗法

红外线、紫外线均可选择。

（1）红外线疗法　可采用 TDP 等，一般用于慢性劳损，每次 20～30 分钟，每日1次，10～15次为1个疗程。

（2）紫外线疗法　用于急性期，弱红斑量照射（照射剂量相当于1～2MED），每周1～2次，具有止痛、消瘀斑作用。

4. 超声波疗法

软组织损伤急性期止痛宜用小剂量，即0.2～0.5W/cm²，同时可将止痛药膏调入耦合药剂中，每次3分钟，每日1次，5～6次为1个疗程；慢性期用较大剂量（1.5W/cm²），每次8分钟，隔日1次，10～12次为1个疗程。

5. 磁疗法

软组织损伤可采用旋磁、脉动磁、脉冲磁等磁疗法，将磁铁置于患处，每次15～20分钟，每日1～2次，6～12次为1个疗程。也可应用磁片敷贴。

6. 蜡疗法

蜡疗法用于损伤恢复期，每次20～30分钟，每日1次，10～15次为1个疗程。

（三）运动治疗

1. 关节活动度训练

（1）原则　尽早、缓慢、轻柔、最大限度地进行活动。

（2）方法　根据病情，需要训练的关节每天进行2次被动活动，每次3遍，并适量进行主动活动。

（3）注意事项　避免急性期活动破坏组织的修复过程；避免活动造成该部位新的损伤；避免活动加重疼痛、肿胀等症状。

2. 肌力训练

（1）原则　为达到增强肌力的目的，训练必须有一定的阻力，而且肌肉的负荷要超过日常活动的负荷，否则不能改善肌力。在病情允许的情况下，训练次数宜多至产生疲劳但不过度疲劳。

（2）方法　①等张训练：宜选用渐进抗阻训练方法。②等长训练：简单易行，宜尽早开始训练。③等速训练：必须借助特定的仪器。这三种训练方法可根据病情及条件来选择。

（3）注意事项　训练时避免屏气，最用力时宜吸气，否则加重心肺负担。选择适合患者的重量缓缓开始逐渐递增。急性期疼痛肿胀时禁忌抗阻训练。避免训练时或24小时后疼痛。有高血压或其他心肺功能疾病者慎用。

（四）健康教育

（1）解除患者思想顾虑，增强治疗的信心。

（2）纠正不良姿势，维持正确体位。

（3）注意劳逸结合，避免过度疲劳，改善工作环境，经常变换工作姿势，坚持科学的运动、锻炼方法。

知识拓展

PRICE 常规

软组织损伤的早期应实施“PRICE 常规”，即：

P（protection）——保护（用弹力绷带、夹板或矫形器固定患部）；

R（rest）——休息（局部制动、固定，以利于患部休息）；

I（ice）——冰敷（在损伤后 24～48 小时内，患部可冰敷、冰水浸泡或冰按摩）；

C（compression）——加压（用弹力绷带加压包扎患部）；

E（elevation）——抬高患部。

四、常见的软组织损伤

（一）颈部软组织损伤康复

1. 概述

颈部软组织损伤是指颈部周围软组织，包括肌肉、筋膜、韧带及关节囊等由于头颈部因加速或减速性损伤、体育运动伤、生活伤及劳损所致。这些损伤是由于头颈部受到超过了正常生理运动范围或载荷的外力作用，以及长期肌肉疲劳所造成。通常，颈部软组织损伤因损伤原因不同有如下诊断名称，如颈部扭伤、颈部牵拉伤、挥鞭伤、加减速伤、过伸性伤等，但通称颈部软组织损伤。

2. 临床表现

颈部软组织损伤主要表现为颈部肌肉紧张、酸胀疼痛，活动时疼痛加剧，颈部僵硬甚至颈部歪斜、活动受限、颈部牵连背部酸胀疼痛等。颈部疼痛可以向枕骨、下颌、肩部、前上胸部和臂部放散，疼痛性质通常为刺痛或灼性痛，疼痛加重或减轻与颈部运动有关，并可出现短暂的感觉、反射异常；大约最初会有 1/2 出现眩晕、呆滞等征象，甚至存在长期头痛、血管舒缩运动异常和眩晕；其中 25%～30%可出现颈部周围肌肉痉挛和颈部活动受限，有的还存在持续性的精神症状。患者通常采取使头部保持“舒适”而又非生理的强迫位置。疼痛可合并脑神经功能障碍。

3. 康复评定

除前述的常规康复评定内容外，还需要进行详细收集损伤史、仔细体格检查、认真考虑诊断并反复查体和再评估。

（1）颈部姿势和头部活动受限情况　可以提示颈部肌肉痉挛及疼痛严重程度并可能影响治疗方案的确定。

（2）压痛部位　包括枕部、颈椎棘突、椎旁肌肉、颈部前方软组织和颞下颌关节等。通过触诊可以判断肌肉神经的痉挛程度。

（3）活动范围　包括颈部的屈曲、伸展、左右侧屈、左侧旋转、右侧旋转等运动并记录其幅度。

（4）影像学检查　X 线检查可以证实或除外有无颈椎骨折或骨折脱位及不稳的表现，以及颈椎生理弧度变化。CT 和 MRI 检查可以显示颈部软组织损伤的性质和程度。

4. 康复治疗

（1）一般治疗　休息制动，适当的消炎止痛药及肌松剂，触痛点可用 0.5%利多卡因局部封闭以消炎消肿、缓解疼痛，此外急性期一般不采用颈椎牵引。

（2）物理治疗　急性期常采用短波或超短波消炎消肿；超声波治疗促进软组织修复，中频脉冲电缓解疼痛，中药熏洗或蜡疗等改善循环；慢性期以改善循环、促进组织修复为主，可采用中药熏洗、蜡疗、红外线、中频脉冲电等。

（3）手法治疗　急性期，特别是受伤 1～2 天内，尽量少刺激受伤部位，因易加重局部水肿。治疗先采用㨰、摩、推、揉等放松手法，放松颈项部。对触压痛较明显的位置，可反复做重手法的揉、推、弹、拨、一指禅等手法，解除局部肌肉痉挛。最后再进行轻柔的全面的揉、推、㨰、搓等放松手法，以消除手法刺激引起的疼痛不适感。治疗结束后，嘱患者轻轻作头颈的俯、仰、侧、屈、转头、耸肩等多方位运动，但切忌快速、强力的头颈活动，以免再次损伤。

（4）针灸治疗　针灸有疏通经络、行气活血、缓解肌肉痉挛和疼痛等作用，在局部可选风池穴、扶突穴、天柱穴、大椎穴和阿是穴等，远端配以列缺穴、中渚穴或后溪穴等。

（二）肩部软组织损伤康复

由于肩关节解剖结构的特点，肩关节的稳定性亦较差，主要依靠周围的肌肉和韧带维持其稳定，并完成各角度的复杂运动。故肩关节周围软组织损伤机会较多。常累及肩关节盂唇、肱二头肌、肱三头肌、冈上肌、冈下肌、小圆肌和大圆肌等损伤，出现肩部肿胀疼痛、活动受限、局部肌肉痉挛和肌肉萎缩等。

1. 肩部撞击综合征

（1）概述　肩部撞击综合征又称肩峰下疼痛弧综合征，是肩关节外展活动时，肩峰下间隙内结构与喙肩穹之间反复摩擦、撞击而产生的一种慢性肩部疼痛综合征，是中年以上者的常见病。该病包括肩峰下滑囊炎、冈上肌腱炎、冈上肌腱钙化、肩袖断裂、肱二头肌长头腱鞘炎、肱二头肌长头断裂。其共同临床特征是肩关节主动外展 60°～120°范围有一疼痛弧，而被动活动疼痛明显减轻甚至完全不痛。

（2）临床表现　肩部疼痛，以肩峰周围为主，有时涉及整个三角肌部。疼痛以夜间为甚，病人畏患侧卧位，严重者需长期服用止痛药。其次是患肢无力，活动受限，当上臂外展到 60°～80°时出现明显疼痛，有时可感觉到肩关节被“物”卡住而不能继续上举。此时需将上肢内收并外旋，使大结节从肩峰后部通过才能继续上举。压痛部位主要在肩峰前下至肱骨大结节这一区域内。

（3）康复评定　除前述的常规康复评定内容外，可进行 Neer 撞击试验，方法如下：患者采取坐位，检查者站于患者的患侧或后面。检查者一手稳定患者肩胛骨，另一手使患者手臂内旋并被动完全上抬。测试目的是使肱骨大结节向上撞击到肩峰，从而刺激肩峰下间隙内的软组织，如果存在损伤，这种挤压就能诱发疼痛。

（4）康复治疗

① 一般治疗：对急性损伤、疼痛较剧烈者，应立即制动，可用三角巾悬吊患肢，但注意无痛情况下活动肩关节，防止炎性组织粘连。同时应避免可引起肩部撞击的动作，如提举重物等。并可口服非甾体抗炎药，或用利多卡因与泼尼松龙混合液进行压痛点及滑囊内注射。

② 物理因子治疗

a. 超短波、微波疗法：均用无热量或微热剂量，每次 15～20 分钟，每天 1 次，可消炎止痛。

b. 温热疗法：用 TDP 治疗仪或红外线或蜡疗或中药熏蒸等作用于患肩。

c. 超声波治疗：用接触移动法治疗患处，剂量 0.8～1.5W/cm²，每次 8～12 分钟，每天 1～2 次。

还可采用电针，取肩髃穴、肩髎穴、肩贞穴、中宗穴、臂臑穴等，每天 1 次。

③ 运动疗法

a. 手法松解：可以通过手法按摩松解肩部周围软组织，以减少粘连，促进营养物质的运输；肌肉能量技术可以延长短缩的组织并激活相关肌肉的功能；再通过关节松动术刺激滑膜，恢复正常润滑功能，重塑关节正常活动范围。

b. 强化肩袖肌群：肩袖肌是肩关节最重要的动态稳定结构，肩袖肌无力或肌力不平衡，肩关节的运动就会不稳定。

c. 纠正容易引发撞击的姿势：运动过程中肩关节内旋的姿势也是造成肩峰撞击综合征的一个重要因素，因为肩部运动过程中，肱骨内旋会使得肩峰下空间变小，这使肩峰撞击的发生率就会更高。所以，在练习的过程中，比如手臂上举，我们需要有意识地调整肱骨的姿势，使它尽可能处于外旋的状态。

2. 肱二头肌长头肌腱断裂

（1）概述　肱二头肌长头起于肩胛骨盂上结节，行走于盂肱关节囊内，与肱二头肌短头融合共同止于桡骨粗隆的后部，是重要的肱骨稳定肌。主要功能是屈肘和前臂旋后运动。肱二头肌长头肌腱断裂多见于中年以上者，可因肌腱磨损、骨刺或腱袖退变导致退行性改变，在较轻的外力作用下，肱二头肌的收缩亦可以引起肌腱的断裂。少数患者多由于在未做好准备的情况下，如摔倒时手撑地，可以引起肌腱的断裂，断裂的部位多在肌腱与肌腹连接部。

（2）临床表现　常是断裂前有长期肩疼、肩僵现象，常在上臂突然用力后，闻有响声并出现肱骨颈外侧锐痛。三角肌下方肱二头肌肿胀隆起，偶在三角肌皮下出现紫斑，疼痛剧烈。消肿后发现上臂之上前方有一凹陷。而在前臂内旋屈肘时，肱二头肌长头肌之肌腹下移，出现一个隆起之肌腹肿块。初起肌力下降，若经久锻炼则肌力又可恢复。青年患者常有明显外伤史，并常可听到肌腱断裂声，肩关节突然疼痛，功能活动障碍。体检时有压痛，Speed 试验和 Yergason 试验可呈阳性；X 线检查可发现有无骨折。

（3）康复评定　主要进行肩关节活动度、肌力和疼痛评定，还可行 X 线检查、B 超和 MRI 检查。

（4）康复治疗　肱二头肌长头肌肌腱断裂者，如果是完全断裂或撕脱者，应做手术修补。近端断裂，应把回缩到关节囊内的肌腱切除，把远侧端固定于喙突或结节间沟上，并用门字钉固定。如有肩峰撞击征可将长头肌肌腱固定于喙突上同时行前侧肩峰成形术以消除肩部撞击病因。肱二头肌肌腱远端断裂，则应把断端重新附着于桡骨结节上，重建旋后功能。术后用石膏固定于屈肘 110°位，前臂轻度旋后位 4～5 周。对陈旧性断裂无症状者，或部分断裂，年龄偏大，症状轻者可以不做手术。用颈腕吊带或三角巾悬吊患肢 2～3 周。但鼓励早期运动，每天可进行几次无痛范围内的摆动，2～3 周后去除悬吊带，开始正常活动，同时物理治疗，予以超短波、中频电疗或重要局部熏洗、热敷等。

3. 肩袖肌腱断裂

（1）概述　肩袖（rotator cuff）是由冈上肌、冈下肌、肩胛下肌、小圆肌的肌腱在肱骨头前、上、后方形成的袖套样结构。主要功能：使肱骨头与肩胛盂保持稳定，使盂肱关节成为运动的轴心和支点，维持上臂各种姿势和完成各种运动功能。

肩袖撕裂的原因分为创伤性和退行性两种。创伤性的肩袖撕裂由较大暴力引起，大多发生在青少年，一般是在跌倒时手撑地，或用手臂外侧抵挡重物或重力时，突然内收引起。非创伤性肩袖撕裂可以因为年龄因素、磨损因素或血供因素引起肩袖组织退变，肩峰下撞击综合征也是引起肩袖退变撕裂常见的原因。

（2）临床表现　创伤性肩袖断裂发生时多有局部剧痛，伤后 6～12 小时可有疼痛缓解期，随后疼痛程度又逐渐加重，可持续 4～7 天。检查时患肩不能活动，患者常以健肢扶持保护患肢，肩部压痛广泛，按压肌腱断裂部时呈锐痛，常可触及裂隙及异常骨擦音，患者上臂外展无力或者不能外展至 90°，肩外展时可闻骨擦音；退行性肩袖断裂有反复发生持续性疼痛，特别是在上举活动时；夜间痛，患侧卧位尤甚；肌肉无力，特别是试举起手臂时；活动手臂时有摩擦感或出现弹响；肩关节活动受限；通常在活动多的一侧发生，可能被一个特定的活动诱发。

MRI 和 B 超能比较精确作出诊断；对肩袖肌腱不完全断裂者，通常需要 MRI 和肩关节造影才能获得明确的诊断。完全性断裂多采用关节镜下肌腱修复和重建术。

（3）康复评定　主要进行疼痛 VAS、肩关节 ROM、上肢围度、肌力、肌张力等的评定。

（4）康复治疗

① 一般治疗：早期应采取保守治疗，包括休息、非甾体抗炎药、局部封闭（不宜多次使用，防止肩袖变脆）、消除致病危险因素、超声波治疗等。保守治疗无效，或是大型完全性断裂患者，需要手术治疗，常用肩关节镜下手术、联合肩关节镜和小切口的微创手术等。

② 运动疗法

a．肩袖断裂的术后康复

ⓐ 术后用外展支架固定患肩于45°位，或用吊带固定。

ⓑ 术后24小时内开始被动运动，包括仰卧位被动前屈和上臂置于体侧的被动外旋；同时应该主动活动手指、腕关节。

ⓒ 患肢可在外展支架上进行内旋和外旋活动。

ⓓ 对于断裂较小且能配合康复的患者，可开始辅助性运动：站立位的钟摆环转运动、利用滑车上臂前屈练习、利用体操棒等物品辅助进行外旋活动等。辅助性运动的练习时间为6周。

ⓔ 术后3周时，除上述运动外，增加后伸、内旋练习。逐渐增加被动活动的角度。

ⓕ 术后4～6周：患者可开始主动运动和轻度的内外旋运动，并逐渐增加内外旋抗阻肌力练习，以及前部、中部三角肌的等长收缩练习。

ⓖ 术后7～10周：加强ROM练习，应在10周基本达到全范围活动；强化肌力，采用上述方法并逐渐增加负荷。

ⓗ 术后12周：在不负重情况下可以不受限制地活动患肢。

b．非手术康复治疗

肩袖损伤的治疗与康复取决于损伤的程度及其类型。肩袖部分断裂后。一般用非手术治疗。可用石膏或夹板或外展架将肩关节固定在外展、前屈、外旋位3～4周，使断裂部分接近并获得痊愈。然后，进行肩关节功能练习。

（三）腰部软组织损伤康复

1．概述

腰部软组织损伤分为急性损伤和慢性损伤。腰椎是整个脊椎中负重大且活动灵活的部位，支持着人体上半身的重量，能做前屈、后伸、侧屈、旋转等各方面的活动，在全身各部位运动时起到枢纽作用。因此，腰部肌肉、筋膜、韧带等软组织所承受的张力很大，人体从事任何活动时都有可能造成腰部软组织的损伤，特别是从事扭转、搬抬重物等工作时。

2．临床表现

腰部软组织损伤，急性者多有扭伤、挫伤史，损伤后腰部疼痛剧烈，活动受限，转侧困难，行走呈减痛步态，咳嗽、深呼吸时疼痛加重；腰肌痉挛，腰椎旁肌肉或棘突、横突等压痛明显，腰椎侧弯等。慢性者多因长期坐位、弯腰工作或坐姿不正，造成腰肌慢性损伤，常出现腰部酸胀痛，长期坐位或行走后症状加重，平卧后症状减轻，腰部肌肉僵硬。按压时疼痛部位多较深。

3. 康复评定

主要进行疼痛、腰部活动度、肌力、肌张力等的评定。

4. 康复治疗

（1）一般治疗　急性期应卧床休息，配以消炎止痛药以缓解疼痛，疼痛明显者可配合局部封闭治疗。

（2）手法治疗　手法治疗是腰部软组织损伤常用的治疗方法之一，有明显的止痛效果。急性期，其手法的目的主要解痉镇痛，重点运用揉法、点按法、分推法等。对恢复期或慢性损伤，应以疏通经络、调理气血为主，其重点在于松解粘连、消筋散结，以揉法、点按法、推法为基础手法，此外要重点运用弹拨、滚法、拍法、抖法等。

（3）物理因子治疗

① 直流电或药物离子导入疗法：导入的药物可酌情选用，如两面针或威灵仙药液导入，均有较好的效果。

② 超声波治疗：多用接触移动法，剂量：1.0～2.0W/cm²，每次 5～10 分钟，每天 1 次，10 次为 1 个疗程。

③ 超短波：微热或温热量，每天 1 次，每次 15 分钟。可改善局部血液循环，消炎止痛。

④ 热疗：如红外线、中药熏蒸治疗、TDP 特定电磁波、蜡疗、中药封包治疗、场效应等。可改善局部血液循环，消炎消肿，缓解痉挛，止痛。另外，电脑中频、温热式低周波，可选用对应的处方，对解痉镇痛均有较好的效果。

（4）针灸治疗　针灸可疏通经络，调和气血，疏筋止痛。取足太阳膀胱经穴为主，用选穴：肾俞、腰眼、腰阳关、秩边、环跳、殷门、阳陵泉、委中等。方法：针刺得气后留针 30 分钟，每天 1 次。对年轻体壮、急性腰痛者，也可独取委中穴或阳陵泉穴，采用超强刺激手法，边提插捻转，边嘱患者缓慢活动腰部，有一定的效果。

（四）肱骨外上髁炎康复

1. 概述

又名网球肘，因网球运动员易患此病而得名，是指手肘外侧肌腱发炎疼痛。疼痛的产生是由于慢性劳损及牵扯造成伸肌总腱在肱骨外上髁损伤、出血及瘢痕粘连形成等因素所致。

2. 临床表现

本病多数发病缓慢，肱骨外上髁炎的症状初期，只是感到肘关节外侧酸困和轻微疼痛，患者自觉肘关节外上方活动痛，疼痛有时可向上或向下放射，感觉酸胀不适，不愿活动。手不能用力握物，握锹、提壶、拧毛巾、打毛衣等运动可使疼痛加重。一般在肱骨外上髁处有局限性压痛点，有时压痛可向下放散，有时甚至在伸肌腱上也有轻度压痛及活动痛。局部无红肿，肘关节伸屈不受影响，但前臂旋转活动时可疼痛。严重者手指伸直、伸腕或执筷动作时即可引起疼痛。患肢在屈肘、前臂旋后位时伸肌群处于松弛状态，因而疼痛被缓解。伤后有腕背伸抗阻痛，Mill 征（+）。

3. 康复方法

（1）急性期　休息，局部冰敷。疼痛严重可服用非甾体抗炎药或局部封闭。在前臂使用加压抗力护具，可以限制前臂肌肉产生的力量。当急性疼痛消失后即按医嘱开始轻柔牵拉肘部和腕部，不要产生疼痛。

（2）慢性期　前臂粘膏带可做正拍打球或扣球，但应避免反拍扣球。

（3）加强伸肌柔韧度的练习　反复重复 Mill 征的动作以拉长腕伸肌。做法是：握拳、屈腕屈肘、前臂旋前再将肘伸直。10 次为一组。

（4）加强力量的训练　可做以下动作。①伸腕肌的等长训练：全屈、中立位和背伸位用力并停 10 秒，30 次为一组，每日一组。完全不痛后训练时加负重 0.5kg。②持 1～2kg 哑铃做腕的肌肉向心及离心收缩运动。练习时前臂应以弹力绷带裹缠保护。

（五）膝部软组织损伤康复

1. 膝侧副韧带损伤

（1）概述　膝侧韧带包括内侧副韧带和外侧副韧带，以内侧副韧带损伤常见。多由于膝屈曲时，小腿突然外展外旋，或大腿突然内收内旋而致，损伤分为部分损伤及完全断裂。

（2）临床表现　受伤膝部内侧（或外侧）常突然剧痛，韧带受伤处有压痛，并以股骨上附着点为明显。膝关节保护性痉挛使膝关节处于轻度的屈曲位。

（3）康复治疗

① 一般治疗：损伤早期可予冰敷压迫包扎，适当固定并抬高患肢。如为挫伤，可在伤后 1～2 天在粘膏支持带的保护下开始练习；如为部分断裂，应固定 4 周。如为全部断裂，应立即手术进行缝合修补，手术时机最迟不超过伤后 2 周。

② 运动疗法

a. 早期（伤后 3 周内）

ⓐ 急性期（伤后 48 小时内）可用冷疗；口服非甾体抗炎药（NSAID）如吲哚美辛、萘普生、双氯芬酸、布洛芬、尼美舒利、罗非昔布、塞来昔布等。

ⓑ 应用功能性膝围固定于 15°～90°的位置上。

ⓒ 在围膝内进行等长训练，3 次/天；等长训练，包括髋关节的伸、屈、外展、内收肌群。

ⓓ 渐进性主动屈膝到 90°，早期可使用 CPM 协助。

ⓔ 进行踝关节的 ROM 训练。

ⓕ 进行髋关节屈曲、伸展、内收、外展训练。

ⓖ 扶拐下地，使用三点支撑走路。

ⓗ 健腿和上身的有氧训练。

ⓘ 膝关节支具保护，只有在沐浴时才可短时去除。

b．中期（3～6 周）

ⓐ 去除膝关节支具进行训练。

ⓑ 膝关节 0°～90°的渐进性屈伸练习。

ⓒ 轻重量（0.5～5kg）的渐进性抗阻练习。

ⓓ 使用功率自行车进行 ROM 的渐进性恢复练习。

ⓔ 去除拐进行患腿从部分负重至完全负重的练习。

c．后期（6 周以后）

ⓐ 脱拐行走。

ⓑ 立位“勾腿练习”，前后、侧向跨步及静蹲练习。

ⓒ 被动膝关节屈曲练习达 140°，开始患侧单腿起蹲练习。

ⓓ 前向上下台阶练习。

ⓔ 一直向前跑、8 字形跑、游泳、跳绳练习。

ⓕ 开始无阻力工作。

伤后 3 个月，如无主观痛，韧带处无压痛，ROM 正常及稳定，关节腔无积液，肌力与健侧几乎相等，可进行强化肌力以增加跑跳时关节的稳定性，逐步恢复运动或专项训练。

2. 膝交叉韧带损伤

（1）概述　膝交叉韧带包括前交叉韧带（ACL）和后交叉韧带（PCL），前交叉韧带是膝关节的重要静力稳定结构，临床上发生损伤的概率大大超过后交叉韧带，且后交叉韧带的临床治疗经验不多，因此本节重点讨论的是前交叉韧带损伤后的康复。

前交叉韧带的损伤常与其他膝关节结构（膝侧副韧带、半月板等）同时损伤，多在膝关节受到外展、外旋的外力所致。

（2）临床表现　急性损伤患者病史上有急性膝损伤过程，损伤时关节内有组织撕裂感或撕裂声，随即出现疼痛及关节不稳定，不能完成正常的动作和行走，继而关节因出血而发生肿胀。由于疼痛，肌肉出现保护性痉挛使膝关节固定于屈曲位。陈旧性损伤者表现为膝关节不稳定，疼痛及肿胀，下楼时关节错位，少数患者出现关节绞锁。部分患者可无症状。抽屉试验阳性、Lachman 试验阳性。X 线片可有韧带止点撕脱性骨折或骨软骨骨折。MRI 检查可了解韧带是否有断裂，是部分断裂还是完全断裂。

（3）康复评定　除前述的常规康复评定内容外，可进行以下评定。

① 前交叉韧带强度评定：分别于膝关节屈曲 90°及 30°时用 15 磅、20 磅、

30 磅的拉力测量双侧前交叉韧带强度，两侧对比若胫骨移位差值＞3mm，为前交叉韧带松弛。

② Lachman 试验：患者仰卧位，膝关节屈曲 20°，检查者一手稳定股骨下段，另一手握胫骨近端，并将胫骨近端轻柔地向前拉或向后推，观察其位移量。如果 ACL 完好无损，应该有一个坚定的停止。如果韧带撕裂，胫骨会向前移动，没有终点，感觉模糊。

③ 前抽屉试验：患者平卧，髋关节屈曲 45°，膝关节屈曲 90°，放松下肢肌肉。检查者坐在患者足部（方便固定其下肢），双手握住其胫骨上段，分别在中立位、内旋位、外旋位向前牵拉。观察胫骨结节向前移位的程度，移位>5mm 的为异常。

（4）康复治疗　前交叉韧带部分损伤，早期多采取保守疗法，石膏外固定 3～4 周；急性前交叉韧带完全断裂者，早期（2 周内）即考虑重建手术；陈旧性断裂者，可行关节镜下自体韧带重建术。

① 轻度损伤：一般采用冷疗、服用非甾体抗炎药（NSAID）如吲哚美辛、萘普生、双氯芬酸、布洛芬、尼美舒利、罗非昔布、塞来昔布等即可。

② 中度损伤：除以上方法外，需休息并抬高患肢，用膝关节支具固定 3 周左右，制动期应进行肌肉的等长训练，3 周后，可用拐步行，但仍需用膝关节支具保护。如有关节积液，应穿刺抽出。

③ 重度 ACL 损伤：行重建术后康复，方法如下。

a. ACL 手术重建康复训练方法：术后 3 周除去固定的长腿石膏管，改用限制膝关节活动的“石膏活动支具练习器”进行活动。本器具是用特制的金属支具合页使膝只能在 20°～60°范围内伸屈活动，此法可以缩短一半的康复时间。

b. ACL 手术重建康复训练日程

ⓐ 术后当日：留置硬膜外麻醉管。

ⓑ 术后 3～4 日：在 CPM 机上活动。

ⓒ 术后 3～4 日至 6 周：用电兴奋刺激。

ⓓ 术后 1 周：同石膏活动支具可做 30°～60°活动。

ⓔ 术后 1～6 周：可用双拐下地。

ⓕ 术后 6 周：用石膏活动支具可做 30°～90°活动。

ⓖ 术后 8 周：用石膏活动支具可做 20°～90°活动。

ⓗ 术后 9 周：去除石膏活动支具。

ⓘ 术后 3～4 个月：可练习游泳。

ⓙ 术后 4～4.5 个月：小心慢跑。

ⓚ 术后 4.5～5 个月：小心弹跳练习。

ⓛ 术后 6 个月：增加慢跑量。

ⓜ 术后 8～9 个月：谨慎进行运动训练。

ⓝ 术后 10 个月：用 Cybex 测试力量。

ⓞ 术后12个月：运动训练和比赛。

c．ACL损伤的患者经康复治疗后达到以下标准，方能重返赛场。

ⓐ 关节无渗出。

ⓑ ROM完全正常。

ⓒ 临床检查结果满意。

ⓓ 等速运动评定股四头肌的肌力等于或大于健侧80%。

ⓔ 等速运动评定时腘绳肌的肌力等于或大于健侧85%。

ⓕ 单腿跳远试验的结果达到85%。

ⓖ 成功地完成了跑的训练方案。

ⓗ 成功地完成了灵活性的训练方案。

3. 半月板损伤

（1）概述　半月板为纤维软骨组织，呈周缘厚，内缘薄的楔形，从平面上看为半月形，称为半月板。其充填于股骨髁与胫骨髁之间，有增强膝关节稳定的作用。半月板与关节囊相连的边缘部分及外1/2及前后角附着点有血供，内侧部分没有血管，因此只有边缘中外部分的损伤才有可能愈合。

膝关节半月板损伤是最常见的运动损伤之一。多见于足球、篮球、体操等项目运动员。膝关节半月板损伤常见于膝关节伸屈伴随小腿内外旋或内外翻，使半月板产生矛盾运动所致。如当膝关节屈曲，胫骨固定，股骨强烈外旋，可造成外侧半月板前角或内侧半月板后角损伤；屈膝状态下强烈内旋股骨（或小腿外旋），易引起外侧半月板后角或内侧半月板前部损伤；长期挤压磨损可引起退变，容易造成撕裂；半月板异常松动，关节韧带损伤后不稳定，或肥胖、超重等原因，都是半月板易受损伤的因素。

（2）临床表现　大部分患者有明显外伤史。急性期膝关节有明显疼痛，逐渐肿胀，有关节积液。急性期过后，肿胀可以自行消退，但活动时关节仍有疼痛，尤其以上下楼、上下坡、下蹲起立、跑、跳等动作明显。部分患者在膝关节屈曲时有弹响和“绞锁”症状。关节间隙压痛，浮髌试验阳性，病程长者出现股四头肌萎缩，尤以股四头肌内侧萎缩明显；关节造影、磁共振检查是较好的辅助诊断手段。

（3）康复评定　除前述的常规康复评定内容外，可进行以下评定。

① 摇摆试验：一手拇指按住损伤侧关节间隙，另一只手握住小腿左右摇摆，可触到半月板松弛进出，或伴有疼痛、响声为阳性。

② 麦氏征试验：对诊断有较高的参考价值。患者仰卧，检查者右手握患者小腿，左手掌扶患膝，屈曲、内收和内旋并逐渐伸直膝关节过程中，若出现关节内侧疼痛，提示内侧半月板损伤。反之，提示外侧半月板损伤。

③ 单腿下蹲试验：用单腿持重从站立位逐渐下蹲，再从下蹲位站起，健侧正常，患侧下蹲或站起到一定位置时，因损伤的半月板受挤压，可引起关节间隙处疼痛，甚至不能下蹲或站起。

④ 平衡功能评定。

⑤ 步态分析。

（4）康复治疗

① 一般治疗

a. 急性期：局部冷敷，石膏托外固定，以便消肿止痛。膝关节穿刺抽出积血，用石膏或棉花加压包扎固定 2～3 周。可以减少出血，减轻疼痛，边缘性损伤有愈合的可能。

b. 慢性期：保守治疗无效后，应作半月板撕裂部分摘除术，以防止发生创伤性膝关节炎。尽量使用膝关节镜手术，常用的有半月板修复手术、半月板部分切除术及半月板全切除术。

② 半月板关节镜修复术后的康复：如果半月板固定确切牢靠，在肿胀和疼痛允许的条件下，可以开始主动的充分活动；可以早期开始部分负重训练，但应尽量避免膝关节弯曲和旋转。在术后 6 周内，使用拐部分负重；术后 3 个月可以进行短距离的直线跑步练习；术后 6 个月，可以恢复正常运动训练。康复治疗方法如下。

a. 早期床边训练（术后 0～1 周）：术后第 1 天就可开始康复训练。训练时必需配戴支具，支具伸/屈范围设定为 0°～30°，相对制动。

ⓐ 手术当天：开始活动足趾、踝关节。

ⓑ 股四头肌训练：早期进行股四头肌功能训练，可以保持关节液的营养成分，维护关节周围血液循环，增加关节腔活动度，达到防止关节粘连的作用。而且通过训练可加强肌肉运动，使关节周围肌群力量增加，防止肌萎缩。第 1 天即可开始等长收缩运动，第组 50 次，每天 4～5 组。

ⓒ 踝泵运动：下肢自然伸直，做足跖屈与背屈动作，30 次/组，3 组/天。

ⓓ 活动髌骨：治疗师进行被动的髌骨各方向运动，使髌骨 ROM 尽可能达到正常范围。并可指导患者及家属进行髌骨运动。

ⓔ 抬小腿：患肢下垫 6～8cm 厚的圆柱形垫，以膝关节为轴心，大腿不动，抬小腿、踝部，足跟离床 5cm 左右。

ⓕ 直腿抬高：伸膝后直腿抬高至与床面 30°处，保持 5 秒为 1 次，30 次/组，3～4 组/日。可根据患者情况，术后第 1 天就可开始，从辅助运动过渡到主动运动。

b. 肌力训练：ROM 达一定范围后，即可开始股四头肌和腘绳肌的强化训练。术后 2 周起，做踝泵、直腿抬高训练时，加用弹力带进行抗阻训练，并逐渐增加负荷。术后 4 周开始平地骑自行车。6 周后不扶拐上下楼梯训练。

c. ROM 的训练：在膝关节支具的控制、保护下，早期开始训练 ROM，术后 2 周内，主动进行 0°～90°范围内的屈膝活动，2 次/天；被动 ROM 在 4 周内伸/屈应达 0°/90°，以后每周增加 10°，8 周达正常伸屈度。

d. 行走训练：术后 24 小时可扶拐下地，术后 2 周内不负重；第 3 周行走负重 25%，第 4 周为 50%，第 5 周为 75%，第 6～8 周去除支具 100%负重行走。超重患者可适当推迟 1 周左右。6～8 周后，进行膝关节神经肌肉本体感觉训练和恢复性运动训练，开始游泳、跳绳及慢跑。运动员开始专项运动中基本动作的练习，运动时带护膝保护。术后 3 个月，开始专项运动训练。

4. 髌腱腱围炎

（1）概述　髌腱末端病多见于专业运动员，特别是在跑、跳等运动项目中，又称跳跃膝。据统计，在排球运动员中，髌腱末端病患病率在 50%以上。

（2）临床表现　主要症状是膝起跳或落地时髌骨下端疼痛并软弱无力。检查时髌尖有锐利压痛、增大及膝关节 130°位伸膝抗阻痛。X 线片检查不易发现，B 超和 MRI 检查可见局部的髌腱异常信号。

（3）康复治疗

① 急性期：局部冰敷，停止跑跳动作。非甾体抗炎药缓解疼痛。必要时在 B 超引导下局部封闭。

② 慢性期：局部可低频、中频、高频电疗或微波、针灸、按摩等。慢性期应停止或减少膝低位屈曲的起跳动作。杠铃负重全蹲起的训练应暂时停止。

5. 髌腱断裂

（1）概述　髌腱断裂（rupture of patellar tendon）常见于举重、体操、篮球等运动项目，系运动员落地时膝关节突然屈曲，股四头肌突然猛烈收缩所致。常伴有膝关节内、外侧副韧带，前、后交叉韧带，以及半月板撕裂等情况。自髌骨下极至胫骨结节完成伸膝装置最后连接的是髌韧带，因髌骨是人体内最大的籽骨，故过去又将髌韧带称为髌腱。髌腱断裂并不多见，其发生率大约是股四头肌断裂的 1/3。

（2）临床表现　常有明显的外伤史，受伤时膝前有受击感和响声，伤后当即感觉患处疼痛、肿胀，局部压痛明显，膝关节不能伸直，活动受限，患膝不能着地行走。断裂后，由于股四头肌猛烈收缩，髌骨向上移位，断端间隙可达 2～5cm，触诊检查卧床膝关节屈曲 90°位时可见髌骨上移、髌骨下方有一横行凹陷，局部及腱周压痛，可伴有膝关节积血。膝关节屈曲位 X 线侧位摄片可见髌骨上移、髌腱软组织影失去连贯性，晚期病例可见髌下脂肪垫钙化影。

（3）康复评定　主要进行的是疼痛评定、膝 ROM 评定、膝 HSS 关节功能评定、肌力测定、大小腿围度测量、步态分析等。

（4）康复治疗

① 一般治疗：早期使用 RICE 常规。并根据不同的损伤程度采用以下不同的方法。一般早期手术修补的疗效满意，延迟手术可造成髌腱挛缩。主要并发症有髌骨下移，屈曲受限，髌骨压力增加，导致髌骨关节不适。

a. 髌腱部分断裂可采取保守治疗，伸膝位制动 3～6 周。MRI 扫描可以准确鉴别是否是部分撕裂。

b. 完全断裂需要手术治疗。术后用管形石膏将膝关节固定于伸膝位，一般需要 6 周左右，然后根据患者情况以拐杖帮助行走并完全负重。去除石膏固定后，根据具体情况可改用控制活动的铰链支具，以便逐步恢复屈膝活动。当屈膝 90°

以上，并肌力恢复良好后，可以去除支具。

② 髌腱断裂术后康复

a．术后用棉花夹板压迫包扎固定，作股四头肌等长收缩练习。

b．低频电疗，刺激肌肉收缩运动。

c．术后3～4周去除固定，在卧位下行膝关节屈伸练习。

d．术后6周，扶助下进行直腿抬高练习（被动将患腿抬高至90°，在治疗师的保护下慢慢将腿放下）。床边垂腿的膝屈伸练习。

e．鼓励早期下地拄双拐行走，以直腿石膏托保护。

f．术后8周可去拐行走。

g．3个月开始慢跑。6～8个月开始恢复运动训练。

（六）踝部软组织损伤康复

1．踝韧带损伤

（1）概述　踝关节韧带是维持踝关节稳定的重要结构，内侧为三角韧带，外侧为腓距前韧带、腓距后韧带、腓跟韧带，后侧是强大的跟腱，在临床上常见的韧带损伤为外踝韧带损伤，本节重点讨论。

（2）临床表现

① 症状：患者踝部疼痛、肿胀，韧带断裂时有撕裂感，伤处压痛明显，可有皮下瘀血。

② 体格检查：内翻加压试验阳性，前抽屉试验阳性。X线、CT片检查可以明确有无骨折。对于韧带损伤部位、程度，MRI检查更有优势。

（3）康复评定

① 疼痛评定：用VAS法进行评定。

② ROM 评定：主要是受伤关节以及对侧关节，判断关节活动障碍的原因、程度等。

③ 肌力评定：用徒手肌力评定法。

④ 肢体围度测量：主要进行两侧大腿、小腿围度测定，了解患肢有无肌肉萎缩、肿胀及其程度。

（4）康复治疗　早期予以制动，冰敷30分钟，以防止继续出血，并加压包扎，可用胶布将距小腿关节固定于轻度外翻位，抬高患肢；疼痛明显者可用消炎镇痛药。如为完全断裂则需石膏固定4～6周，部分需手术修复。

轻症患者，48小时后可以进行理疗，如蜡疗、超声波、磁疗等；在石膏固定期间，可进行股四头肌的等长肌力训练，直抬腿练习，并充分活动足趾；可扶双拐站立（患腿不负重）；7～10天开始着石膏靴负重、行走，可以防止关节僵硬和肌肉萎缩。4～6周后除去石膏，做恢复踝关节活动范围的练习、加强踝两侧的肌肉力量保护踝关节稳定的练习，以及恢复本体感觉的练习。站立蹲起、提踵及前足高站提踵是常用的运动方法。

陈旧性踝韧带断裂合并踝关节不稳的患者，在康复治疗时，应以粘胶支持带保护踝关节。要特别注重提足跟及屈踝的力量练习。较重损伤的患者，为踝关节不稳，多需手术将松弛的韧带紧缩或重建。

2. 跟腱断裂

（1）概述　跟腱是足踝后部人体最强大的肌腱，能承受很大的张力，除个别疾病和特殊的动作外，在日常生活中很难发生断裂。跟腱的功能是负责踝关节的跖屈，对于行走等日常生活的动作的完成起重要的作用。跟腱断裂发生的高危人群是学生运动员和演员，近年群众体育的广泛开展和运动水平的不断提高，跟腱断裂的发病率逐年提高。除少数跟腱原位外伤导致的开放性跟腱断裂外，大部分跟腱断裂是由间接外力引发。部分跟腱断裂的患者在发生跟腱断裂前都有跟腱相关的慢性疾病。跟腱断裂亦高发于仅于闲暇日或休息日进行较大运动量体育活动的人。

（2）临床表现

① 直接外伤引起的开放性跟腱断裂伤处皮肤裂开出血，伤口内可见跟腱组织，易诊断。部分患者因跟腱断裂回缩不易察觉易漏诊，后多因提踵无力再次就诊。可于伤时进行捏小腿三头肌实验进行诊断。

② 间接外力导致的跟腱断裂发生于踝关节背伸位进行弹跳或蹬踏动作时。患者常诉有足跟后方有棒击感，随即出现提踵无力，无法完成蹬地、跳跃等动作。表现为行走困难及推进无力并伴有跛行。跟腱处出现凹陷。接下来的几小时或几天内软组织逐渐肿胀。踝关节后方出现延足跟的瘀斑。最易明确诊断的检查方法是通过挤压小腿后方肌肉（Thompson 征）来判断腓肠肌-比目鱼肌复合体的连续性。令患者俯卧双足置于床沿外，手捏小腿三头肌肌腹，正常侧踝于捏肌肉时立即跖屈，跟腱完全断裂时捏肌肉时踝关节不动。

（3）康复评定　主要进行的是疼痛评定、踝 ROM 评定、肌力测定、大小腿围度测量、步态分析等。

（4）康复治疗

① 一般治疗：有后足棒击感并伴有后足疼痛跖屈困难的患者应尽快至医院就诊，明确或排除跟腱断裂的诊断，防止演变成陈旧跟腱断裂。根据患者的具体情况进行手术或非手术治疗的选择。对于一般人来说，保守治疗的效果可达到基本满意的效果，对于运动员和从事需要进行复杂活动的演艺人员，跟腱张力的些许改变即可完全丧失运动或演出能力，可采取手术疗法。

② 康复治疗：可应用屈膝跖屈位石膏，膝关节屈曲 45°踝关节跖屈。可促使两跟腱断端相互靠近来促进跟腱断端愈合，固定时间一般为 6～8 周。最初采用过膝关节的长腿支具，将膝关节限制于屈曲状态，而踝关节限制于跖屈状态，以最大程度降低跟腱张力。4 周后将膝关节以上部分石膏锯断，更换为短腿石膏。与手术治疗相比，非手术治疗后跟腱再断裂率较高（1.7%～10%），但无切口愈合不良、切口感染及神经损伤的风险。

超强度、超负荷运动引起的疲劳是导致跟腱断裂的重要因素。因而，对于不经常参加体育活动的人群，应逐步增加日常活动量，将周末的集中运动时间分散到一周当中去，且运动前做好热身准备活动，运动时结合自身具体情况，选择适度的运动量，减少过长的运动时间，对于预防跟腱断裂的发生均有较大意义。

知识拓展

富血小板血浆

富血小板血浆（PRP）已被广泛应用在临床上修复骨和软组织损伤。主要作用机制是PRP中血小板激活后释放出多种高浓度的生长因子协同作用，促进了局部修复细胞的增殖分化及细胞外基质的合成，从而增强了组织再生和修复能力。对于人体一些难愈合的组织损伤，如糖尿病足创面，褥疮，下肢静脉溃疡，放疗后皮肤坏死，骨不连，肌腱软骨损伤等，PRP由于具有“强化的组织修复能力”，其治疗效果与传统方法相比显得尤其明显。

二维码 3-15 测试题

第十一节 骨质疏松症康复

学习目标

1. 掌握：骨质疏松症的康复评定内容及方法；骨质疏松症的运动疗法、作业疗法及物理因子疗法。
2. 熟悉：骨质疏松症的临床表现、药物治疗、饮食疗法及预防宣教。
3. 了解：骨质疏松症的危险因素、分类。

一、概述

（一）基本概念

1. 定义

骨质疏松症（osteoporosis，OP）是一种以骨量减少、骨组织微结构破坏，导致骨强度降低、骨脆性增加、易发生骨折为特征的全身性疾病。一般可分为原发性及继发性两种，原发性又可分为Ⅰ型和Ⅱ型。Ⅰ型主要是指绝经后骨质疏松症，是由于老年后卵巢功能衰减，雌激素水平下降所致。Ⅱ型亦称为老年性骨质疏松症，多见于60岁以上老年人。继发性骨质疏松症常见于某些疾病导致骨代谢异常引发骨质疏松症。

2. 流行病学

临床上以老年人最为常见，发病率女性多于男性，两者比率为（2～6）∶1。男性发生在55岁后，女性多见于经期绝经后。据流行病学研究报告，我国50岁以上人群骨质疏松症患病率为19.2%，其中男性为6.0%，女性为32.1%，65岁以上人群骨质疏松症患病率达到32.0%，其中男性为10.7%，女性为51.6%。骨质疏松症致残率较高、治疗周期较长、治疗费用高昂，给患者家庭和社会带来沉重的负担，所以，骨质疏松症的康复治疗就显得特别的重要。

（三）病因病理

骨质疏松症的病因一般认为与内分泌紊乱、钙吸收不良和废用有关。骨细胞、成骨细胞和破骨细胞凋亡与骨质疏松有密切关系。雌激素下降导致骨细胞凋亡，促进骨质疏松症发生。长期限制活动对骨骼机械性刺激减弱、老年人户外活动减少、日光照射不够等因素，均可导致骨质疏松症的发生。

（四）临床表现

疼痛、脆性骨折和脊柱变形是骨质疏松症最典型的临床表现。但许多骨质疏松症患者早期常无明显的症状，往往在骨折发生后经X线摄片或骨密度检查，才发现已有骨质疏松改变。

（1）疼痛　最常见部位是腰背部疼痛，其他还包括四肢关节痛、足跟部疼痛以及一些肢体的放射痛、麻木感、刺痛感等。腰背疼痛最初发生在从静息状态转为运动状态时，以后逐渐发展为持续性。特别是较长时间采取同一姿势时，疼痛加剧。

（2）骨折　多在轻微震动（如扭动身体、活动肢体、跌倒等）后发生。骨折发生的常见部位包括胸腰椎、髋部、股骨近端、桡骨远端，少数骨折发生在肱骨近端，其中脊椎压缩性骨折发生率最高。

（3）身长缩短，驼背畸形　骨质疏松时，椎体内部骨小梁萎缩，数量减少，疏松而脆弱的椎体受压致椎体缩短，每椎体缩短可2mm左右，身长平均缩短3～6cm。此外椎体前部骨质疏松时，容易压缩变形，使脊椎前倾，形成驼背畸形。

（4）呼吸功能下降　胸腰椎压缩性骨折致脊椎后凸、胸廓畸形，可使肺活量和最大换气量显著减少，患者可出现胸闷、气短、呼吸困难等症状。

二、康复评定

（一）一般项目的评定

（1）疼痛评定　根据病情选用相应的评估方法，如简式McGill疼痛问卷

（MPQ）、威斯康星疼痛简明问卷（WPI）或视觉模拟评分（VAS）法等。

（2）肌力评定　可采用徒手肌力检查法（MMT）。在肌力检查的过程中，检查者施加的阻力要柔和，不要过猛，以免造成损伤。

（3）关节活动度评定　可采用关节量角器测量关节活动范围，包括主动活动度和被动活动度。主要对腰、膝等关节进行评定。

（4）平衡功能评定　平衡功能下降是骨质疏松症患者易跌倒并由此而发生骨折的重要原因之一，通过平衡功能评定可预测被试者跌倒的风险及其程度，可用Berg平衡量表进行评定，定量反映平衡功能。

（5）日常生活活动能力评定　骨质疏松症给患者的日常生活带来了严重的影响，所以评定患者日常生活活动能力具有十分重要的意义。常采用改良Barthel指数法进行评定。

（二）骨密度评定

骨密度下降是诊断骨质疏松症的重要指标，也是导致骨折发生的重要危险因素之一。骨密度测定包括单光子吸收测定法、单能X线吸收测定法、双能X线吸收测定法、定量CT法和定量超声测定法等多种方法，其中目前广为应用的评定方法是双能X线吸收法。可测量任意部位，测定部位的骨密度可预测该部位的骨折风险，常用的推荐测量部位是腰椎1～4和股骨颈。中国老年学会骨质疏松委员会推荐的诊断标准为：骨密度值低于同性别、同种族健康成人的骨峰值不足1个标准差属正常；降低1～2个标准差之间为骨量低下（骨量减少）；降低程度等于和大于2个标准差为骨质疏松；骨密度降低程度符合骨质疏松诊断标准同时伴有一处或多处骨折时为严重骨质疏松。

（三）生化检查

（1）骨形成指标　骨形成标志物是成骨细胞在其不同发育阶段直接或间接的表达产物，反映成骨细胞功能和骨形成状况，如血清碱性磷酸酶、血清骨钙素、Ⅰ型前胶原羧基端前肽等。一般认为，骨形成指标的增高与绝经后妇女明显增加的骨流失率相关。

（2）骨重吸收指标　多数骨重吸收标志物都是骨胶原的代谢产物，如血清、尿Ⅰ型胶原C端肽、尿羟脯氨酸、尿游离脱氧吡啶酚、尿胶原吡啶交联或Ⅰ型胶原交联N端肽，但也有非胶原蛋白标志物如血浆抗酒石酸盐酸性磷酸酶等。血清、尿Ⅰ型胶原C端肽及尿游离脱氧吡啶酚水平的升高与髋骨、椎骨骨折的高风险性相关。

（3）血、尿骨矿成分的检测　如血清总钙、血清无机磷、血清镁、血清磷酸酶、血沉、尿钙、尿磷、尿镁的测定。通常血清钙、磷和碱性磷酸酶值在正常范围，当有骨折时血清碱性磷酸酶值有轻度升高。

（四）X线检查

X线检查可观察骨组织的形态结构，也是对骨质疏松症所致各种骨折进行定性和定位诊断的一种较好方法，常用摄片部位包括椎体、髋部、腕部、掌骨、跟骨和管状骨等。X 线片可见骨结构模糊、骨小梁减少或消失、骨小梁间隙增宽、骨皮质变薄、椎体呈双凹变形或楔形变形等。一般认为，X 线片检查出典型骨质疏松时，其骨矿含量的丢失已达 30%以上。

三、康复治疗

（一）康复治疗方法

1. 运动疗法

（1）运动方式

① 有氧训练：适宜的运动不仅能够产生机械刺激促进骨质形成，还能调节机体内分泌系统，提高机体雌激素水平，从而在一定程度上促进骨质生成，有效防止骨质流失进而起到预防及治疗骨质疏松的作用。常见的有氧运动包括快走、游泳、骑自行车、健身操、广场舞、瑜伽、慢跑等，在进行有氧运动时，心率变异率控制在 30%以内，每次时间≥30min。对于经常锻炼身体的患者，建议进行高强度的锻炼；对于不定期进行体育活动的患者，要从低强度锻炼做起。在心肺功能和四肢关节功能无异常的情况下，老年人可以参与各种娱乐性的体育活动，与伙伴们协同进行，既能共同愉快地坚持各种活动，又能提高对周围环境的适应性。

② 抗阻训练：渐进抗阻训练能够增加肌肉的横截面积、肌纤维数量，从而提高肌肉力量，肌肉的牵拉力以及重力通过器械传递到骨骼的力量能对骨骼产生一定的刺激，进而促进骨形成。常见的抗阻训练有负重抗阻运动、对抗性运动、克服弹性物体运动、使用力量训练器械等。抗阻训练过程中较容易出现急性损伤，在训练中注意加以防范。

③ 平衡训练：骨质疏松性骨折通常由跌倒引起，平衡训练对减少骨质疏松症患者跌倒的发生具有重要的作用。平衡训练的基本原则是从静态平衡训练开始，过渡到自动态平衡，再过渡到他动态平衡，逐步缩减人体支撑面积，提高身体重心，在保持稳定性的前提下逐步增加头颈和躯干运动，从睁眼训练逐步过渡到闭眼训练。常用的平衡训练包括静态平衡训练、动态平衡训练和体位进行性平衡训练，动静态平衡训练都能显著提高个体稳定极限的方向控制能力。

④ 全身振动训练：全身振动训练可改善骨质疏松症患者骨密度和运动能力。振动诱发的机械信号被证明具有成骨效应，振动对人体的影响主要由振幅和频率决定，但不同组织对振动的响应不尽相同，肌肉对 30～50Hz 的频率有反应，30Hz 是刺激骨骼生长的最好频率。在进行全身振动训练时，可选择的振动刺激参数为频率 12～30Hz，振幅 3～8mm。

（2）运动强度及频率　视年龄和体力而定，一般应从低强度开始，在耐受强度范围内，每周3～5次，以次日不感疲劳为度。中等强度的运动训练，对于防治骨质疏松症、减少骨折的危险性效果最好。

（3）运动治疗的禁忌证　严重的心功能不全及严重心律失常、近期的心肌梗死、主动脉瘤、严重的肝肾功能不全和严重的骨关节病。

2. 作业疗法

预防由于意外跌倒造成的继发性损伤，应对骨质疏松症患者的居住环境进行柔性设计与改造。改造内容包括：选择合适的轮椅；清除室内台阶与门槛，清理妨碍过道通行的杂物；卧室、客厅、浴室、厕所地面平整，并进行防滑处理、减少高度落差；改造推拉门窗，设关门把手；调整坐便器高度及两侧扶手高度；水龙头改造为单杠杆龙头，调整毛巾架、置物架高度，安装扶手；淋浴房配淋浴座椅并安装扶手。

3. 物理因子疗法

低频脉冲电磁场可改善骨质疏松症患者的疼痛、增加骨密度、降低骨质疏松症患者骨折的发生率，提高患者生活质量。超短波和微波可以减轻继发骨折所引起的急性期的炎症性疼痛。功能性电刺激、电体操、感应电，可减少肌肉萎缩。经皮神经肌肉电刺激可以治疗慢性疼痛。直流电离子导入促进骨折愈合等。紫外线疗法采用无红斑量紫外线全身照射或经常接受阳光照射，可预防及治疗骨质疏松症。

4. 药物治疗

骨的重构包括三个阶段，即骨的重吸收、骨的形成和骨基质的矿化，药物治疗以促进骨形成与骨矿化、抑制骨吸收为基本原则。

（1）抑制骨吸收药物　主要有雌激素（如己烯雌酚或17β-雌二醇）、选择性雌激素受体调节剂（如雷诺昔芬）、降钙素、二膦酸盐（如阿伦膦酸钠）、黄体酮衍生物（如依普黄酮）等。

（2）促进骨形成药物　此类药物主要有甲状腺素、氟化物、他汀类药物、细胞控制因子等，此类药物能刺激成骨细胞活性，使新生骨组织矿化成骨，减低骨脆性，增加骨密度及骨量。

（3）促进骨矿化药物　此类药物主要有钙制剂和维生素D，是防治骨质疏松症的基础药物。

5. 矫形器及辅助器具的使用

疼痛、骨折是骨质疏松症患者最普遍的临床症状和不良结局，矫形器通过限制关节的异常活动范围，稳定关节，减轻疼痛或恢复其承重功能，也可以固定和保护关节，促进痊愈。助行器可帮助步行困难的患者支撑体重，保持平衡，减轻下肢负荷，降低跌倒频率，预防骨折的发生。在急性椎体骨折或多发性椎体骨折后慢性疼痛患者中，可使用躯干矫形器，如背部支撑、紧身胸衣。髋关节保护器可以降低跌倒风险高的老年人髋部骨折的发生率。

6. 饮食疗法

骨质疏松症患者实行早期营养干预，调整饮食结构，摄入优质蛋白、高钙膳食，限制酒精、咖啡及碳酸饮料的摄入，戒烟，并且尽量避免或少用影响骨代谢的药物。

7. 心理治疗

向患者介绍有关疾病的知识，帮助患者认识自己所患疾病的病因、治疗、预防及预后，给患者以解释、暗示、鼓励等心理支持，增强其战胜疾病的信心，消除悲观、焦虑情绪。鼓励患者参加社交活动，适当娱乐、听音乐，使情绪放松以减轻疼痛，这样不仅有利于缓解患者的心理压力，减轻症状，提高疗效，促进康复，还有利于改善患者的生命质量。

8. 中医疗法

（1）中药疗法　中医将骨质疏松症归于“骨痿”“骨痹”或“腰背痛”范畴。肾阴不足者宜滋阴壮阳，益肾填精，方选左归丸。肾阳虚损者宜温肾助阳补虚，方选右归丸。肾精不足者宜滋肾填精补血，方选河车大造丸。脾气虚衰者宜健脾益气，方选参苓白术散。气滞血瘀者宜行气活血，方用身痛逐瘀汤。

（2）针灸疗法　骨质疏松症以肾虚为多，治以补肾通阳，舒筋活络。穴取肾俞、委中、阿是穴、阳陵泉、三阴交、太溪、命门等，每次3～5穴，每次20分钟。可加用电针。

（3）推拿疗法　以足太阳膀胱经及足阳明胃经为主，手法包括㨰法、按揉法和拿法等操作组合。

（4）传统功法　骨质疏松症患者进行太极拳、八段锦和五禽戏锻炼，助于改善患者骨密度和骨钙蛋白水平，缓解骨质疏松性疼痛，并且可增加髋部及腰椎骨密度，增强肌肉力量，改善韧带及肌肉、肌腱的柔韧性，改善本体感觉，提高平衡能力，降低跌倒风险。

（二）预防

本病的预防比治疗更重要，预防包括三个层次，即无病防病（一级预防）、有病早治（二级预防）和康复医疗（三级预防）。

（1）一级预防　从儿童、青少年期起，建立科学的生活方式，合理营养、足量运动、避免不良生活习惯的养成，以尽可能提高峰值骨量。围绝经期妇女应避免加速骨丢失的高危因素，及时、有效的雌激素替代治疗，以避免或延缓骨质疏松症的发生。

（2）二级预防　着重于对高危人群的骨密度检测，以早期发现骨质疏松症患者，并进行有针对性、有效的治疗，防止骨量继续快速丢失和骨折发生。

（3）三级预防　对已发病或已发生骨折的患者进行必要的康复治疗，尽可能地改善生活质量，并避免再发生骨折。

知识拓展

世界骨质疏松日

骨质疏松症是一个世界范围的、越来越引起人们重视的健康问题。患病人数逐年增加，随着人口老龄化的日趋明显，该病作为中老年多发的退行性疾病，已成为一个社会性的健康问题，备受老年病学者的关注，也引起了各国政府的重视。1997 年，WHO 将每年的 10 月 20 日定为“世界骨质疏松日”。我国亦将本病列为重点康复内容之一。

二维码 3-16　测试题

第四章　心肺和代谢性疾病康复

第一节　高血压病康复

学习目标

1. 掌握：高血压病患者的康复评定方法、康复治疗方法。
2. 熟悉：高血压病患者的康复治疗目标。
3. 了解：高血压病康复治疗的机制。

一、概述

（一）基本概念

1. 定义

高血压（hypertension）是指以体循环动脉压升高为主要临床表现的心血管综合征［收缩压≥140mmHg 和（或）舒张压≥90mmHg］，可分为原发性高血压和继发性高血压。原发性高血压又称高血压病，是心脑血管病最主要的危险因素，常与其他心血管危险因素共存，可损伤心、脑、肾等重要脏器的结构和功能，最终导致这些器官的功能衰竭，是心血管疾病死亡的主要原因之一。本节重点介绍原发性高血压的康复治疗。

2. 流行病学

原发性高血压是全球分布的疾病，2010 年，共有 13.8 亿人（占全球成年人口的 31.1%）患有高血压，由于人口老龄化和生活方式风险因素的增加，如不健康的饮食（即高钠和低钾摄入）和缺乏体育活动，全球范围内高血压的患病率正在上升，而且呈现越来越年轻化的趋势，我国中年人群过去 10 年高血压患病增长速度很快，从 2006 年的 19.8%增长到 2015 年的 30.6%。目前我国现有高血压患者 2 亿。近年来康复医学的运动治疗、心理调节、健康教育对高血压的控制效果已经被肯定。

（二）病因病理

（1）遗传因素　大约 60%的高血压患者有家族史。目前认为是多基因遗传所致，30%～50%的高血压患者有遗传背景。

（2）精神和环境因素 长期的精神紧张、激动、焦虑，受噪声或不良视觉刺激等因素也会引起高血压的发生。

（3）年龄因素 发病率有随着年龄增长而增高的趋势，40岁以上者发病率高。

（4）生活习惯因素 膳食结构不合理，如过多的钠盐、低钾饮食、大量饮酒、吸烟、摄入过多的饱和脂肪酸均可使血压升高。

（5）药物的影响 避孕药、激素、消炎止痛药等均可影响血压。

（6）其他疾病的影响 肥胖、糖尿病、睡眠呼吸暂停综合征、甲状腺疾病、肾动脉狭窄、肾脏实质损害、肾上腺占位性病变、其他神经内分泌肿瘤等。

（三）临床表现

高血压病的症状因人而异。早期无症状或症状不明显，常见症状是头晕、头痛、颈项僵硬、运动能力下降，伴有身体不适如疲劳、心悸等。随着病程延长，血压明显的持续升高，逐渐会出现各种症状，如头痛、头晕、注意力不集中、记忆力减退、肢体麻木、夜尿增多、心悸、胸闷、乏力等，此时被称为缓进型高血压病。当血压突然升高到一定程度会出现剧烈头痛、呕吐、心悸、眩晕等症状，甚至神志不清、抽搐，这属于急进型高血压，多会在短期内发生严重的心、脑、肾等器官的损害和病变，如脑卒中、心梗、肾衰等。

二、康复评定

（一）高血压的诊断标准及分期

（1）高血压的诊断标准 我国采用1999年世界卫生组织（WHO）和国际高血压学会（ISH）提出的新标准，即收缩压≥140mmHg和（或）舒张压≥90mmHg，且必须为非药物状态下二次或二次以上非同日多次重复测得的血压，即诊断为高血压。

（2）高血压分期 参照2013年ESH/ESC高血压治疗指南根据血压分级、心血管危险因素、无症状器官损害情况和是否患有糖尿病、有症状的心血管疾病或慢性肾病（CKD）对心血管风险进行分层（表4-1）。

（二）相关脏器功能评定

心电图或超声心动图可见左心室肥大；颈动脉超声可见动脉粥样斑块或动脉内膜增厚；肾小球滤过率降低或血肌酐水平升高，尿微量蛋白达30～300mg/dL，提示肾功能下降。

（三）全身耐力评定

耐力是指持续进行活动的能力，与心肺功能、肌利用氧能力和神经调节能力有关，高血压主要影响心肺耐力。心肺耐力是循环呼吸系统保证机体长时间肌肉活动时营养和氧的供应以及运走代谢废物的能力，主要影响因素有心率、心输出

表 4-1 高血压分级

其他危险因素，无症状器官损害或疾病	血压/mmHg			
	正常高值 SBP 130～139 或 DBP 85～89	1 级高血压 SBP 140～159 或 DBP 90～99	2 级高血压 SBP 160～179 或 DBP 100～109	3 级高血压 SBP≥180 或 DBP≥110
无其他危险因素		低危	中度危	高危
1～2 个危险因素	低危	中危	中-高危	高危
≥3 个危险因素	低-中危	中-高危	高危	高危
OD、CKD 3 期或糖尿病	中-高危	高危	高危	高-极危
有症状的 CVD、CKD≥4 期或糖尿病伴 OD/RF	极高危	极高危	极高危	极高危

注：CKD=慢性肾病；CV=心血管；CVD=心血管疾病；DBP=舒张压；HT=高血压；OD=器官损害；RF=危险因素；SBP=收缩压。

量、最大摄氧量和代谢当量。随着高血压对心脏功能的影响，患者心输出量、最大摄氧量均有所下降，全身耐力下降。

三、康复治疗

研究表明，运动是独立的降压因素，可以有效降低高血压患者的血压水平、心血管死亡和全因死亡风险，其已成为国内外高血压防治指南的ⅠA 类推荐内容。

（一）适应证与禁忌证

（1）适应证　临界性高血压Ⅰ～Ⅱ级原发性高血压以及部分病情稳定的Ⅲ级原发性高血压患者。运动锻炼对于以舒张期血压增高为主的患者作用更为显著。

（2）禁忌证　高血压患者有以下情况者不宜进行运动康复：①在静息状态下血压超过 180/110 mmHg 或不能有效地控制血压的患者；②急进型或高血压危象患者；③同时伴有严重心脑血管、内分泌、肝、肾功能不全的患者；④有运动器官损伤的患者。

（二）康复治疗目标

有效地协助降低血压，减少药物使用量及对靶器官的损害；干预高血压危险因素，最大限度地降低心血管发病和死亡的总危险；提高体力活动能力和生活质量。

（三）康复治疗方法

1. 纠正危险因素

过量饮酒、吸烟、嗜盐、高血压家族史、性格急躁以及超体重均为高血压病的主要危险因素。应强调：日常起居生活规律，坚持戒烟，避免长期大量饮酒；减少钠盐摄入，建议饮食中氯化钠摄入<6g/d；控制体重，减少热量摄入；减少

胆固醇和饱和脂肪酸摄取；避免使用激素、避孕药等升压药物；改善行为方式，避免情绪激动，学会应激处理技术和保持良好心态。

2. 运动治疗

高血压的运动康复是指运用体育运动的手段改善高血压患者的自身体质及机体功能，使血压降低并维持在正常水平。目前高血压运动康复的形式主要有有氧运动和抗阻运动。

（1）有氧运动　有氧运动是指人体在运动过程中所需的能量主要依靠细胞有氧代谢提供，进而形成生理上的平衡状态。常见的有氧运动形式包括踏车、步行、慢跑、游泳、平板运动等。强度一般为50%～70%的最大心率，或40%～60%最大吸氧量，停止活动后心率应在3～5分钟内恢复正常。步行速度一般为50～80m/min，每次运动30～40分钟，期间可穿插休息或医疗体操。50岁以上患者活动时心率一般不超过120次/分。研究显示，有氧运动可显著降低老年高血压患者的收缩压和舒张压分别为60.0mmHg、50.9mmHg，改善焦虑状况、生存质量以及血脂、血糖水平。

（2）抗阻运动　抗阻运动是肌肉克服外来阻力进行的主动运动，常见形式有哑铃、下肢踏板训练、抗阻伸膝训练等。一般采用循环抗阻训练，采用相当于40%最大一次收缩力作为运动强度，做大肌群的抗阻收缩，每节在10～30秒内重复8～15次收缩，各节运动间休息15～30秒，10～15节为一循环，每次训练1～2个循环，每周3～5次，8～12周为1个疗程。逐步适应后可按每周5%的增量逐渐增加运动量。抗阻运动作为高血压非药物治疗较为常用的方法之一，可有效降低血压2～12mmHg。抗阻运动也可以与有氧运动一起应用，有助于改善患者的自主神经功能，对血压的控制具有积极的作用。

（3）医疗体操　参照太极拳、八段锦的长处，我国编制了适合高血压的医疗体操，通过四肢较大幅度的活动，降低周围血管阻力，从而降低血压。高血压体疗运动量宜小不宜大，因为大运动量活动可以使血压波动过大和心率加快，会引起头痛头晕甚至脑血管意外。一般运动时心率控制102～125次/分。

3. 气功和放松训练

（1）气功　气功是各种内功的总称，其特点是通过意念活动调节机体功能。因此它不仅是一种运动训练，而且可以调节心理平衡，对降低血压效果明显。据上海市高血压研究所的报告，一次气功练习，松功5分钟后，血压可以降低18/16mmHg，坚持练功1年降压的有效率可达80%。用于高血压的气功主要是松静功，练功的基本原则是放松、安静、自然、下降和协调。练功宜采用坐位，宽衣松戴，排空大小便，选择幽静的房间，练功时间一般以30分钟左右为宜。

（2）太极拳　太极拳是低强度的持续运动，可以扩张血管，给心脏以温和的锻炼。太极拳的特点是动作缓慢柔和，姿势放松，动中有静，刚柔相济，内外结合，上下相随，有类似气功的作用。练拳应循序渐进，可练成套的简化太极拳，体力较差者可以先打半套。练简化太极拳最高可使心率达105次/分。

（3）放松训练

① 目的：放松训练的目的是使患者逐步建立起一种新的健康的行为反应模式，即遇到紧张刺激事件或不如意的处境时，能根据所学习的方法进行自我身心调节，避免过度的情绪波动而影响心身健康。有研究表明，骨骼肌松弛时，高血压病患者心率、平均动脉压和外周阻力均下降，焦虑抑郁情绪减轻，心身放松训练具有改善高血压患者的心理行为障碍和近期降压作用。

② 准备工作：使患者了解高血压病与心理、社会因素、情绪反应及个性缺陷的密切关系，并向他们解释每个人可以通过反复学习和训练，学会对自身生理活动和情绪反应进行自我调节和控制，从而有利于改善心身症状，降低血压。

③ 方法：静坐于舒适位置，闭目，双足分开，与肩同宽，两手放在双腿上，用默想法放松所有的肌肉，从足部开始向上至面部，保持肌肉高度的放松，放松训练时通过鼻呼吸，呼吸时默念“一”字，持续20分钟，每天一次。

（4）其他　生物反馈疗法、音乐治疗、园艺治疗等。

4. 中医药辨治与康复

（1）中药调治血压　高血压中医辨证分为肝阳上亢、肝肾阴虚、痰浊上蒙及阴阳两虚，依据中医理论可以采用平肝、清肝、祛痰及滋阴等方法调治与控制血压，从根本上来维持血压的恒定。

（2）针灸治疗　肝阳上亢可取穴风池、曲池、合谷、太冲、太溪、足三里等平肝潜阳，手法平补平泻；痰浊上蒙可取中脘、丰隆、解溪等穴，针用泻法。

（3）穴位敷贴治疗　选用吴茱萸加醋调成丸状，外敷双侧涌泉穴或神阙穴；用王不留行籽粘贴耳穴降压沟、肝、肾、内分泌、神门等穴。

（4）食疗康复　罗布麻、山楂、五味子适量开水冲泡代茶饮；决明子水合大米煮粥可清热平肝益气和中，适用于肝阳上亢型。

知识拓展

ISH全球高血压实践指南

2020年5月，国际高血压学会（ISH）在线发表了《ISH全球高血压实践指南》，旨在改善血压升高带来的全球负担。研究显示，降压治疗带来的心血管相对风险下降，与收缩压的降幅相关。无论基线血压如何、是否合并心血管疾病，降压治疗均产生的心血管获益，包括整体心血管事件的减少及卒中、心力衰竭、冠心病、心血管死亡风险下降均呈现出一致性。2020年Hypertension发表的再分析显示，与收缩压低于140mmHg的降压策略相比，收缩压低于120mmHg的强化降压能使房颤发生风险降低26%。对209项研究220余万参与者的Meta分析显示，中年收缩压超过130mmHg时，认知障碍和痴呆的风险显著上升。

二维码 4-1　测试题

第二节　冠心病康复

学习目标

1. 掌握：基本概念；冠心病的康复评定方法、康复分期及康复治疗方法。
2. 熟悉：冠心病的危险因素；冠心病的主要功能障碍。
3. 了解：冠心病的临床表现、康复治疗原理。

一、概述

（一）基本概念

1. 定义

冠状动脉粥样硬化性心脏病或称冠状动脉性心脏病（coronary artery heart disease，CHD），是指冠状动脉（冠脉）发生粥样硬化引起管腔狭窄或闭塞，导致心肌缺血缺氧或坏死而引起的心脏病，简称为冠心病，也称缺血性心脏病。主要表现为心绞痛、心律失常、心力衰竭，严重时发生急性心肌梗死或猝死。

2. 流行病学

冠心病是最常见的心血管疾病之一，多发生于40岁以后，男性多于女性，脑力劳动者多于体力劳动者，北方高于南方，城市多于农村。随着生活方式的改变，近年来我国冠心病患病年龄呈现年轻化趋势，发病率也在不断增加。《中国心血管健康与疾病报告2019概要》显示，目前我国心血管病患病率仍处于上升阶段，推算心血管病现患人数3.3亿，其中冠心病1100万例。

（二）病因病理

冠心病发病的危险因素常见的有糖尿病、高血压、血脂异常、腹型肥胖、吸烟、心理社会压力、摄入水果蔬菜少、饮酒、规律的体力活动少等；还有一些不能改变的因素，如家族遗传史、年龄、性别等。

（三）临床表现

冠心病临床上可分为心绞痛型、心肌梗死型、无症状型（隐匿型）、心力衰竭和心律失常型、心源性猝死型等五种类型。

（1）心绞痛型　典型发作以突然发生胸骨上中段压榨性、闷胀性或窒息性疼痛，可放射至心前区、左肩及左上肢，历时1～5分钟，休息或含服硝酸甘油片1～2分钟内消失。体力劳动、受寒、饮食、精神刺激等为常见的诱因。

（2）心肌梗死型　疼痛性质和部位类似心绞痛，但疼痛的程度较重，范围较广，持续时间也较长，休息或含服硝酸甘油不能缓解。常伴有烦躁不安、面色苍白、出冷汗、恐惧等症状。

（3）无症状型（隐匿型）存在冠心病诱发因素，如高血压、超体重、糖尿病等，虽无明显症状，但静息或负荷试验有心电图ST段压低、T波倒置等心肌缺血的表现。

（4）心力衰竭和心律失常型　有心绞痛、心肌梗死病史，心脏逐渐增大，心律失常，最终心力衰竭。

（5）心源性猝死型　突然发病，心脏骤停而突然死亡。多为缺血心肌局部发生电生理紊乱，引起严重的室性心律失常所致。

（四）主要功能障碍

冠心病患者除了由于心肌供血不足直接导致的心脏功能障碍之外，还有一系列继发性躯体和心理障碍，直接影响患者的生活质量，是康复治疗的重要目标。

（1）循环功能障碍　冠心病患者往往减少体力活动，从而降低了心血管系统的适应性，导致循环功能降低。

（2）呼吸功能障碍　长期心血管功能障碍可导致肺循环功能障碍，使肺血管和肺泡气体交换的效率降低，吸氧能力下降，诱发或加重缺氧症状。

（3）运动功能障碍　冠心病患者因缺乏运动而导致机体吸氧能力减退、肌肉萎缩和氧化代谢能力降低，从而限制了全身运动耐力。

（4）代谢功能障碍　主要是脂质代谢和糖代谢障碍，血胆固醇和甘油三酯增高，高密度脂蛋白胆固醇降低。缺乏运动还可导致胰岛素抵抗，除了引起糖代谢障碍，还可促使形成高胰岛素血症和高脂血症。

（5）行为障碍　冠心病患者往往伴有不良生活习惯、心理障碍等，也是影响患者日常生活和治疗的重要因素。

（五）康复分期

根据冠心病康复治疗措施的特征，国际上一般将康复治疗分为三期。

Ⅰ期康复（院内康复期）：指急性心肌梗死或急性冠脉综合征住院期康复，目的是增加康复意识，减少并发症。

Ⅱ期康复（门诊康复期）：指患者出院开始，至病情稳定性完全建立为止，主要在门诊提供全面的康复管理，涉及药物、运动、营养、戒烟、心理、睡眠等多学科团队管理内容。

Ⅲ期康复（居家康复期）：病情处于较长期稳定状态，或Ⅱ期过程结束的冠心病患者，包括陈旧性心肌梗死、稳定型心绞痛、隐匿性冠心病；经皮冠状动脉成形术（PTCA）或冠脉搭桥手术（CABG）后的康复也属于此期。帮助患者巩固Ⅱ

期康复效果，培养长期健康的生活方式。

（六）适应证和禁忌证

1. 适应证

（1）Ⅰ期患者生命体征稳定，无明显心绞痛，安静心率<110 次/分；过去 8 小时内没有新发或再发胸痛；无明显心力衰竭失代偿征兆；过去 8 小时内没有新发心律失常或心电图改变。

（2）Ⅱ期患者生命体征稳定，运动能力达到 3 代谢当量（MET）以上，家庭活动时无显著症状和体征。

（3）Ⅲ期临床病情稳定者，包括陈旧性心肌梗死、稳定型劳力性心绞痛、隐匿性冠心病、冠状动脉分流术和腔内成形术后、心脏移植术后、安装起搏器后等。

2. 禁忌证

患者合并以下情况之一均为禁忌证：①未控制的、血流动力学不稳定的严重心律失常；②梗阻性肥厚型心肌病；③主动脉夹层急性期或者主动脉夹层需要手术治疗者；④重度心脏瓣膜病变；⑤心力衰竭失代偿；⑥严重电解质异常（如高钾血症或严重低钾血症、低钠血症等）；⑦急性非心源性疾病，不适宜运动；⑧急性心肌炎或心包炎；⑨急性血栓性静脉炎；⑩静息时收缩压>200mmHg 和（或）舒张压>110mmHg；⑪精神障碍无法配合。

二、康复评定

（一）心功能分级

目前主要采用美国纽约心脏病学会（NYHA）1928 年提出的一项分级方案，主要是根据患者自觉的活动能力划分为四级（表 4-2）。

表 4-2　NYHA 心功能分级

心功能	临床情况
Ⅰ级	患者患有心脏病，但活动量不受限制，平时一般活动不引起疲乏、心悸、呼吸困难或心绞痛
Ⅱ级	心脏病患者的体力活动受到轻度的限制，休息时无自觉症状，但一般体力活动下可出现疲乏、心悸、呼吸困难或心绞痛
Ⅲ级	心脏病患者体力活动明显受限，小于平时一般活动即引起上述的症状
Ⅳ级	心脏病患者不能从事任何体力活动。休息状态下出现心衰的症状，体力活动后加重

1994 年美国心脏病学会（AHA）采用并行的两种分级方案。第一种即表 4-2 的四级方案；第二种是客观的评估，即根据客观的检查手段如心电图、负荷试验、X 线、超声心动图等来评估心脏病变的严重程度，分为 A、B、C、D 四级。

A 级：无心血管疾病的客观依据。

B 级：客观检查示有轻度的心血管疾病。

C 级：有中度心血管疾病的客观依据。

D 级：有严重心血管疾病的表现。

（二）运动功能评定

1. 心电运动试验

心电运动试验（exercise stress testing，ECG）是指通过分级运动的方式，充分调动心血管的生理储备能力，诱发相应的生理和病理表现以确定最大心脏负荷能力；或通过运动试验，了解患者运动训练的安全性。它是心脏康复训练最常用的评定方法，也是协助康复训练方案制订的重要基础。常用运动试验类型如下。

（1）症状限制性运动试验　以运动诱发呼吸或循环不良的症状和体征、心电图异常及心血管运动反应异常作为运动终点的试验方法，是主观和客观指标结合的最大运动量试验。常用于诊断冠心病、评定心功能和体力活动能力、制定运动处方等。

（2）低水平运动试验　常以预定较低水平的运动负荷、心率、血压和症状为终止指标。适用于急性心肌梗死后或病情较重者。

2. 超声心动图运动试验

超声心动图可以直接反映心肌活动的情况，从而揭示心肌收缩和舒张功能，还可以反映心脏内血流变化情况，所以有利于提供运动心电图所不能显示的重要信息。运动超声心动图比安静时检查更加有利于揭示潜在的异常，从而提高试验的敏感性。检查一般采用卧位踏车的方式，以保持在运动时超声探头可以稳定地固定在胸壁，减少检测干扰。

3. 6 分钟步行试验

6 分钟步行试验是独立的预测心衰致残率和致死率的方法，可用于评定患者心脏储备功能，常用于患者在康复治疗前和治疗后进行自身对照。要求患者在走廊上尽可能行走，测定 6 分钟内步行的距离。在行走中途，允许患者在需要时停下来休息但不能延长总试验时间。在试验过程中，康复治疗师也可以给予患者口头鼓励。试验前和试验结束时应立即测量心率、血压、呼吸频率、呼吸困难的程度和血氧饱和度。6 分钟内，步行距离小于 150m 表明心衰程度严重，150～425m 为中度心衰，426～550m 为轻度心衰。

（三）行为类型评定

美国著名心脏病专家 M.Friedman 和 R.H.Roseman 于 20 世纪 50 年代首次提出行为类型。其特征如下。

（1）A 型行为类型　许多冠心病患者都为此类型，雄心勃勃，争强好胜，醉心于工作；但缺乏耐心，容易产生敌意情绪，常有时间匆忙感和时间紧迫感等；此行为类型的人应激反应较强烈，因此，需要将应激处理作为康复的基本内容。

（2）B 型行为类型　与 A 型行为相反的一种类型，缺乏竞争性，喜欢不紧张的工作，喜欢过松散的生活，无时间紧迫感，有耐心，无主动的敌意。

三、康复治疗

有效的康复治疗可使冠心病病死率降低，研究表明积极参加康复锻炼者比不运动者的病死率可以降低 29%，也可以降低致死性心肌梗死发生率。

（一）Ⅰ期康复

1．康复目标

缩短住院时间，促进日常生活及运动能力的恢复，增加患者自信心，减少心理痛苦，减少再住院；避免卧床带来的不利影响（如运动耐量减退、低血容量、血栓栓塞性并发症），提醒戒烟并为Ⅱ期康复提供全面完整的病情信息和准备。

2．运动疗法

（1）开始康复的指征　过去 8 小时内没有新的或再发胸痛；肌钙蛋白水平无进一步升高；没有出现新的心力衰竭失代偿征兆（静息时呼吸困难伴湿啰音）；过去 8 小时内没有新的明显的心律失常或心电图动态改变；静息心率 50～100 次/分；静息血压(90～150)/(60～100)mmHg；血氧饱和度＞95%。

（2）避免或停止运动的指征　运动时心率增加＞20 次/分；舒张压≥110mmHg；与静息时比较收缩压升高＞40mmHg 以上，或收缩压下降＞10mmHg；明显的室性和房性心动过速；二度或三度房室传导阻滞；心电图有 ST 段动态改变；存在不能耐受运动的症状，如胸痛、明显气短、心悸和呼吸困难等。

（3）康复训练方案　住院患者的运动康复和日常活动指导必须在心电、血压监护下进行。通常活动过程从仰卧位到坐位、到站立、再到下地活动。如活动时没有出现不良反应，可循序渐进到患者能耐受水平，如活动时出现不良反应，无论坐位和站位，都需终止运动，重新从低一个级别运动量开始。一般完成 4 步运动康复步骤后基本可以胜任日常生活活动。

A 级：上午取仰卧位，双腿分别做直腿抬高运动，抬腿高度为 30°；双臂向头侧抬高深吸气，放下慢呼气；5 组/次。下午取床旁坐位和站立 5 分钟。

B 级：上午在床旁站立 5 分钟；下午在床旁行走 5 分钟。

C 级：在床旁行走 10 分钟/次，2 次/日。

D 级：在病室内活动，10 分钟/次，2 次/日。

（4）排便　患者大便务必保持通畅。卧位大便时使心脏负荷增加，同时由于排便时必须克服体位所造成的重力，需要额外的用力，所以Ⅰ期冠心病患者不宜卧位大便。Ⅰ期冠心病患者宜坐位大便，其心脏负荷和能量消耗均小于卧床大便，也比较容易排便。因此应该尽早让患者坐位大便，禁忌蹲位大便或在大便时过分用力。如果出现便秘，应该使用通便剂。患者有腹泻时也需要注意严密观察，因为过分的肠道活动可以诱发迷走反射，导致心律失常或心电不稳。

（5）康复方案调整与监护　连接心电监测设备，严密监测患者症状及穿刺部位情况；如出现胸闷、胸痛，运动心率比静息心率增加≥20 次/分，呼吸≥30 次/

分，血氧饱和度<95%，立即停止活动，行床旁心电图检查，并通知医师；第 2 天活动量减半，或将活动计划推迟。

3. 患者教育

院内康复期的患者最容易接受健康教育，因此是最佳的患者教育时期。为患者分析发病诱因，从而避免再次发病。让患者了解冠心病相关知识，避免不必要的紧张和焦虑，控制冠心病危险因素，提高患者依从性。同时对患者家属的教育也同样重要。一旦患者身体状况稳定，有足够的精力和思维敏捷度即可开始患者教育。本期宣传教育重点是生存教育和戒烟。

4. 出院前评估及治疗策略

给予出院后的日常生活及运动康复的指导；评估出院前功能状态，如病情允许，建议出院前行运动负荷试验或 6 分钟步行试验，客观评估患者运动能力，为指导日常生活或进一步运动康复计划提供客观依据；并告知患者复诊时间，重点推荐患者参加院外早期心脏康复计划（Ⅱ期康复）。

（二）Ⅱ期康复

1. 康复目标

Ⅱ期康复主要在门诊提供全面的康复管理，涉及药物、运动、营养、戒烟、心理、睡眠等多学科团队管理内容。逐步恢复一般日常生活活动能力，包括轻度家务劳动和娱乐活动，提高生活质量。康复主要以室内外散步、医疗体操（如降压舒心操、太极拳等）、气功（以静功为主）、家庭卫生、厨房活动、园艺活动或在邻近区域购物、作业治疗为主。

2. 运动疗法

(1)开始康复的指征　对急性心肌梗死和(或)急性冠状动脉综合征恢复期、稳定型心绞痛、经皮冠状动脉介入治疗或冠状动脉旁路移植术后 6 个月内的患者，建议尽早进行康复计划。即患者定期回到医院，参加有医师参与、心电监护下的运动康复指导，一般每周 3 次，持续 36 次或更长时间。如患者不能坚持门诊康复，建议低危患者至少参加心电监护下运动 6～18 次(或至出院后 1 个月)，中危患者至少参加心电监护下运动 12～24 次（或至出院后 2 个月），高危患者至少参加心电监护下运动 18～36 次（或至出院后 3 个月）。

(2）避免或停止运动的指征　暂缓康复治疗的患者，即不稳定型心绞痛，心功能Ⅳ级，未控制的严重心律失常，未控制的高血压［静息收缩压>160mmHg（1mmHg = 0.133kPa）或静息舒张压>100mmHg］。

(3）康复训练方案　经典运动程序包括以下三个步骤。

① 第一步：准备活动。即热身运动，多采用低水平有氧运动和静力拉伸，持续 5～10 分钟。目的是放松和伸展肌肉，提高关节活动度和心血管的适应性。

② 第二步：训练阶段。包含有氧运动、抗阻运动和柔韧性运动等，总时间 30～60 分钟。其中，有氧运动是基础，抗阻运动和柔韧性运动是补充。

a．有氧运动：有氧运动所致的心血管反应主要是心脏的容量负荷增加，改善心脏功能。其对冠心病的治疗作用有：使冠状动脉管径增大、弹性增加；改善血管内皮功能，从而改善冠状动脉的结构和功能；促进冠状动脉侧支循环建立，代偿性的改善冠状动脉供血供氧能力；稳定冠状动脉的斑块；增加血液流动性，减少新发病变；有益于防控冠心病的危险因素，如高血压、血脂异常、糖尿病及肥胖等。

常用有氧运动方式有行走、慢跑、骑自行车、游泳、爬楼梯，以及在器械上完成的行走、踏车、划船等，每次运动时间 20～40 分钟，运动频率 3～5 次/周，运动强度为最大心率的 50%～80%。体能差的患者，运动强度设定为 50%，随着体能改善，逐步增加运动强度，对于体能好的患者，运动强度应设为 80%。

b．阻抗运动：对冠心病的益处：与有氧运动比较，阻抗运动引起的心率反应性较低，主要增加心脏的压力负荷，从而增加心内膜下血流灌注，获得较好的心肌氧供需平衡。其他益处：增加骨骼肌质量，提高基础代谢率；增强骨骼肌力量和耐力，改善运动耐力，帮助患者重返日常生活和回归工作；其他慢性病包括腰痛、骨质疏松、肥胖、糖尿病等也能从阻抗运动中获益。

冠心病的阻抗运动形式多为循环阻抗力量训练，即一系列中等负荷、持续、缓慢、大肌群、多次重复的阻抗力量训练，常用的方法有利用自身体重（如俯卧撑）、哑铃或杠铃、运动器械以及弹力带。其中弹力带具有易于携带、不受场地及天气的影响、能模仿日常动作等优点，特别适合基层应用。每次训练 8～10 组肌群，躯体上部和下部肌群可交替训练，每周 2～3 次或隔天 1 次，初始推荐强度为：上肢为一次最大负荷量的 30%～40%，下肢为 50%～60%，Borg 评分 11～13 分，应注意训练前必须有 5～10 分钟的有氧运动热身，最大运动强度不超过最大心率的 50%～80%，切记运动过程中用力时呼气、放松时吸气，不要憋气。

c．柔韧性运动：骨骼肌最佳功能需患者的关节活动维持在应有范围内，保持躯干上部和下部、颈部和臀部的灵活性和柔韧性尤其重要。老年人普遍柔韧性差，使日常生活活动能力降低，所以柔韧性运动对老年人也很重要。训练原则应以缓慢、可控制的方式进行，并逐渐加大活动范围。训练方法：每一部位拉伸时间 6～15 秒，逐渐增加到 30 秒，如可耐受可增加到 90 秒，期间正常呼吸，强度为有牵拉感觉同时不感到疼痛，每个动作重复 3～5 次，总时间 10 分钟左右，每周 3～5 次。

③ 第三步：放松运动，有利于运动系统的血液缓慢回到心脏，避免心脏负荷突然增加诱发心脏事件。放松方式可以是慢节奏有氧运动的延续或是柔韧性训练，根据患者病情轻重可持续 5～10 分钟，病情越重放松运动的持续时间宜越长。

④ 训练安全与监护：安全的运动康复除制定正确的运动处方和医务人员指导外，还需运动中心电及血压等监护。低危患者运动康复时无需医学监护，中危患者可间断医学监护，高危患者需严格连续医学监护。同时应密切观察患者运动中表现，在患者出现不适反应时能正确判断并及时处理，并教会患者识别可能的危险信号。运动中有如下症状时，如胸痛，有放射至臂部、耳部、颌部、背部的

疼痛；头昏目眩；过度劳累；气短；出汗过多；恶心呕吐；脉搏不规则，应马上停止运动，停止运动上述症状仍持续，特别是停止运动5～6分钟后，心率仍增加，应进一步观察和处理。如果感觉到有任何关节或肌肉不寻常疼痛，可能存在骨骼、肌肉的损伤，也应立即停止运动。

3. 患者教育

指导患者尽早恢复日常生活活动，是心脏康复的主要任务之一。患者在运动中若出现胸痛、头昏目眩、过度劳累、气短、出汗过多、恶心呕吐以及脉搏不规则等，应马上停止运动。

（三）Ⅲ期康复

1. 康复目标

巩固Ⅱ期康复成果，控制危险因素，改善或提高体力活动能力和心血管功能，恢复发病前的生活和工作。

2. 运动疗法

（1）开始康复的指征　为心血管事件1年后的院外患者提供预防和康复服务，是Ⅱ期康复的延续。这个时期，部分患者已恢复到可重新工作和恢复日常活动。为减少心肌梗死或其他心血管疾病风险，强化生活方式改变，进一步的运动康复是必要的。

（2）康复训练方法

① 运动方式：包括有氧训练、力量训练、柔韧性训练、作业训练、医疗体操、气功等。运动形式可以分为间断性和连续性运动。

② 运动量：运动量要达至一定的阈值才能产生训练效应。每次的总运动量应在700～2000kcal（相当于步行或慢跑10～32km）。运动时稍出汗，呼吸轻度加快但不影响对话，早晨起床时感觉舒适，无持续疲劳感和其他不适感。运动强度：靶强度一般为40%～85% VO_{2max}或MET，或60%～80% HR_{max}。运动时间：靶强度运动一般持续20～40分钟。运动频率：一般采用每周3～5天。

③ 训练实施：每次训练都必须包括准备活动、训练活动和结束活动。充分的准备与结束活动是防止训练意外的重要环节，训练时的心血管意外75%发生在这两个时期。此外，合理的准备与结束活动对预防运动损伤也有积极的作用。

④ 注意事项：a. 选择适当的运动，避免竞技性运动。b. 在感觉良好时运动，感冒或发热后，要在症状和体征消失2天以上才能恢复运动。c. 注意周围环境因素对运动反应的影响。避免在阳光下和炎热气温时剧烈运动；穿戴宽松、舒适、透气的衣服和鞋；上坡时要减慢速度。饭后不做剧烈运动。d. 患者需要理解个人能力的限制，应定期检查和修正运动处方，避免过度训练。药物治疗发生变化时，要注意相应地调整运动方案。参加训练前应该进行尽可能充分的身体检查。对于参加剧烈运动者尽可能先进行运动试验。e. 警惕症状，运动时如发现下列症状：上身不适（包括胸、臂、颈或下颌，可表现为酸痛、烧灼感、缩窄感或胀痛）、无

力、气短、骨关节不适（关节痛或背痛）等，应停止运动，及时就医。f. 训练必须持之以恒，如间隔4～7天以上再开始运动，宜稍降低强度。

3. 性功能障碍及其康复

患者在遭受心脏意外事件后的康复治疗中，恢复正常性功能是其目标之一。有两项间接试验可以了解患者有无能力：一是上二层楼试验（尽可能快地上二层楼梯，可同时做心电监测），通常性生活中心排血量约比安静时提高50%，这和快速上二层楼梯的反应相似；二是观察患者能否完成5～6个MET的活动，因为性生活时最高能量消耗相当于4～5MET，事实上在日常生活中，看一场精彩球赛电视广播时的心率已可能超过性生活中的最高心率。但应注意饱食后不宜性生活，并劝导应至少在心梗6周后才可进行。良好的康复治疗效应可降低性生活时最高心率5.5%。

（四）中医药与冠心病康复

中医药物干预具有“治未病”“整体观”“辨证施治”的特色。冠心病属“胸痹”范畴，基本病机为“本虚标实”，“调畅气机、活血化瘀、宣痹化痰、辛温通阳”可作为针对“气滞、血瘀、痰浊、寒凝”的治疗方法；本虚则根据气、血、阴、阳亏虚的不同，予以“补气、养血、滋阴、温阳”等。

（1）中药治疗　临床多用活血化瘀、行气化痰、益气养阴、温通心阳类中药进行辨证施治。中医经典方剂包括血府逐瘀汤（《医林改错》）、瓜蒌薤白半夏汤（《金匮要略》）、补阳还五汤（《医林改错》）、生脉散（《内外伤辨惑论》）、黄连温胆汤（《六因条辨》）等针对不同证候进行治疗。近年来，中成药干预稳定性冠心病的研究与应用日渐增多，如血脂康胶囊、血府逐瘀胶囊、麝香保心丸、通心络胶囊等，皆证明对冠心病有良好疗效。

（2）针灸推拿治疗　人身体上有诸多保健穴位，长期按摩导引可以起到祛病保健康复之功效，如内关、神门、关元、足三里、三阴交、神阙、涌泉等穴。针灸常用穴位有百会、神门、内关、章门、三阴交、太冲、印堂、阳陵泉、太溪、肝俞、肾俞、心俞、足三里、神庭、本神、四神聪等。可选的治疗方法包括电针、单纯体针、穴位注射、耳针、埋线、离子透入等。

（3）中医传统运动　中医健身气功是将人体的形体活动、呼吸吐纳、心理调节相结合的传统运动方法。太极拳、八段锦、五禽戏等中医健身锻炼方法结合了传统导引、吐纳的方法，注重练身、练气、练意三者之间的紧密协调，动作平稳缓和，对提高心脏病患者的活动耐量，改善生活质量有着积极的作用。

（4）膳食调理　冠心病膳食结构提倡三宜三不宜。一宜富含纤维素的食物，如粳米、小米、玉米等；二宜富含维生素的新鲜蔬菜水果，如芹菜、莴笋、香菇、黑木耳、山楂、苹果等；三宜高蛋白低脂肪食物，如鸡肉、鱼肉、牛肉等。三不宜是高脂肪高胆固醇食物不宜，高糖高热量食物不宜，过咸及刺激性食物不宜。

总之，冠心病的康复治疗在冠心病防治中占有重要的位置，是提高患者个人生活质量的重要手段，应加以重视。

知识拓展

降胆固醇治疗新格局

“胆固醇致动脉粥样硬化”理论是动脉粥样硬化的经典机制之一，低密度脂蛋白胆固醇（LDL-C）是被公认的心血管疾病的主要风险因素。他汀类药物的问世在动脉粥样硬化性心血管疾病（ASCVD）防治中具有里程碑式的意义。他汀通过抑制胆固醇合成的关键酶——羟甲基戊二酰辅酶 A（HMG-CoA）还原酶，上调低密度脂蛋白受体（LDL-R）活性及数量，利于肝细胞从血液中摄取更多胆固醇，从而降低血液胆固醇水平。大量以他汀类药物治疗为基础的临床试验结果证明，他汀类药物通过降低胆固醇水平，能够有效防治动脉粥样硬化相关疾病。

近年来，随着降胆固醇创新靶点的不断出现，调脂药物蓬勃发展，百花齐放，越来越多的创新药物可以更为有效地降低胆固醇，改善 ASCVD 患者的预后。

二维码 4-2　测试题

第三节　慢性阻塞性肺疾病康复

学习目标

1. 掌握：慢性阻塞性肺疾病的定义；慢性阻塞性肺疾病患者的康复评定、呼吸训练、排痰训练、运动训练。
2. 熟悉：慢性阻塞性肺疾病的临床表现、生活指导及健康教育。
3. 了解：慢性阻塞性肺疾病的主要危险因素。

一、概述

（一）基本概念

1. 定义

慢性阻塞性肺疾病（chronic obstructive pulmonary disease，COPD）简称慢阻

肺，是一种常见的、可以预防和治疗的疾病，其特征是持续存在的呼吸系统症状和气流受限，通常与显著暴露于有害颗粒或气体引起的气道和（或）肺泡异常有关。

2. 流行病学

COPD 致残率和死亡率很高，全球 40 岁以上人群发病率已达 9%～10%，基于《慢性阻塞性肺疾病全球倡议》和其他大型流行病学研究，随着发展中国家吸烟率的升高，人口老龄化加剧，预计到 2030 年可能每年有超过 450 万人死于 COPD 和相关疾病。COPD 带来了显著的经济和社会负担，基于老龄化等原因，未来几十年内 COPD 的发病率和产生的负担会进一步增加。

（二）病因病理

COPD 的确切病因尚不清楚，所有与慢性支气管炎和阻塞性肺气肿发生有关的因素都可能参与 COPD 的发病。已经发现的危险因素大致可以分为外因（即环境因素）与内因（即个体易患因素）两类。

1. 外因

（1）吸烟　吸烟是目前公认的 COPD 已知危险因素中最重要者。长期吸烟使支气管上皮纤毛变短、不规则，纤毛运动障碍，削弱吞噬细胞的吞噬、灭菌作用，又能引起支气管痉挛，增加气道阻力。

（2）空气污染　化学气体如氯气、氧化氮、二氧化硫等，对支气管黏膜有刺激和细胞毒性作用。空气中的烟尘或二氧化硫明显增加时，COPD 急性发作显著增多。其他粉尘如二氧化硅、煤尘、蔗尘等也刺激支气管黏膜。COPD 的发生还可能与烹调时产生的大量油烟和燃料产生的烟尘有关。

（3）呼吸道感染　肺炎链球菌和流感嗜血杆菌可为 COPD 急性发作的主要病原，病毒也对 COPD 的发生和发展起重要作用。

2. 内因

尽管吸烟是已知的最重要的 COPD 发病危险因素，但在吸烟人群中只有少数人（10%～20%）发生 COPD，说明吸烟人群中 COPD 的易患性存在着明显的个体差异。导致这种差异的原因还不清楚，但已明确下列内因（即个体易患性）具有重要意义。

（1）遗传因素　流行病学研究结果提示 COPD 易患性与基因有关，但 COPD 肯定不是一种单基因疾病，其易患性涉及多个基因。

（2）气道高反应性　国内外的流行病学研究结果均表明，气道反应性增高者其 COPD 的发病率也明显增高，二者关系密切。

（3）肺发育、生长不良　在妊娠期、新生儿期、婴儿期或儿童期由各种原因导致肺发育或生长不良的个体在成人后容易罹患 COPD。

（三）临床表现

COPD 急性加重期，短期内咳嗽、咳痰、气短和（或）喘息胸闷加重，痰量增多，呈脓性或黏液脓性，可伴发热等症状；稳定期则患者咳嗽、咳痰、气短、喘息等症状稳定或症状较轻。COPD 还会合并以下肺外表现。

（1）外周骨骼肌功能障碍　COPD 患者特别是中到重度患者外周骨骼肌普遍存在不同程度的功能障碍。COPD 合并外周骨骼肌功能障碍后，患者不是单纯的身体质量下降，而是躯体结构改变，存在脂肪质量下降、骨骼肌尤其外周骨骼肌质量下降、骨骼肌纤维转换、骨骼肌氧化代谢表型改变，表现为肌力下降、耐力下降、易疲劳等功能障碍，这也是患者活动能力下降、生活质量下降、预后差、影响患者最终存活率更重要的原因。COPD 患者易发生骨质疏松，可能与缺氧和营养不良、运动能力下降、吸烟、骨血液循环障碍、糖皮质激素使用、全身炎症反应等有关。

（2）心血管事件发生风险增高　COPD 患者较非 COPD 患者心血管疾病发生风险增加 2～3 倍。近年的研究认为 COPD 可能是缺血性心脏病和心源性猝死的重要危险因素，但发生机制尚未完全明确。

（3）抑郁和焦虑　COPD 患者存在不同程度的心理紊乱，最主要的是抑郁或焦虑。约 50%的 COPD 患者同时存在抑郁、焦虑。这主要与疾病的反复发作和迁延不愈、疾病困扰、肺功能每况愈下、营养不良和体重下降等诸多因素有关。另外，抑郁、焦虑也与肺疾病的全身性特征有关。也有研究认为 COPD 患者的抑郁和（或）焦虑可能仅仅是疾病的生理学反应，也可能与全身炎症反应有关。

（4）其他肺外效应　如 COPD 患者神经系统存在异常，自主神经系统发生改变，尤其在低体重患者表现得更明显。此外，COPD 患者贫血总患病率与慢性心衰患者接近，且 COPD 患者可能容易患胃食管反流病（gastroesophageal reflex disease，GERD）。

（四）肺康复适应证及禁忌证

（1）适应证　适用于病情稳定的 COPD 患者，只要患者存在呼吸困难、运动耐力减退、活动受限就是肺康复的适应证。

（2）禁忌证　合并严重肺动脉高压，不稳定型心绞痛及近期发生的心肌梗死，认知功能障碍，充血性心力衰竭，明显肝功能异常，转移癌，近期的脊柱损伤、肋骨骨折，咯血等。

二、康复评定

（一）病史

（1）现病史　了解患者咳嗽、咳痰及呼吸困难等情况。

（2）既往史　特殊的心脏病和呼吸系统疾病史、手术史等。

（3）个人史　生活环境、职业史、吸烟史等。

（二）全身体格检查

检查项目包括肺气肿的程度、横膈的活动度、呼吸方式；肺部啰音的分布、性质、强弱；心脏的大小、心音和杂音的性质、响度；肝脏的大小，有无肝-颈静脉反流征；下肢有无水肿等与心肺功能相关的症状。

（三）营养评价

营养状态对于COPD患者来说既是判断预后的指标又是指导运动疗法的指标。最常用的指标是身体质量指数（body mass index，BMI），BMI的计算公式为体重/身高^2。BMI≤21kg/m^{2}为低体重，21≤BMI≤25kg/m^{2}为正常体重，BMI＞30kg/m^{2}为超重。

（四）影像学检查

1. 影像学检查的主要作用

（1）支持COPD诊断，了解肺气肿的程度。

（2）排除不适宜进行肺康复的情况，如气胸、严重感染、大量胸腔积液、心包积液、心肌病等。

2. 影像学的评定内容

（1）前后位胸片检查　其X线表现为：胸廓呈桶状，前后径增加，肋间隙增宽，侧位胸片可见胸骨后间隙增宽。膈位置低下，膈顶变平，呼吸运动显著减弱，附着于肋骨的肌肉带表现为弧形阴影。肺叶的透亮度增加，容积增大，表现为肺气肿，可以出现肺大疱。狭长的垂直型心脏。肺纹理稀疏，可以有较长的一段变细、变直，失去正常时逐渐变细的形态，肺野中外带纹理可消失，而近肺门处的纹理反而增强。

（2）胸部CT　横断面观察肺、气管、纵隔情况，较之胸部平片观察更为全面和细致。

（五）动脉血气分析

主要评价指标是动脉血氧饱和度。如运动前血氧饱和度持续低于90%，不宜进行运动训练；运动后血氧饱和度低于90%，应减少运动量或在吸氧状态下进行运动。

（六）症状评估

当前已经有数种评估COPD症状的问卷，全球策略修订版选用改良英国MRC呼吸困难指数（mMRC）或COPD评估测试（COPD assessment test，CAT）。CAT包括8个常见临床问题，以评估COPD患者的健康损害，评分范围0～40分。CAT与圣乔治呼吸问卷（St George’s Respiratory Questionnaire，SGRQ）相关性很好，其可靠性和反应性均较满意。见表4-3、表4-4。

（七）肺功能评估

（1）气流受限程度　采用肺功能严重度分级，即FEV_1占预计值80%、50%、30% 为分级标准。COPD患者气流受限的分级分为4级，见表4-5。

表 4-3 改良英国 MRC 呼吸困难指数（mMRC）

mMRC 分级	mMRC 评估呼吸困难严重程度
mMRC 0	我仅在费力运动时出现呼吸困难
mMRC 1	我平地快步行走或步行爬小坡时出现气短
mMRC 2	我由于气短，平地行走时比同龄人慢或者需要停下来休息
mMRC 3	我在平地行走 100 米左右或数分钟后需要停下来喘气
mMRC 4	我因严重呼吸困难以至于不能离开家，或在穿衣服、脱衣服时出现呼吸困难

表 4-4 COPD 评估测试（CAT）问卷

姓名：　　　　性别：　　　　年龄：　　　　住院号：　　　　日期：

请标记最能反映你当前情况的选项，在圆圈中打“√”。每个问题只能标记一个选项。

我从不咳嗽	⓪ ① ② ③ ④ ⑤	我一直在咳嗽
我一点痰也没有	⓪ ① ② ③ ④ ⑤	我有很多很多痰
我没有任何胸闷的感觉	⓪ ① ② ③ ④ ⑤	我有很严重的胸闷感觉
当我爬坡或上一层楼梯时，我没有气喘的感觉	⓪ ① ② ③ ④ ⑤	当我爬坡或上一层楼梯时，我感觉非常喘不过气来
我在家里能够做任何事情	⓪ ① ② ③ ④ ⑤	我在家里做任何事情都很受影响
尽管我有肺部疾病，但我对外出离家很有信心	⓪ ① ② ③ ④ ⑤	尽管我有肺部疾病，我对外出离家一点信心都没有
我的睡眠非常好	⓪ ① ② ③ ④ ⑤	由于我有肺部疾病，我的睡眠相当差
我精力旺盛	⓪ ① ② ③ ④ ⑤	我一点精力都没有
合计得分		

COPD CAT 分值范围是 0～40。

评定：0～10 分为“轻微影响”，11～20 分为“中等影响”，21～30 分为“严重影响”，31～40 分为“非常严重影响”。

表 4-5 COPD 患者气流受限分级

GOLD 分级	分级标准
GOLD 1：轻度	FEV_1/FVC＜70%，FEV1≥80%预计值
GOLD 2：中度	FEV_1/FVC≤70%，50%≤FEV_1＜80%预计值
GOLD 3：重度	FEV_1/FVC＜70%，30%≤FEV_1＜50%预计值
GOLD 4：极重度	FEV_1/FVC＜70%，FEV_1＜30%预计值

（2）最大吸气压及最大呼气压　可以反映呼吸肌的力量，在有条件的单位可以作为评价的指标。

（八）运动能力的评定

（1）平板或功率车运动试验　采用分级运动试验测定最大摄氧量（maximal oxygen uptake，VO_{2max}）、最大心率、最大代谢当量（maximum metabolic equivalent，MET）、运动时间等相关量化指标来评定患者运动能力，也可通过 RPE 等评定患者的运动能力。

（2）定量行走评定　可采用 6 分钟或 12 分钟步行，记录行走距离。本评定方法与上述分级运动试验有良好的相关性。定距离行走，计算行走时间，也可以作为评定方式。

（九）精神心理评价

COPD 患者由于呼吸困难和对窒息的恐惧，经常处于焦虑，紧张状态。此外 COPD 患者由于慢性缺氧，可以引起器质性的脑损害，表现出认知和情绪障碍等，因此需要从四个方面评价 COPD 患者的精神心理状态。

（1）情绪方面　包括抑郁、焦虑、愤怒、内疚、困窘，避免表达强烈的情绪。

（2）认知方面　包括轻度缺失、精神运动性速率损伤、解决问题的能力减弱，注意力受损。

（3）社会方面　社会活动减少、家庭角色改变、独立性降低。

（4）行为方面　包括 ADL 受损、吸烟、营养失调、运动容量减低、不服从医疗。

（十）日常生活能力评定

见表 4-6。

表 4-6　COPD 患者日常生活能力评定

分级	表现
0 级	虽存在不同程度的肺气肿，但活动如常人，对日常生活无影响，活动时无气短
1 级	一般劳动时出现气短
2 级	平地步行无气短，速度较快或登楼、上坡时，同行的同龄健康人不觉气短而自己有气短
3 级	慢走不及百步即有气短
4 级	讲话或穿衣等轻微动作时即有气短
5 级	安静时出现气短，无法平卧

此外，康复评定还包括健康相关生活质量评价、上下肢肌肉力量评估、合并症评估等。

三、康复治疗

并非越早开始肺康复治疗越好，在急性加重 48 小时内开始肺康复治疗并不能降低1年内再住院率或者更好的改善患者的健康状况，甚至可能会导致病死率增加。在慢阻肺急性加重后的4周内开始肺康复治疗，可以降低再住院率和病死率。

（一）康复目标

改善顽固和持续的功能障碍（气道功能和体力活动能力）、提高生活质量，降低住院率、延长寿命、减少经济损耗、稳定或逆转肺部疾病引起的生理或精神病理学的改变，以期在肺障碍程度和生活条件允许下恢复至最佳功能状态。

（二）康复治疗方法

1. 呼吸训练

呼吸训练方式主要包括腹式呼吸训练、缩唇呼吸训练、歌唱训练、全身呼吸操和借助呼吸训练器进行的吸气肌训练或呼气肌训练。

（1）腹式呼吸训练　腹式呼吸训练可增加患者膈肌运动，使辅助呼吸肌更少地参与呼吸，提高通气效率。

① 放松训练：用辅助呼吸肌群减少呼吸肌的耗氧量，缓解呼吸困难。具体方法如下。a. 前倾依靠位：患者坐于桌前或床前、两臂置于棉被或枕下，以固定肩带并放松肩带肌群，头靠于枕上放松颈肌。前倾位还可降低腹肌张力，使腹肌在吸气时容易隆起，增加腹压，有助于腹式呼吸模式的建立。b. 椅后依靠位：患者坐在有扶手的座椅上，头稍后仰靠于椅背，完全放松坐5～15分钟。c. 前倾站位：自由站立，双手指互握置于身后并稍向下拉以固定肩带，同时身体稍前倾以放松腹肌。也可前倾站立，双手支撑于前方的低桌上以固定肩带。此体位不仅起到放松肩部和腹部肌群的作用，而且是腹式呼吸的有利体位。

② 呼吸训练：通过触觉诱导腹式呼吸，常用的方法如下。a. 双手置上腹部法：患者仰卧位或坐位，双手置于上腹部（剑突下、脐上方）。吸气时腹部缓缓隆起，双手加压做对抗练习；呼气时腹部下陷，两手随之下沉，在呼气末稍用力加压，以增加腹内压，使膈肌进一步抬高。如此反复练习，可增加膈肌活动度。b. 两手分置胸腹法：患者仰卧位或坐位，一手置于胸部（通常置于两乳间胸骨处），一手置于上腹部，位置同a。呼气时置于腹部的手随之下沉，并稍加压；吸气时腹部对抗加压的手，并缓缓隆起。呼吸过程中置于胸部的手基本不动。此法可用于纠正不正确的腹式呼吸方法。c. 下胸季肋部布带束胸法：患者取坐位，用一宽布带交叉束于下胸季肋部，两手抓住布带两头。呼气时收紧布带（约束胸廓下部，同时增高腹内压）；吸气时对抗加压的布带而扩展下胸部，同时徐徐放松束带，反复进行。d. 抬臀呼气法：仰卧位，两足置于床架上。呼气时抬高臀部，利用腹内脏器的重量将膈肌向胸腔推压，迫使膈肌上抬，吸气时还原，以增加潮气量。

（2）缩唇呼气法　缩唇呼吸训练可延长患者呼气时间，降低呼吸频率，保持气道内正压，预防气道过早闭合，可有效降低COPD患者运动时的每分钟通气量和呼吸频率。具体方法为经鼻腔吸气，呼气时将嘴缩紧，如吹口哨样，吸气时间与呼气时间的比例为1∶4～1∶3。向前倾斜位置、主动呼气，可以有效改善吸气肌肉训练的呼吸技巧。向前倾斜的姿势能改善膈肌功能，减少肋骨肌肉活动，缓解呼吸困难。

（3）歌唱训练　可使患者精确控制呼吸，减轻其焦虑和恐惧感，提高呼吸肌肌力、自我效能感和生活质量。具体方法如下。

① 发声训练：哼鸣练习法，指导患者闭口与开口哼鸣，反复练习 ma、mi、ma、mi，每次 15 分钟，增强患者发声、呼吸、吐字、咬字协调配合能力。

② 曲目演唱：为患者提供经典曲目。由患者任意选择 1 首，第 1 遍由音乐治疗师演奏，第 2 遍患者与音乐治疗师合唱，第 3 遍患者独唱，每次 30 分钟，并嘱咐患者每日演唱练习，每次 30 分钟，1～2 次/日。

（4）呼吸肌训练　呼吸肌易疲劳是患者通气受限和呼吸衰竭的原因之一，而呼吸肌训练可以改善呼吸肌耐力，缓解呼吸困难。因此要加强呼吸肌的训练，具体训练方法如下。

① 吸气训练：采用口径可以调节的呼气管，在患者可接受的前提下，将吸气阻力增大，吸气阻力每周递增-2～-4cmH_2O。初始练习时间为每次 3～5 分钟，每天 3～5 次，以后可增加至每次 20～30 分钟，以增加吸气肌耐力。

② 呼气训练

a. 腹肌训练：腹肌是最主要的呼气肌。COPD 患者常有腹肌无力，使腹腔失去有效的压力，从而减少了对膈肌的支托能力和外展下胸廓的能力。训练时患者取仰卧位，腹部放置沙袋做挺腹练习（腹部吸气时隆起，呼吸时下陷），初始沙袋为 1.5～2.5kg，以后可以逐步增加至 5～10kg，每次腹肌练习 5 分钟。也可在仰卧位做双下肢屈髋屈膝、两膝尽量贴近胸壁的练习，以增强腹肌。

b. 吹蜡烛法：将点燃的蜡烛放在口前 10cm 处，吸气后用力吹蜡烛，使蜡烛火焰飘动。每次训练 3～5 分钟，休息数分钟再反复训练。每 1～2 天将蜡烛与口的距离加大，直到距离增加到 80～90cm。

c. 吹瓶法：用两个有刻度的 2000mL 玻璃瓶，各装入 1000mL 水。将两个瓶用胶管或玻璃管连接，在其中的一个瓶插入吹气用的玻璃管或胶管，另一个瓶插入一根排气管。训练时用吹气管吹气，使另一个瓶的液面升高 30mm 左右，休息片刻后反复进行。以液面升高的程度作为呼气阻力的标志。可以逐渐增加训练时的呼气阻力，直到满意程度为止。

2. 气道廓清技术

COPD 患者气道分泌物增多、常有黏痰或脓痰且不易排出，极易导致肺部感染症状反复出现，影响气体交换功能。气道廓清技术可帮助患者松动和排除分泌物，促进气体交换，主要包括体位引流、咳嗽训练、胸部叩击、振动及物理因子治疗等。

（1）体位引流（postural drainage，PD）　主要利用重力促进各个肺段内积聚分泌物的排出，不同的病变部位采用不同的引流体位，目的是使病变部位的肺段向主支气管垂直引流。一般取侧卧，仰卧或俯卧位时的头低臀高位及半卧位，体位可借助放置枕头、抬高床脚或特制治疗床来摆放。通常配合手法排痰和促进咳嗽反射。Petty 介绍了最常用的 5 种基本体位，见表 4-7。

表 4-7　体位引流常用的 5 种基本体位及引流肺区

体位	引流肺区
1．倾斜的俯卧位，头低 45°	引流双肺下叶和后底区
2．倾斜左右侧卧位，头低 45°	引流左右肺下叶和外底区
3．倾斜仰卧位，头低 45°	引流双肺下叶前底区
4．倾斜左右半侧卧位	引流右肺中叶和左肺上叶的舌叶
5．半卧位向后靠 半卧位向前倾	引流双肺上叶前区 引流双肺上叶肺尖及后区

体位引流的适应证与禁忌证：体位引流适用于痰量每天多于 30mL 或痰量中等但用其他方法不能排出痰液者。心肌梗死、心功能不全、肺水肿、肺栓塞、胸膜渗出、急性胸部外伤、出血性疾病均禁忌进行体位引流。

体位引流注意事项：①引流应在饭前 1 小时或饭后 2 小时进行，否则易致呕吐。②由于头低臀高位并不舒适，有些患者不耐受，会出现心慌，气促等症状，此时应立即恢复平卧或坐位，情况严重时加用氧气。③引流的体位不宜刻板执行，必须采用患者所能接受而易于排痰的体位。④引流频率视痰量而定，痰量少者，每天上午、下午各引流 1 次，痰量多者宜每天引流 3～4 次。⑤每次引流一个部位，时间 5～10 分钟，如有数个部位，则总时间不超过 30～45 分钟，以免疲劳。

（2）手法排痰　治疗者通过手法促使患者气道内的分泌物移动，有助于黏稠的痰液脱离支气管壁，便于排出。具体方法包括叩击法（percussion）、震颤法（vibration）和挤压法（squeezing）。叩击法是指治疗者手指并拢，掌指关节屈曲，约呈 120°，运用腕动力量从胸背下部向上方双手轮流叩击拍打 30～45 秒，频率为 100～480 次/分，患者可自由呼吸。震颤法是治疗者将手置于胸壁，此时嘱患者做深呼吸，在深呼气时震颤频率挤压患者胸部，连续做 3～5 次。挤压法是治疗者在呼气时挤压患者胸部，促进排痰。在体位引流过程中进行叩击与振颤等方法，可加强排痰效果。

（3）咳嗽训练　咳嗽是呼吸系统的防御机能之一，COPD 患者痰液较黏稠，加之咳嗽机制受损，最大呼气流速下降，纤毛活动受损，因此更应教会患者正确的咳嗽方法，促进痰液排出，减少感染的机会。第一步，先进行深吸气，以达到必要吸气容量。第二步，吸气后要有短暂闭气，以使气在肺内得到最大分布，同时气管到肺泡的驱动压尽可能保持持久。第三步，当气体分布达到最大范围后闭气，以进一步增强气道中的压力。第四步，通过增加腹内压来增加肺内压，使呼气时产生高速气流。第五步，当肺泡内压力明显增高时，突然将声门打开，即可形成由肺内冲出的高速气流，促使痰液移动，随咳嗽排出体外。

（4）主动呼吸循环技术（active cycle of breathing technology，ACBT）是一

种气道廓清技术，通过呼吸控制、胸廓扩张运动和用力呼气技术的循环，达到松动和清除支气管分泌物的目的。ACBT 是一种可变化的弹性治疗方法，可以根据每个患者气道分泌物的情况进行调整，患者可以主动完成或经过辅助完成。

① 呼吸控制（breathing control，BC）：即正常呼吸，其方法是通过最小的用力来达到最大程度的有效呼吸，常用腹式呼吸。它在 ACBT 中介于两个主动部分之间的休息间歇，目的是使肺部和胸壁回复至其静息位置。

② 胸廓扩张运动（thoracic expansion exercises，TEE）：是指着重于吸气的深呼吸运动，在吸气末通常需屏气 3 秒，然后完成被动呼气动作。胸廓扩张运动有助于肺组织的重新扩张，并协助移除和清理过量的支气管分泌物。操作时治疗师将手置于需要进行胸廓扩张运动的胸壁上，通过本体感受刺激可以使胸廓扩张更明显。每次循环中，胸廓扩张运动进行 3 次左右后需暂停，然后进行呼吸控制，否则过多的深呼吸会引起通气过度，容易疲劳，从而减少患者能完成的哈气次数。

③ 用力呼气技术（forced expiration technique，FET）：由 1～2 次哈气（huffing）组成，随后进行呼吸控制一段时间再重新开始。任一用力呼气动作都可以引起等压点至口腔之间气道的动态压缩和坍陷，这是利用哈气或咳嗽清理气道的重要机制之一。操作时指导患者在吸气后进行用力呼气动作。呼气时间应该足够长，以便将位于更远端气道内的分泌物松动咳出，时间太短可能会无效，但是，如果呼气时间持续太久，可能会引起不必要的咳嗽。一般以中、低等深度的吸气开始，当分泌物已经达到中央气道时再进行高肺容积位的哈气或咳嗽。

ACBT 是一种比较灵活的方案，任何患者，只要存在支气管分泌物过量的问题，都可以单独应用 ACBT 或辅以其他技术。

（5）物理因子治疗　如超短波治疗、超声雾化治疗等有助于消炎、抗痉挛，利于排痰及保护黏液痰和纤毛的功能。脉冲频率 30～40Hz、每日 2 次的体外膈肌起搏治疗能有效改善 COPD 患者肺功能。用超短波治疗时将电极前后对置于病变肺区，应用无热量或微热量，每天 1 次，15～20 次一个疗程。超声雾化治疗每次 20～30 分钟，每天 1 次，7～10 次为一个疗程。

3. 运动训练

慢性阻塞性肺病患者常出现运动耐力下降，运动训练可以提升肌肉力量、运动能力、运动耐受程度和生活质量。

（1）运动方式　运动训练包括下肢运动训练、耐力训练、间歇训练、阻力/力量训练、上肢训练、柔韧性训练、平衡训练、神经肌肉电刺激及呼吸肌训练等。

（2）运动频率　大多数肺康复治疗训练只有每周 2～3 次。研究表明每周 2 个节段的训练可能不足以产生治疗的效果，但是大多数康复治疗方案均指导患者在 2 节训练之间在家庭中再进行运动训练。如下肢耐力运动训练指导每周 3 次，家庭运动训练每周 1 次或 2 次；或运动训练指导每周 2 次，家庭运动训练每周 2 次或 3 次。

（3）运动强度　康复训练效果存在一个阈值。耐力训练的运动强度一般推荐60%～75%最大摄氧量，每周2～3天，每次30分钟，能提高患者的耐力。肌力训练可根据1RM或10RM处方运动强度。为避免测试患者的1RM，可使用次极量运动强度测试估计患者的1RM（具体做法是：找出患者只能举起2～3次的重量，而该重量相当于1RM的80%，从而计算出1RM。）开始训练时，可使用患者1RM重量的50%～60%，完成特定的运动1组（10次），并逐渐增加至80%，当患者能完成该运动3组后，可以增加重量。

（4）下肢运动训练

① 下肢耐力训练：对于慢性阻塞性肺疾病患者来说，肺康复计划必须包括下肢耐力训练。训练包括步行训练和功率自行车训练。对于有严重气短的患者，在步行训练时，可使用有滑轮的步行辅助器以支撑肩胛骨或使用固定自行车训练。这种身体前倾的姿势有助于膈肌保持穹窿状，改善它的长度/张力关系；还可使辅助呼吸的肌肉能更有效地工作。

a．连续性或间歇性训练：连续性训练是指在整段运动时间内均以处方的运动强度做运动；间歇性训练是指在运动期间作短暂的高强度运动，伴以短暂的恢复（休息或低强度运动）作交替。间歇性训练可能较适合那些不能在指定时间内连续地按处方的强度做运动的患者（即由于严重气短、在运动中出现明显的血氧下降、有明显疲倦症状或出现因其他疾病而引起的不适症状等）。

b．循环训练：包括柔韧性、牵拉（伸展）和平衡力训练。除非在循环训练中有运动站与重复耐力训练（例如在适当高强度下进行15分钟骑自行车和15分钟步行训练），否则，循环训练不能取代下肢耐力训练。

c．热身和缓和运动：可以在运动训练进行热身和缓和运动，包括柔韧性、牵拉（伸展）和平衡力训练。

② 下肢肌力训练：慢性阻塞性肺病患者因骨骼肌衰弱导致下肢肌力下降，从而影响下肢的运动能力。可以使用或不使用负重设备，负重的肌力训练如腿部推蹬、股四头肌伸直，不负重的肌力训练如半蹲、直腿抬高、踏台阶或上楼梯、在慢慢调低坐高的椅子上从坐到站。完成特定的运动1组（10次），使用的重量是只能举起10次的重量（即10RM），然后休息。增加组数，在特定的重量下增加至3组，每组运动之间的休息时间不超过2分钟。当患者能完成特定运动3组后，可以增加重量。每周2次或3次，确保在肌力训练之间有最少1天的休息。

（5）上肢运动训练　肩带部很多肌群为辅助呼吸肌群，如胸大肌、胸小肌、背阔肌、前锯肌、斜方肌等。躯干固定时可起辅助肩带和肩关节活动的作用。而上肢固定时，这些肌群又可作为辅助呼吸肌群参与呼吸活动。COPD患者在上肢活动时，由于这些肌群减少了对胸廓的辅助活动，易于产生气短、气促，从而对上肢活动不能耐受。而日常生活中的很多活动如做饭、洗衣、清扫等都离不开上肢活动，为了加强患者对上肢活动的耐受性，COPD 的康复应包括上肢训练。

① 上肢耐力训练：选择没有支撑的上肢运动，如上臂持物上举。应注意运动时不能屏气，并可在运动时配合呼吸训练（即举起手臂时吸气，放下手臂时呼气）。训练时患者坐在有靠背的椅子上，若掌握正确的动作或技巧，则可在站立位进行。强度以低重量且高重复的上肢耐力运动。若按负重次数设定运动强度，开始时使用一个患者在指定上肢运动能举起最少 15 次的重量，当患者能完成每一个运动 15 次后（1 组），可以增加运动量至 3 组，并逐步提升负重量。气短指数的 2 分相当于没有支撑的增量上肢运动测试中最高耗氧量的 75%，因此，当患者进行上肢耐力训练时，可在此气短指数或稍微高一点的程度下（气短指数的 2～3 分）做运动。患者目标应该是完成最少 10 分钟没有支撑的上肢运动（约 5 分钟完成 3 组运动，然后重复）。

② 上肢肌力训练：增强上肢肌力将有助慢性阻塞性患者进行功能上的活动，这些肌肉包括胸大肌、背阔肌、斜方肌、肱二头肌和肱三头肌。可以使用或不使用负重设备，使用负重设备的肌力训练如使用手提重量（哑铃）以锻炼肱二头肌和肱三头肌，高拉训练机以锻炼背阔肌，胸部推举机以锻炼胸大肌等。不使用负重设备的肌力训练如靠墙挺身以锻炼胸大肌，使用橡胶练力带的阻力以锻炼胸大肌及背阔肌。开始训练时，可使用患者 1RM 重量的 50%～60%，完成特定的运动 1 组（10 次），并逐渐增加至 80%，当患者能完成该运动 3 组后，可以增加重量。每周 2 次或 3 次，确保在肌力训练之间有最少 1 天的休息。

（6）柔韧性和牵拉（伸展）运动　患者在每次运动训练时只用 5 分钟做柔韧性和牵拉（伸展）运动，应把此运动纳入家庭运动计划中。

① 韧性运动：柔韧性运动是为了使关节在其活动范围内活动从而促进或保持其柔韧性。在进行柔韧性运动时，应该注意以下事项：患者需要缓慢并顺畅地完成每一个运动 2～3 次；在做每个运动时，患者应该在没有引起疼痛的情况下尽可能做到最大的幅度。对于慢性阻塞性肺疾病患者在呼吸时容许胸廓的活动是很重要的，因此应进行脊柱关节的柔韧性训练（尤其是胸椎），如躯体转动（尽量轻轻地将躯体从一边转到另一边的最远处）。

② 牵拉（伸展）运动：由于气促，很多慢性阻塞性肺病患者会使用前倾的姿势，因而造成胸大肌变短。因此，将牵拉（伸展）运动包括在内是非常重要的，运动的目的在于维持胸大肌的长度，并有助于改善姿势。常见的牵拉（伸展）运动包括胸大肌牵拉（伸展）、三头肌牵拉（伸展）和腘绳肌牵拉（伸展）。此外，对于那些自诉有股四头肌绷紧或在自行车训练后感到疼痛的患者，会加上额外的运动如股四头肌牵拉（伸展）运动。在进行牵拉（伸展）运动时，需注意以下几点。

a．告知患者在做每一个牵拉（伸展）运动时需要保持牵拉 5～10 秒。

b．告知患者需要重复每一个牵拉（伸展）运动 2～3 次。

c. 患者需要慢慢牵拉（伸展）肌肉直到感觉肌肉牵拉点，但是并没有痛的感觉。

d. 当达到牵拉点，告知患者“停留（保持）在该处”。

e. 如果患者自觉能继续牵拉，鼓励患者逐渐增加牵拉一点。

f. 鼓励患者在牵拉时保持呼吸，有些患者在牵拉时会屏气，另一些则因为气促而不能保持牵拉至5秒。

（7）平衡训练　虽然没有证据显示慢性阻塞性肺病患者比相应的健康人士较容易跌倒，但是常见的跌倒风险（例如下肢肌力下降、日常生活活动减少、站立平衡能力降低）却与慢性阻塞性肺病有关。因此，保持或促进平衡是非常重要的，尤其是那些平衡力较差或有高跌倒风险的患者。以下运动有助于改善平衡力，例如单脚站立、腿往外侧踢、上下台阶（开始时可以握住椅背以协助平衡）、太极等。

4. 日常生活指导

（1）能量节省技术　在训练时要求患者费力，以提高身体功能的储备力。但是在实际生活和工作活动中，要尽量节省体力，避免不必要的耗氧，完成更多的活动。

（2）营养　COPD患者因疾病原因自身能量消耗增加，导致呼吸肌更易疲劳，其营养状况对患者免疫功能、组织器官功能和疾病转归均会产生影响。应针对患者制订个性化营养方案并培养饮食习惯，注意补充必需氨基酸、支链氨基酸、维生素D和其他矿物质补充剂，这都可能会提高COPD患者的生活质量。

（3）健康教育及心理支持　呼吸困难常常导致恐惧和惊慌，这可导致呼吸急促而致无效腔通气，呼吸功能进一步恶化。因此，心理及行为干预是非常必要的。通过指导患者学会放松肌肉，减压及控制惊慌，有助于减轻呼吸困难及焦虑。鼓励患者参加力所能及的社会交往和活动，并动员患者的家属和朋友一起做工作。

5. 自我管理

在慢性阻塞性肺疾病患者的肺部康复中，倡导运动和自我管理。患者的自我管理教育对增加患者接受疾病的能力以及更有效地应对其后果的能力有很大的保障。重要的是，有证据表明，这种方式不仅可以改善患者的幸福感，还可以减少医疗费用。

（1）氧气的使用　长期低流量吸氧（＜5L/min）可提高患者的生活质量，使COPD患者的生存率提高2倍。供氧可以持续给氧，也可间歇给氧。大多数学者主张以夜间供氧为主，不但患者易于接受，且可以解决夜间低氧血症，减低COPD患者夜间的猝死率。在氧气使用过程中主要应防止火灾及爆炸，在吸氧过程中应禁止吸烟。

（2）感冒预防　COPD患者易患感冒，继发细菌感染后加重支气管炎症。可采用防感冒按摩、冷水洗脸、食醋熏蒸等方法增强体质，预防感冒。

（3）戒烟　各种年龄及各期的COPD患者均应戒烟。戒烟有助于减少呼吸道的黏液分泌，降低感染的危险性，减轻支气管壁的炎症，使支气管扩张剂发挥更大作用。

6. 中医中药

（1）分期辨治康复　慢阻肺中医调治康复原则为急则治其标，缓则治其本。可以分为急性加重期、稳定期调治。急性加重期寒饮伏肺可采用宣肺温肺纳气平喘中药调理；痰热壅肺可采用清肺化痰止咳平喘调治。稳定期肺脾气虚者可施以健脾益气，培补脾肺为主；肺肾两虚可以补肺滋阴方剂调理；气阴耗伤可以益气养阴。

（2）传统训练与针灸、艾灸　稳定期在常规呼吸耐力与抗阻治疗的基础上，联合中医的六字诀进行呼吸训练，选用八段锦、五禽戏及太极拳等传统项目指导患者进行康复训练。针灸与艾灸可以选用定喘穴、肺俞穴、脾俞穴、肾俞穴等穴位。

（3）穴位敷贴　中医可采用穴位敷贴，冬病夏治方法。

知识拓展

调节饮食，控制病情

普通百姓通常认为，肺部疾病应该主要与吸烟或空气污染相关，而饮食或许不会过多影响呼吸功能。实际上，饮食与慢阻肺的联系，过往在学术界也被漠视。不过，近年来，不断有研究提示，饮食对呼吸功能发挥着重要作用。比如，2015年发表于《英国医学杂志》的论文，报告了对超过12万参与者10多年的随访研究，结果表明，饮食中以高谷物、蔬菜、坚果、低肉、低糖饮食的人群，罹患慢阻肺的概率会降低约30%，对吸烟人群同样有效。

慢阻肺损伤肺及气道，从而导致气促、咳痰、喘息、疲劳等症状，而呼吸功能的实现需要能量，患有慢阻肺时，能量及精力消耗更多，因此，慢阻肺患者需要加强营养；慢阻肺损害机体获得氧气的能力，来自食物的营养对患者更为重要；饮食不良会导致体重下降，而且，患者可能同时存在进食困难，通过合适的饮食安排才能确保体力和良好精神状态，维持肺功能。

二维码4-3　测试题

第四节　糖尿病康复

学习目标

1. 掌握：糖尿病的康复评定和康复治疗；糖尿病足的治疗与预防。
2. 熟悉：糖尿病的定义、临床分型及临床表现。
3. 了解：糖尿病的危险因素；糖尿病的常见并发症。

一、概述

（一）基本概念

1. 定义

糖尿病（diabetes mellitus，DM）是一组以血浆葡萄糖（简称血糖）水平升高为特征的代谢性疾病群。引起血糖升高的病理生理机制是胰岛素分泌缺陷及（或）胰岛素作用缺陷。临床上早期无症状，血糖明显升高时可出现多尿、多饮、体重减轻，有时可伴多食及视物模糊。糖尿病患者长期血糖升高可致器官组织损害，引起脏器功能障碍以致功能衰竭。如不进行积极防治，将降低糖尿病患者的生活质量，病死率增高。

2. 流行病学

近年来，随着世界各国社会经济的发展和居民生活水平的提高，糖尿病的发病率及患病率逐年升高，是仅次于心脑血管疾病和肿瘤之后的第三大非传染性疾病。根据国际糖尿病联盟《2021年全球糖尿病地图》数据，2021年全球有5.37亿20～79岁的成年人患有糖尿病，占该年龄组人口的10.5%。预计到2030年，总人数将上升至6.43亿（11.3%），到2045年将上升至7.83亿（12.2%）。我国糖尿病防控形势严峻，2011—2021年我国的糖尿病患者由9000万例增加至1.4亿例，增幅达56%，是成人糖尿病患者最多的国家，预测到2045年，中国糖尿病患者数量将达到1.744亿例。

（二）病因病理

糖尿病的病因和发病机制极为复杂，至今未完全阐明。不同类型其病因不尽相同，即使在同一类型中也存在异质性。总的来说，遗传因素及环境因素共同参与其发病。胰岛素由胰岛B细胞合成和分泌，经血液循环到达体内各组织器官的靶细胞，与特异受体结合并引发细胞内物质代谢效应，在这过程中任何一个环节发生异常均可导致糖尿病。

绝大多数1型糖尿病是自身免疫性疾病，某些外界因素（如病毒感染、化学毒物和饮食等）作用于有遗传易感性的个体，激活T淋巴细胞介导的一系列自身免疫反应，引起选择性胰岛B细胞破坏和功能衰竭，体内胰岛素分泌不足进行性加重，最终导致糖尿病。2型糖尿病的病因和发病机制目前亦不明确，其显著的病理生理学特征为胰岛素调控葡萄糖代谢能力的下降（胰岛素抵抗）伴胰岛B细胞功能缺陷所导致的胰岛素分泌减少（相对减少）。

（三）临床表现

按照世界卫生组织（WHO）及国际糖尿病联盟（IDF）专家组的建议，糖尿病可分为1型、2型、其他特殊类型及妊娠糖尿病4种。糖尿病的临床表现可归纳为糖、脂肪及蛋白质代谢紊乱症候群和不同器官并发症及伴发病的功能障碍两方面表现。初诊时糖尿病患者可呈现以下一种或几种表现。

（1）慢性物质代谢紊乱　患者可因血糖升高后尿糖排出增多致渗透性利尿而引起多尿、烦渴及多饮。组织糖利用障碍致脂肪及蛋白质分解增加而出现乏力、体重减轻，儿童尚可见生长发育受阻。组织能量供应不足可出现易饥及多食。此外，高血糖致眼晶状体渗透压改变影响屈光度而出现视物模糊。

（2）急性物质代谢紊乱　可因严重物质代谢紊乱而呈现酮症酸中毒或非酮症性高渗综合征。

（3）器官功能障碍　患者可因眼、肾、神经、心血管疾病等并发症或伴发病导致器官功能不全等表现方始就诊而发现糖尿病。

（4）感染　患者可因并发皮肤、外阴、泌尿道感染或肺结核就诊而发现糖尿病。

（5）无糖尿病症状　患者并无任何糖尿病症状，仅在常规健康检查、手术前或妊娠常规化验中被发现。

二、康复评定

糖尿病患者的康复评定主要包括生理功能评定、心理状况评定、运动耐力评估、日常生活活动能力评定及社会参与能力评定。

（一）生理功能评定

糖尿病生理功能评定包括生化指标测定、靶器官损害程度评定及糖尿病康复疗效评定三部分。

1. 生化指标测定

包括血糖、糖化血红蛋白A_1、血脂、肝肾功能等。按照世界卫生组织的标准，空腹血糖≥7.0mmol/L（126mg/dL）和（或）餐后2小时血糖≥11.1mmol/L（200mg/dL），即可诊断为糖尿病。空腹血糖（FPG）≥6.1mmol/L（110mg/dL）但＜7.0mmol/L（126mg/dL）称为空腹血糖受损（IFG）。其中糖化血红蛋白A_1测定可反映抽血前2～3个月血糖的总水平，可弥补空腹血糖只反映瞬时血糖值之不足，是糖尿病控制的重要检测指标之一，其正常值为3.2%～6.4%，糖尿病患者常高于正常值。

2. 靶器官损害程度评定

主要包括视网膜、周围神经、心、脑、肾及足等靶器官功能水平的评定，其评定内容及方法如下。

（1）眼　每半年查一次视力及眼底，排除糖尿病视网膜病变。对于眼底病变可疑者或有增殖前期，增殖期视网膜病变者，应进一步做眼底荧光造影。

（2）肾脏　每半年查一次尿常规、镜检、24 小时尿微量白蛋白，或尿白蛋白与肌酐比值、血肌酐和尿素氮，排除糖尿病肾病。

（3）神经系统　每半年到一年复查肌电图，进行神经传导速度测定和痛觉阈值测定；或进行四肢腱反射、音叉振动觉、触觉等检查排除糖尿病周围神经病变。

（4）足　定期评估足背动脉、胫后动脉搏动情况和缺血表现、皮肤色泽、有否破溃、溃疡、真菌感染、胼胝等；也可每年查一次双下肢血管彩超，或者可以用糖尿病足诊断箱检查是否有糖尿病足的发生危险。

（5）肝肾功能　因为糖尿病患者每天用药，建议半年查一次肝肾功能，必要时调整药物。

（6）如果有冠心病或脑血管疾病者建议复查心电图、心脏彩超，必要时复查头颅 CT。

3. 糖尿病康复疗效评定

2 型糖尿病患者常合并代谢综合征的一个或多个组分，如高血压、血脂异常、肥胖等，使 2 型糖尿病并发症的发生风险、进展速度及危害显著增加。因此，科学、合理的 2 型糖尿病治疗策略应该是综合性的、包括血糖、血压、血脂和体重的控制。糖尿病的综合控制目标见表 4-8，对判断糖尿病康复治疗的疗效具有较好的参考价值。

表 4-8　糖尿病的综合控制目标

测量指标	目标值
毛细血管血糖/(mmol/L)	
空腹	4.4～7.0
非空腹	＜10.0
糖化血红蛋白/%	＜7.0
血压/mmHg	＜130/80
总胆固醇/(mmol/L)	＜4.5
高密度脂蛋白胆固醇/(mmol/L)	
男性	＞1.0
女性	＞1.3
甘油三酯/(mmol/L)	＜1.7
低密度脂蛋白胆固醇/(mmol/L)	
未合并动脉粥样硬化性心血管疾病	＜2.6
合并动脉粥样硬化性心血管疾病	＜1.8
体重指数/(kg/m^2)	＜24.0

（二）心理状况评定

糖尿病患者心理障碍的发生率可高达 30%～50%，主要表现为焦虑症、强迫症、恐惧症及抑郁症等。一般选择相应的量表进行测试评定，如 Hamilton 焦虑量表（HAMA）、Hamilton 抑郁量表（HAMD）、简明精神病评定量表（brief psychiatric rating scale，BPRS）、症状自评量表（SCL-90）等。

（三）运动耐力评估

糖尿病患者在进行康复治疗前，应充分询问病史，结合体检，对其运动耐力进行评定。运动耐力试验的目的是确定糖尿病患者的心脏负荷能力及身体运动耐力，以保证康复治疗的有效性和安全性。年龄超过 40 岁的糖尿病患者，尤其有 10 年以上糖尿病史或有高血压、冠心病及脑血管病的症状和体征者，都应进行运动耐力试验。

运动试验的方式多采用运动平板和功率自行车，合并感觉异常、下肢溃疡、足部畸形等可改用上肢功量计。还应在运动耐受性试验或运动疗法前后检查血糖，注意低血糖的发生。监视血糖水平对中至重型糖尿病患者运动疗法的实施是至关重要的，否则极易发生意外。

（四）日常生活活动能力评定

糖尿病患者日常生活活动能力评定可采用改良 Barthel 指数评定表，高级日常生活活动能力（包括认知和社会交流能力）的评定可采用功能独立性评定量表（FIM）。

（五）社会参与能力评定

主要进行生活质量评定、劳动力评定和职业评定。

三、康复治疗

（一）康复目标

糖尿病患者常合并代谢综合征的一个或多个组分，如高血压、血脂异常、肥胖等，使糖尿病并发症的发生风险、进展速度及危害性显著增加。因此，科学、合理的糖尿病康复治疗策略应该是综合性的，包括血糖、血压、血脂和体重的控制，并在有适应证时给予抗血小板治疗。血糖、血压、血脂和体重的控制应以改善生活方式为基础，并根据患者的具体情况给予合理的药物治疗。

（二）康复方法

糖尿病的康复策略是综合性的，包括生活方式管理、血糖监测、糖尿病教育和应用降糖药物等措施。医学营养治疗和运动治疗是生活方式管理的核心，是控制高血糖的基础治疗措施，应贯穿于糖尿病管理的始终。

1. 医学营养治疗

糖尿病医学营养治疗是临床条件下对糖尿病或糖尿病前期患者的营养问题采取特殊干预措施，参与患者的全程管理，包括进行个体化营养评估、营养诊断、制定相应营养干预计划，并在一定时期内实施及监测。通过改变膳食模式与习惯、调整营养素结构、给予个体化营养治疗，可以降低糖尿病患者的糖化血红蛋白，并有助于维持理想体重及预防营养不良。研究证实，对肥胖的糖尿病患者采用强化营养治疗，可使部分患者的糖尿病得到缓解。营养治疗已经成为防治糖尿病及其并发症的重要手段。

具体方法如下：

（1）合理控制总热量　首先按患者身高计算出理想体重，理想体重（kg）=［身高（cm）−100］×0.9，然后根据理想体重和工作性质，参考原来的生活习惯等因素，计算每日所需的总热量。成人卧床休息状态下每日每千克理想体重给予热量 105～126kJ（25～30kcal），轻体力劳动者为 126～146kJ（30～35kcal），中度体力劳动者为 146～167kJ（35～40kcal），重体力劳动者为 167kJ（40kcal）以上。青少年、孕妇、哺乳期妇女、营养不良和消瘦及伴有消耗性疾病者应酌情增加，肥胖者酌减。通过调整总热量的摄入量，使患者的体重逐渐控制在理想体重的±5%范围内。

（2）营养物质分配　根据患者的病情、饮食习惯、生活方式等调整营养素的热量分配，做到比例合理和个体化。比较合理的饮食结构为：①碳水化合物的摄入量占总热量的 50%～65%。②脂肪量一般按每天每千克体重 0.6～1.0g 计算，热量不超过全天总热量的 30%，所有脂肪以不饱和脂肪酸为宜。③蛋白质的摄入量按成人每天每千克体重 0.8～1.2g 计算，占总热量的 15%～20%；孕妇、哺乳期妇女、营养不良及有消耗性疾病者，可酌情加至 1.5g 左右，个别可达 2g，占总热量的 20%；儿童糖尿病患者可按每千克体重 2～4g 计算；肾脏病变者，可给予低蛋白膳食，占总热量的 10%左右。④充足的食物纤维，无机盐及适量的维生素。食盐摄入量限制在每天 5g 以内，合并高血压的患者可进一步限制摄入量。不推荐糖尿病患者饮酒。

（3）膳食模式　对糖尿病患者来说，并不推荐特定的膳食模式。地中海膳食、素食、低碳水化合物膳食、低脂肪低能量膳食均在短期有助于体重控制，但要求在专业人员的指导下完成，并结合患者的代谢目标和个人喜好（如风俗、文化、宗教、健康理念、经济状况等），同时监测血脂、肾功能以及内脏蛋白质的变化。

（4）合理餐次分配　每日总热量及营养素的组成确定后，根据各种食物的产热量确定食谱。每克碳水化合物和蛋白质均产热 16.8kJ（4kcal），每克脂肪产热 37.8kJ（9kcal）。根据生活习惯、病情和药物治疗的需要，可按每日三餐分配为 1/5、2/5、2/5 或 1/3、1/3、1/3；也可按四餐分配为 1/7、2/7、2/7、2/7。

2. 运动治疗

运动是糖尿病患者治疗的基本策略，可有效调节糖尿病患者的血糖血脂紊乱和胰岛素抵抗，降低内脏脂肪含量，有助于控制血糖，改善疾病预后。

（1）适应证和禁忌证

① 适应证：主要适用于轻度和中度 2 型糖尿病患者，尤其是肥胖者。病情稳定的 1 型糖尿病患者也可进行运动锻炼。

② 禁忌证：a．急性并发症如酮症、酮症酸中毒及高渗状态；b．空腹血糖＞15.0mmol/L 或有严重的低血糖倾向；c．感染；d．心力衰竭或心律失常；e．严重糖尿病肾病；f．严重糖尿病视网膜病变；g．严重糖尿病足；h．新近发生的血栓。

（2）运动处方

① 运动方式：糖尿病患者运动方式常采用有氧运动、抗阻运动、有氧和抗阻联合运动、高强度间歇运动等运动方式。

a．有氧运动包括步行、慢跑、登楼、游泳、划船、有氧体操、球类等活动，也可利用活动平板、功率自行车等器械来进行，运动方式因人而异。1 型糖尿病患者多为儿童和青少年，可根据他们的兴趣爱好及运动能力选择运动项目，如游泳、踢球、跳绳、舞蹈等娱乐性运动训练，以提高他们的积极性。定期有氧运动训练可改善成人 2 型糖尿病患者的血糖，每日高血糖发作次数减少，糖化血红蛋白降低 0.5%～0.7%。

b．抗阻力运动以器械、弹力带或自身体重作为阻力，进行 8～10 项涉及主要肌肉群的锻炼。

c．高强度间歇运动是指在经过一段时间的高负荷训练后，接着进行一段时间的低强度训练或完全休息，如此循环往复的运动方式。因其省时高效、趣味性强的特点，弥补了传统的低中强度持续性运动耗时长、枯燥单一的不足，有利于提高患者依从性。

② 运动方案

a．有氧运动：最大摄氧量或心率储备的 40%～59%为中度运动，最大摄氧量或心率储备的 60%～89%为剧烈运动。建议每周运动 3～7 次，两次活动间隔不超过连续 2 天，至少每周 150～300 分钟的中度活动或 75～150 分钟的剧烈活动，或等效的组合运动。实施时建议根据个体的健康状况、年龄、体重和个人目标，逐渐增加运动的强度和时长。

b．抗阻运动：1 次能举起最大重量的 50%～69%为中度运动，或 1RM（一次重复最大力量，表示一名受试者以正确的动作只能重复 1 次动作的阻力）的 70%～85%为剧烈运动。每周 2～3 次，不建议连续进行。每种类型的特定运动 1～3 组，每组 10～15 次重复。建议先增加阻力，然后增加组数，最后增加训练频率。

c．高强度间歇运动：以跳跃性、跑步性等有氧运动为主，结合哑铃、弹力带等器械性运动的肌肉训练。每次干预总时长为 30～35min，依次进行准备活动 5～10 分钟、高强度间歇运动 20 分钟、放松拉伸 5 分钟。间歇方案：一个动作持续 40 秒后间歇 20 秒，4 个动作为 1 组，每次训练重复 4 组，组间休息 1 分钟。每周 3 次，共 8 周。高强度运动摄氧量峰值达到 65%～90%或心率峰值 75%～95%。在每次运动前测量患者的血糖和血压，确保处于安全范围，运动后观察患者的反应。

（3）运动注意事项

① 运动治疗前进行必要的健康评测和运动能力评估，有助于保证运动治疗的安全性和科学性。

② 运动实施前后必须要有热身活动和放松运动，以避免心脑血管意外发生或肌肉关节损伤。

③ 运动处方的制定需遵循个体化原则。运动项目要与患者的年龄、病情 、喜好及身体承受能力相适应，并定期评估，适时调整运动计划。

④ 养成健康的生活习惯。培养活跃的生活方式，如增加日常身体活动、打破久坐行为、减少静坐时间，将有益的体育运动融入日常生活中。

⑤ T2DM 患者只要感觉良好，一般不必因高血糖而推迟运动。如果在进行剧烈的体力活动时血糖＞16.7mmol/L 则应谨慎，确保其补充充足的水分。

⑥ 运动前血糖水平偏低、胰岛素用量较大、运动强度过大或持续时间过长、运动前摄入糖类食品过少，会出现运动性低血糖，要注意避免。

3. 药物治疗

主要包括口服降糖药和注射胰岛素。应根据病情选择制剂和剂量，监测血糖，调整胰岛素用量。

4. 中医中药

中医认为糖尿病与素体阴虚、饮食不节，加之情志失调，劳欲过度相关。病变脏腑涉及肺、胃、肾，而以肾为关键。可以采用清热润肺、清胃泄热、养阴补肾等方法，予以中药调理。2 型糖尿病在常规治疗基础上可辨证联用津力达颗粒、参便降糖颗粒、天麦消渴片、消渴丸［为含格列本脲（0.25mg/粒）和多种中药成分的复方制剂］、葛根芩连汤、大柴胡汤加减等。糖尿病肾脏病，在常规治疗基础上可应用黄葵胶囊、渴络欣胶囊等；糖尿病视网膜病变，在常规治疗基础上可应用芪明颗粒、复方丹参滴丸等；糖尿病周围神经病变，在常规治疗基础上可应用木丹颗粒等。

针灸推拿可选用膈俞、胰俞、肝俞、脾俞、肾俞、命门等穴，普通针刺或采用推拿一指禅、擦法、按揉、擦法。耳针可选用胰、内分泌、肾、三焦、心、肝、肾等穴，毫针刺激或以王不留行籽按压。对于糖尿病周围神经病变和糖尿病足病者，在常规治疗基础上配合活血化瘀等中药熏洗足浴和足部穴位按摩，可以提高神经传导速度，降低疼痛评分。但注意合并感染、溃疡者慎用。

5. 健康教育

被公认为是治疗成败的关键，是贯穿糖尿病治疗始终的一条极其重要的措施。良好的健康教育可充分调动患者的主观能动性，积极配合治疗，有利于疾病控制，防止各种并发症的发生和发展，降低经济耗费和负担，使患者和国家均受益。健康教育的对象包括糖尿病防治专业人员、医务人员、患者及其家属和公众卫生保健人员。

6. 自我监测血糖

血糖监测是糖尿病管理中的重要组成部分，其结果有助于评估糖尿病患者糖代谢紊乱的程度，制定合理的降糖方案，反映降糖治疗的效果并指导治疗方案的调整。

7. 心理治疗

糖尿病合并相关痛苦、焦虑、抑郁等问题非常普遍，对治疗和预后影响巨大，应给予更多的关注。个性化的心理干预能提高患者应对糖尿病相关问题的能力，更好地改善情绪障碍及糖代谢状态。糖尿病知识及技能的培训、多维度的社会心理支持是糖尿病患者应对心理压力的有效手段。

四、糖尿病足的康复

糖尿病足病是糖尿病严重和治疗费用高的慢性并发症之一，重者可以导致截肢和死亡。我国 50 岁以上糖尿病患者 1 年内新发足溃疡的发生率为 8.1%，治愈后的糖尿病足溃疡患者 1 年内新发足溃疡的发生率为 31.6%。糖尿病足患者的年死亡率为 14.4%，而截肢（包括大截肢和小截肢）后的 5 年死亡率高达 40%。因此，预防和治疗足溃疡可以明显降低截肢率及死亡率。

（一）糖尿病足分类和分级

1. 糖尿病足分类

溃疡依据病因可分为神经性、缺血性和神经-缺血性溃疡。治疗前对糖尿病足患者进行正确的分类和分级，有助于选择合理的治疗方案和判断预后。

（1）神经性溃疡　神经性溃疡患者通常有患足麻木、感觉异常、皮肤干燥，但皮温正常，足背动脉搏动良好。病情严重者可发展为神经性关节病（Charcot 关节病）。

（2）神经-缺血性溃疡　同时具有周围神经病变和周围血管病变，糖尿病足患者以此类居多。患者除了有神经性溃疡症状外还有下肢发凉感、间歇性跛行、静息痛等，足背动脉搏动减弱或消失，足部皮温减低，在进行清创换药时创面渗血少。

（3）缺血性溃疡　此类患者无周围神经病变，以缺血性改变为主，较少见，需根据症状、体征及相关检查排除周围神经病变后方可诊断。

2. 糖尿病足分级

目前临床上广为接受的分级方法主要有 Wagner 分级、Texas 分级，但因为糖尿病足病情复杂，血管病变、神经病变、感染的程度、软组织及骨质破坏情况等差异大，所以任何一种分级方法都不可能做到十全十美。

（二）康复评定

1. 神经检测

（1）SWME 检测　用尼龙单丝探针对足部进行刺激，评估足部的感觉，正常足部保护性感觉阈值是 5.07，感觉低于此阈值水平有发生足部溃疡的危险。

（2）痛觉检查　针刺足底 9 个不同部位和足背 1 个部位，2 个以上部位无感觉表明痛觉显著丧失。

（3）振动觉试验　使用生物振动阈测定仪进行足部检查，感觉阈值大于 25V 者，说明足部发生溃疡的危险性明显增加；或使用有刻度的音叉在脚拇指末关节处检查，可诊断患者有无振动觉减退，如检查 3 次中有 2 次答错，表明音叉振动感觉缺失。

2. 足部供血评定

（1）间歇性跛行　糖尿病周围血管病变导致足部供血不良，患者出现间歇性跛行，足背动脉搏动减弱或消失。若踝-肱压力指数（ABI）<0.9 提示有糖尿病周围血管病变存在；ABI≤ 0.5 提示有严重的糖尿病周围血管病变（ABI＝踝动脉收缩压/肱动脉收缩压）。

（2）经皮氧分压（$TcPO_2$）　主要是反映皮肤微循环状态的指标，$TcPO_2<$ 30mmHg 提示足部有发生溃疡的危险；$TcPO_2<$20mmHg 则溃疡几乎无愈合的可能，预示有截肢的危险。

（三）治疗

糖尿病足的防治目标：预防全身动脉粥样硬化疾病的进展，预防心脑血管事件的发生，降低糖尿病足患者死亡率；预防缺血导致的溃疡和肢端坏疽，预防截肢或降低截肢平面，改善间歇性跛行患者的下肢肢体功能状态。糖尿病足一般采用综合治疗，包括内科、外科和康复治疗三个方面。

1. 内科治疗

控制血糖、降压调脂、抗血小板治疗、控制感染，用药物改善下肢循环等。

2. 外科治疗

包括介入治疗或血管外科成形术、截肢术等。

3. 康复治疗

（1）运动疗法　对于足部皮肤完整的缺血型或神经-缺血型糖尿病高危足病，运动康复是一种安全有效的治疗方式，可以提高患者的运动功能，增加糖尿病高危足病的踝肱指数和足部动脉峰值血流速度，有效防止糖尿病高危足转变为糖尿病足。可采用常规步行训练、平板步行训练。对于高龄及各种原因导致的活动能力不佳者，不宜进行有氧步行训练时，应选择下肢抗阻运动训练。对于老年糖尿病足溃疡患者，可推荐其进行非负重运动。运动时患者常处于仰卧位、坐位，既能避免患足底受压，又利于改善下肢血液循环，促进溃疡愈合。

（2）减压治疗　减压是糖尿病足的治疗原则之一，对溃疡愈合和预防溃疡复发意义重大。减压治疗应贯穿于糖尿病足治疗的全过程，首先要对糖尿病足溃疡进行评估，然后根据溃疡类型、溃疡部位、是否伴有感染或缺血进行减压治疗。减压治疗包括使用足部减压器和减压贴。

（3）物理因子疗法　临床上常用的物理治疗方法包括超短波、紫外线、远红外线、半导体激光、气压循环及高压氧等。能改善局部循环，促进炎症吸收，利于肉芽组织形成，促进溃疡愈合。

4. 中医疗法

中医疗法作为治疗糖尿病足的有效手段，在改善临床症状、减轻患者痛苦方面发挥了积极作用。中医治疗糖尿病足的方法主要有内治法、外治法和综合疗法，具体包括中药外洗、贴敷法、箍围法、针灸、中药湿敷、艾灸、推拿按摩、祛腐清筋术等。

（1）发病早期（炎症坏死期） 湿热毒盛，局部红肿，疮面糜烂，有脓腔，秽臭难闻，肉腐筋烂。宜清热解毒祛腐为主，外用箍围疗法，方选如意金黄散等；创面清洗可加用复方黄柏液等；创面可选九一丹，清创后可选用涂有九一丹或复方黄柏液浸湿的纱条放入窦道引流及外敷于创面。

（2）发病中期（肉芽增生期） 邪正交争，疮面分泌物少，异味轻，肉芽渐红。宜祛腐生肌为主，方选红油膏、京万红软膏外敷。

（3）发病后期（瘢痕长皮期） 毒去正盛，疮面干净，肉芽嫩红。宜生肌长皮为主，方选生肌玉红膏，清创后将生肌玉红膏涂于创面上。

（四）预防

糖尿病足的防治策略：一级预防为防止或延缓神经病变、周围血管病变的发生；二级预防为缓解症状，延缓神经病变、周围血管病变的进展；三级预防为血运重建，溃疡综合治疗，降低截肢率和心血管事件发生率。

知识拓展

尼古丁与糖尿病

一项刊登在国际杂志 *Nature* 上的研究报告中，来自西奈山医学院的研究人员通过研究在大鼠机体中发现了一种特殊回路，或能将吸烟和2型糖尿病患病风险相联系起来。相比非吸烟者而言，糖尿病的吸烟人群中往往更加流行，但其背后的原因研究者尚不清楚。文章中，研究者发现，尼古丁的摄入或能通过一种大脑回路与胰腺的活性相关，摄入尼古丁会引发胰腺释放较少量的胰岛素，从而增加机体血糖水平，较高的血糖水平与糖尿病风险增加直接相关。研究结果有望帮助研究人员寻找新型戒烟疗法，而且大脑中的特殊回路或能作为一种新靶点来帮助开发治疗吸烟人群糖尿病的新型疗法。

二维码 4-4 测试题

第五节 肥胖症康复

学习目标

1. 掌握：肥胖症的概念、康复评定、康复治疗方法。
2. 熟悉：肥胖症的分类。
3. 了解：肥胖症的病因、临床表现。

一、概述

（一）基本概念

1. 定义

肥胖症（obesity）是一种以体内脂肪过度蓄积和体重超常为特征的慢性代谢性疾病，由遗传因素、环境因素等多种因素相互作用所引起。肥胖是引起高血压、糖尿病、心脑血管病、肿瘤等多种慢性非传染性疾病的危险因素和病理基础。

2. 流行病学

随着社会经济的发展，膳食结构的改变，与体力活动的日益减少，肥胖症已然是全球最大的慢性疾病。一项为期 40 年针对 1.3 亿 5 岁以上人口 BMI 的研究发现，全球肥胖患病率从 1975 年至 2016 年呈持续上升趋势，女性从 0.7%上升至 5.6%，男性从 0.9%上升至 7.8%。NEJM 的最新研究显示，截至 2015 年，中国肥胖升高速度是全世界最快的国家之一。

（二）病因病理

肥胖症是一种多病因、多病症并以身体脂肪含量过多为特征的慢性疾病，肥胖症的发生是多种因素作用的结果，主要涉及个体遗传、环境因素以及个人行为习惯等各个方面。

（1）能量平衡和体重调节　能量平衡和体重调节受神经系统和内分泌系统双重调节。影响下丘脑食欲中枢的信号包括传入神经信号、激素信号以及代谢产物等。上述信号经过整合后通过神经-体液途径传出信号到靶器官，调控胃酸分泌量、胃肠排空速率、产热等。

（2）遗传因素　肥胖症有家族聚集倾向，遗传因素的影响占 40%～70%。大部分原发性肥胖症为多基因遗传，是多种微效基因作用叠加的结果。

（3）环境因素　环境因素是肥胖患病率增加的主要原因，主要是热量摄入增多和体力活动减少。除热量摄入增加以外，饮食结构也有一定影响，饮食中的脂肪比糖类更易引起人体脂肪积聚。

（4）内分泌调节异常　下丘脑是机体能量平衡调节的关键部位，下丘脑弓状核有各种食欲调节神经元。神经-内分泌调节中任何环节的异常，均可导致肥胖。

（5）炎症　肥胖是一种低度炎症反应。肥胖症患者的血清和脂肪组织中炎性因子升高，促进炎症细胞在脂肪中的浸润，引起胰岛素抵抗。

（6）肠道菌群　人体肠道内的微生物中，超过99%是细菌，存活着数量大约有100兆个，有500～1000个不同的种类。肠道菌群对肠-脑轴有调节作用。肥胖症患者常发生肠道菌群改变（有益菌和有害菌比例失调）。肠道菌群改变可引起肠道通透性增加，细菌的脂多糖吸收入血可引起内毒素血症，促进炎症反应。

（三）临床表现

肥胖症的症状主要有体重超重和脂肪过度蓄积的表现，这是一种慢性代谢性疾病，可分为轻度、中重度、严重肥胖症。严重的肥胖症会引起脂肪肝、高血压、血脂异常、冠心病等不同疾病，给人体的各个脏器增加负担。

（1）轻度肥胖症　轻度肥胖症一般仅表现为体重超重。男性患者的脂肪会分布在颈部、躯干部位、头部，女性患者的脂肪蓄积会分布在腹部、胸部乳房、臀部，肥胖症患者最明显特征是身材外形显得矮胖、浑身圆、颈部短小、肚子大。

（2）中重度肥胖症　中重度的肥胖症，会出现体重超重、脂肪蓄积表现，在进入重度肥胖阶段后，可表现为怕热、活动能力降低、睡觉打鼾、活动时有呼吸急促的症状。

（3）严重肥胖症　对于严重的肥胖症，可并发高血压、糖尿病、痛风、高尿酸血症、脂肪肝、冠心病、血脂异常的表现。常见并发高血压疾病，同时会加重心脏、肺部、肾脏的负担。

二、康复评定

肥胖程度评估常采用人体测量学指标：理想体重、体重指数、腰围、腰臀比例。

（一）理想体重

成人理想体重计算方法：理想体重（kg）=［身高（cm）−100］×0.9（男性）或×0.85（女性）。理想体重±10%为正常，超过理想体重10%～19.9%为超重，超过20%为肥胖。

（二）体重指数

体重指数（body mass index，BMI）又称身体质量指数，是衡量人群肥胖水平的常用标准，BMI=体重（kg）/［身高（m）］^{2}。2003年《中国成人超重和肥胖症预防控制指南》提出对中国成人判断超重和肥胖程度的界限值（表4-9）。

（三）腰围和臀围比

（1）腰围　腰围是反映脂肪总量和脂肪分布结构的综合指标。腰围较腰臀比

表 4-9 中国成人超重和肥胖的体重指数

分类	体重指数/(kg/m^2)
体重过低	＜18.5
体重正常	18.5～23.9
超重	24.0～27.9
肥胖	≥28

更简单可靠，现在更倾向于用腰围代替腰臀比预测中央性脂肪含量。受试者站立位，双足分开 25～30cm，使体重均匀分配，测量髂前上棘和第 12 肋下缘连线的中点水平。男性腰围≥85cm，女性腰围≥80cm 为中心性肥胖的界限。

（2）腰臀比　腰臀比（waist/hip rato，WHR）是腰围和臀围的比值。臀围是环绕臀部最突出点测出的身体水平周径。男性腰臀比＞1.0、女性腰臀比＞0.85 是中心性肥胖的诊断标准。

（四）CT 或核磁共振成像（MRI）

计算皮下脂肪厚度或内脏脂肪量，是评估体内脂肪分布最准确的方法，但不作为常规检查。

（五）其他方法

体脂肪率测算法、身体密度测量法、生物电阻抗测定法、双能 X 线吸收法（DEXA）测定体脂总量等。

值得注意的是，评价肥胖的标准是人为制定的，这一标准涉及健康成人的标准值、年龄、性别、种族、骨骼类型及采用的诊断方法等因素。

三、康复治疗

制定个体化减肥目标极为重要，强调以饮食、运动等行为治疗为主的综合治疗，必要时辅以药物或手术治疗。继发性肥胖针对病因进行治疗。各种并发症及伴发病应给予相应的处理。

（一）医学营养治疗

医学营养治疗是肥胖的最基本治疗方法。主要是限制患者摄入的热量，使摄入热量小于消耗。关键是限制糖和脂肪的摄入量，同时供给充足的营养素，尤其是蛋白质的供给。对轻度和中度肥胖可以取得一定疗效。

1. 确定合适的热量摄入

根据理想体重和工作性质，参考原来的生活习惯等因素，计算每日所需的总热量：每日所需总热量=理想体重（kg）×每千克体重所需热量（kcal/kg）。见表 4-10。

表 4-10　成人每日热量供给量表（kcal/kg）

体型	卧床	轻体力劳动	中体力劳动	重体力劳动
消瘦	20～25	35	40	40～45
正常	15～20	30	35	40
超重或肥胖	15	20～25	30	35

2. 减重膳食方法

常用的方法有限制热量平衡膳食、高蛋白膳食模式、轻断食膳食模式。

（1）限制热量平衡膳食　就是平时能量摄入相对控制，在平日的摄入量基础上每日减少 500kcal。一般每日提供 1000～1500kcal，可以摄入大豆蛋白来替代部分酪蛋白，也可以增加一些富含 ω-3 不饱和脂肪酸或鱼油制剂，补充维生素 D 制剂及钙，减重效果会比较好，在医院用的比较多。

（2）高蛋白膳食模式　也是风靡欧洲的一种减肥方法，蛋白质一般超过每日能量的 20%，但不超过 30%。尤其对于一些肝肾功能不好的患者来说，就不可以用这种方法，但对于一些单纯性肥胖以及合并高脂血症，高胆固醇则有利于减轻体重改善血脂情况。

（3）轻断食膳食模式　也称为间歇式断食，5∶2 模式，1 周内 5 天正常进食，其他 2 天（非连续）进食，摄入的能量一般为正常的 1/4 能量。轻断食可以有效减肥和预防 2 型糖尿病，在中医养生中，古人也做到过午不食，为我们的胃肠道放假。

（二）运动治疗

运动在肥胖治疗中具有药物不可替代的关键作用，运动治疗主要包括有氧运动和抗阻训练。

1. 运动处方

（1）运动方式　运动方式的选择因人而异，必须针对自身的身体情况、兴趣爱好、运动风险以及并发症等情况选择。步行、骑自行车、打球、游泳、健身操等多种有氧运动方式对减轻体重及降低体脂率均有效，只要消耗能量大于摄入能量均导致体重下降。联合抗阻运动不仅显著改善肥胖人群的身体形态、身体成分以及脂肪含量，同时还可以提高肌肉含量。高强度间歇性运动是当前流行的一种减肥运动，主要的优点是花更少的时间燃烧脂肪，有研究显示高强度间歇性运动所需的时间比中等强度运动减少了大约 40%，可以显著降低肥胖人群体重。虽然高强度间歇性运动燃烧脂肪的同时缩短运动时间，但是运动危险系数高，对于缺乏运动以及合并其他疾病的肥胖人群注意防范运动风险。

（2）运动强度　肥胖症的康复方案中运动一般取中等强度，美国运动医学会对运动强度的分级标准：中等强度定义为 64%～76%的最大心率、46%～63%最大摄氧量储备百分比（VO_{2max}）为宜。当以 25%VO_{2max} 的运动强度运动时，所有的能量代谢几乎都来于脂肪氧化；而当以65% VO_{2max}的运动强度运动时只有50%的能量代谢来源于脂肪氧化，但是当运动强度继续增加到85% VO_{2max}时，脂肪酸的供能比例反而下降。低中强度的运动在改善机体功能状态和持久性不亚于高强度运动，并且使患者具有良好的心情，可以逐步增加运动量。

（3）运动时间　有氧运动的每次运动时间应持续30～60分钟，其中包括准备运动时间5～10分钟，靶运动强度运动时间20～40分钟，放松运动时间5～10分钟。力量练习时可取最大肌力的60%～80%作为运动负荷，重复20～30次/组，每隔2～3周增加运动负荷。运动量的大小由持续时间和强度共同影响，强度大的运动时间适当缩短，强度较小的时间适当延长，肥胖人群的锻炼持续时间应该有灵活性，不同肥胖人群的合并症、生活方式、工作方式、运动习惯都不同。

（4）运动频率　一般认为每周至少3次，5～7次较为理想。若患者情况允许，有氧运动也可每天早、晚各一次，以增加热量的消耗，提高减肥效果。

2. 注意事项

（1）运动治疗与饮食治疗应配合进行，以增强减肥疗效。

（2）靶运动前后应有充分的热身运动和放松运动，以防止心脑血管意外的发生。

（3）采用有氧运动的方式，运动要循序渐进，并注意安全。

（4）肥胖者由于体重的原因，尤其是60岁以上患者常合并骨关节退行性改变，运动中容易损伤膝、踝等关节，运动时宜穿轻便软底鞋，并指导患者选择适当的下肢减重运动方式。

（5）多采用集体治疗法，有利于患者之间的相互交流，使患者树立信心并长期坚持。

（三）行为疗法

行为治疗是帮助肥胖者改善不良行为及其生活方式，建立健康的饮食和运动习惯，达到减轻体重，成功维持体形的治疗方法。行为治疗一般有评估阶段、实际治疗阶段、治疗过渡阶段和治疗保持阶段。

（四）药物治疗

对严重肥胖患者可应用药物减轻体重，用药可能会产生药物副作用及耐药性，因而选择药物治疗的适应证必须十分慎重。

（五）中医中药

1. 中药治疗

中医药对肥胖症的认识和防治历史悠久，《黄帝内经》就记载有“肥贵人，则高粱之疾也”。现代中医归结为痰湿所致，因而采用祛痰化湿，消导通腑等治疗方法。处方有泽泻汤、荷叶散、指迷茯苓丸、温胆汤、枳实消痞丸等。

2. 针灸治疗

（1）毫针 以祛湿化痰，通经活络为治则。主穴选曲池、天枢、阴陵泉、丰隆、带脉、三阴交、太冲。配穴：腹部肥胖者加归来、下脘、中极；便秘者加支沟、天枢。毫针泻法。

（2）耳针 选胃、内分泌、三焦、脾。毫针刺或用王不留行籽贴压，每次餐前30分钟压耳穴3～5分钟，有灼热感为宜。

（3）穴位埋线 是将一段长约1cm的医用羊肠线通过特制的针具将其埋置在穴位内。羊肠线在穴位内的吸收过程即是对穴位的持续刺激过程，通过这种刺激来调整人体的代谢功能和内分泌机制，使人体代谢能量增多，吸收能量减少，从而使积聚的脂肪量减少，达到减肥的目的。

3. 药茶减肥

药茶减肥简易有效，药茶能够减低血液中的胆固醇及脂质蛋白，阻止脂类物质的吸收，防止血液和肝脏中脂类物质的堆积，预防动脉粥样硬化。如荷泽茶，以荷叶、泽泻、山楂适量泡乌龙茶；绞股蓝茶等。

4. 药膳调治

药膳食疗原料分为两大类：食物原料和中药原料。中医认为五谷为养，五果为助，五畜为益，五菜为充，气味合而服之。常用有冬瓜粥、薏米赤豆粥、茯苓饼、莲子山药粥等。

5. 气功与减肥操

气功是以呼吸调整和意识调整（调息、调形、调心）为手段，以强身健体、防病治病、开发潜能为目的的身心锻炼方法。气功减肥主要是通过自控及自体经络调节，使过多的脂肪分解，从而达到减肥目的。具体功法有简易减肥功、放松减肥功、小周天减肥法等。健身减肥操有10步腹式瘦身操、郑多燕瘦身操、瑜伽瘦身操等。

（六）手术治疗

空回肠短路手术、胆管胰腺短路手术、胃短路手术、胃成形术、迷走神经切断术及胃气囊术等，可供选择。但手术可能并发吸收不良、贫血、管道狭窄等，有一定的危险性，仅用于重度肥胖、减肥失败又有严重并发症，而这些并发症有可能通过体重减轻而改善者。

（七）肥胖症的预防

大量实践表明，肥胖的预防比治疗更易奏效，更有实际意义。肥胖症的预防包括以下三个方面。

（1）普遍性预防 是针对整个群体，其目的是稳定群体的肥胖水平，减少肥胖症的发生率，最终降低肥胖症的患病率，主要通过生活方式的改善，减少与肥胖相关的疾病。

（2）选择性预防　是针对具有高危因子的人群亚组进行相关的教育，使他们能有效地处理这些危险因素，预防措施教育可在那些易于接近高危人群的地方进行，诸如学校、社区中心、初级卫生保健中心等。

（3）针对性预防　是面对那些可能发展为肥胖症或肥胖症相关疾病的高危人群，即那些已经超重而未达肥胖症的个体，应防止他们的体重继续增加，减少体重相关性疾病。

二维码 4-5　测试题

第五章　其他疾病康复

第一节　烧伤后康复

学习目标

1. 掌握：烧伤定义；常见功能障碍；康复评定；正确的体位摆放、ROM 训练和挛缩的处理；早期和后期的创面治疗；肥厚性瘢痕的压力治疗。
2. 熟悉：烧伤的临床分期、康复治疗目标。
3. 了解：烧伤的临床处理。

一、概述

（一）基本概念

1. 定义

烧伤（burn）是指由热力（火焰、灼热气体、液体或固体等）、电能、化学物质、激光、放射线等作用于人体有皮肤、黏膜、肌肉骨骼等所造成的组织损伤。烧伤中以热烧伤最常见，占 85%～90%。其他因子所致的烧伤则冠以病因称之，如电烧伤、化学烧伤等。烧伤后常发生功能障碍，其程度取决于烧伤面积、部位和烧伤深度。

2. 流行病学

烧伤为临床的常见病，以男性居多，男女比例约为 3∶1，年龄集中于 30 岁以前年龄段。在非战争年代烧伤发生率在 5%～10%，烧伤部位多见于头面部和四肢。

（二）病因病理

烧伤的病因主要是受到火焰、热液、高温气体、激光、炽热金属液体或固体、电流、强酸、强碱等的刺激，引起组织的损伤。好发于老年人和儿童、欠发达和中低收入国家和地区的人、特殊职业的人，此外，环境安全设施不完善也可能引起烧伤的发生。主要烧伤有如下三种。

（1）热烧伤　火焰、热液、热蒸汽、热金属等引起的烧伤最为多见，占烧伤的 85%～90%。

（2）化学烧伤　化学烧伤可由各种刺激性和有毒的化学物质引起，包括强酸、强碱、苯酚、甲苯、芥子气、磷等。

（3）电烧伤　电流流经身体时产生 5000℃以上高温引起的，有时又称为电弧烧伤。在电流进入身体的部位，皮肤常常被完全破坏和烧焦。

（三）临床表现

烧伤的典型症状是皮肤发红、水疱、疼痛等，这些症状主要与烧伤深度、面积、伤前疾病、合并伤有关。严重者还可能伴随系列严重并发症如休克、吸入性损伤、感染、多器官功能障碍、应激性溃疡等。

1. 典型症状

（1）Ⅰ度烧伤　Ⅰ度烧伤主要表现为受伤处皮肤轻度红、肿、热、痛，感觉过敏，无水疱，无皮肤破损。常在 1 周内恢复正常，不留任何瘢痕，但短期内局部皮肤颜色可能较深。

（2）浅Ⅱ度烧伤　有大小不等的水疱形成，疱液清亮透明，呈淡黄色或蛋清样液体。已破溃的水疱可显露出红润、潮湿的创面。患者可出现明显疼痛，局部红肿比较明显。创面常在 1～2 周愈合，一般不留瘢痕，有时新生长的皮肤可有色素改变。

（3）深Ⅱ度烧伤　局部肿胀，烧伤上皮组织发白或呈棕黄色。有散在的小水疱，破溃的水疱创面微湿，颜色为红、白相间或白中透红，并可见许多红色小点或小血管支，皮肤感觉迟钝，疼痛不明显。如无感染愈合时间一般需 3～4 周。如发生感染，不仅愈合时间延长，愈合后多遗留有瘢痕。

（4）Ⅲ度烧伤　创面呈蜡白色、褐色或炭黑色，干燥，无水疱，无疼痛感，质韧呈皮革样坚硬，可见粗大的血管网凝固于焦痂下，此系脂肪层的静脉栓塞所致。

2. 并发症

（1）休克　早期为低血容量性休克，后期则易发生继发于烧伤脓毒症的感染性休克，只要有烧伤创面存在就有发生感染和感染性休克的可能。

（2）吸入性损伤　火灾发生时，烟雾中还含有大量的化学物质如一氧化碳、氰化物等，被吸入至呼吸道，可引起局部腐蚀或全身中毒，又称呼吸道烧伤。

（3）感染　大面积烧伤的创面大、坏死组织多，很易发生创面感染。在全身免疫功能低下、营养不良等情况下容易发展为全身性感染。

（4）多器官功能障碍　重度烧伤、休克持续时间较长、合并严重感染、广泛应用各种药物均容易对各有关器官造成伤害，发生肝肾功能障碍或衰竭，是重要的死亡原因，要尽量注意避免。

（5）应激性溃疡　严重应激状态下继发急性消化道黏膜糜烂、溃疡，乃至大出血、穿孔等病变，主要的临床表现为呕血、黑便，严重者出现失血性休克。

（四）常见功能障碍

烧伤后由于组织器官的损害、并发症的出现、长期制动带来的不良影响、心理状态的改变等，严重影响患者的功能恢复，如不及时处理或处理不当，常常造成新的或更严重的功能障碍。常见功能障碍如下。

（1）运动功能障碍　较大面积或深度烧伤可严重影响患者的肢体功能，出现关节活动受限、肌力下降和废用性肌萎缩、软组织挛缩、畸形和皮肤瘢痕、姿势异常等，从而导致患者运动功能障碍。

（2）感觉功能障碍　烧伤后患者的感觉障碍主要表现为疼痛不适、触觉异常，严重者可有温度觉、压觉、本体觉的丧失。

（3）心理障碍　烧伤后患者由于疼痛、隔离、不能自理、身体毁容和畸形、损伤时的惊恐场面、经济上的压力等原因感到极度痛苦，产生强烈的情绪反应。主要表现为患者担心永久性畸形和毁容、慢性疼痛感、缺乏自信，情绪压抑、烦躁、愤怒、敌意、依赖等。

（4）日常生活活动障碍　较大面积或深度烧伤可严重影响患者的肢体功能，从而导致患者日常生活活动障碍，日常生活活动障碍的程度主要取决于烧伤的部位、深度、面积，对肢体功能产生的实际影响，患者的心理状态，家庭成员的态度，患者所处的环境等。

（5）工作能力障碍　患者通常数月、甚或数年不能工作，有的不能重返原工作岗位，有的甚至永久性丧失工作能力。

二、康复评定

烧伤的康复功能评定内容包括烧伤面积、深度、程度，肥厚性瘢痕，关节活动度，日常生活活动能力，职业能力，心理功能等。

（一）烧伤面积的评定

烧伤面积的评定目前比较常用的是中国九分法和手掌法计算。

1. 中国九分法

中国九分法是以烧伤皮肤面积占全身体表面积的百分数来计算，详见表5-1。

表5-1　中国九分法

部位		占成人体表面积/%		占儿童体表面积/%
头颈部	头部	3	9（1×9）	9+（12−年龄）
	面部	3		
	颈部	3		
双上肢	双上臂	7	18（2×9）	18
	双前臂	6		
	双手	5		

续表

部位		占成人体表面积/%		占儿童体表面积/%
躯干	躯干前	13	27（3×9）	27
	躯干后	13		
	会阴	1		
双下肢（含臀部）	双臀	5	46（5×9+1）	46-（12-年龄）
	双大腿	21		
	双小腿	13		
	双足	7		

2. 手掌法

手掌法是以患者手掌（包括手指掌面，手指并拢）面积为体表总面积的 1%，以此计算小面积烧伤；大面积烧伤时用 100 减去用患者手掌测量未伤皮肤，以此计算烧伤面积。

（二）烧伤深度的评定

烧伤深度的评定采用三度四分法，即Ⅰ度、浅Ⅱ度、深Ⅱ度和Ⅲ度，具体见表 5-2。

表 5-2　烧伤深度评定

深度	组织损伤层次	临床特点	创面愈合情况
Ⅰ度（红斑型）	仅伤及表皮浅层，生发层健在	表面红斑状、干燥、烧灼感	3～7 天脱屑痊愈，短期内有色素沉着
浅Ⅱ度（水疱型）	伤及表皮生发层、真皮乳头层	局部红肿明显，水疱较大，水疱剥落后创面红润、潮湿、疼痛明显	如无感染，1～2 周愈合，一般不留瘢痕，多数有色素沉着
深Ⅱ度（水疱型）	伤及皮肤真皮深层，仅残留皮肤附件	可有较小的水疱，去疱皮后创面微湿，红白相间，痛觉较迟钝	如无感染，3～4 周愈合，常有瘢痕
Ⅲ度（焦痂型）	伤及全层皮肤，甚至到皮下、肌肉或骨等	焦痂如皮革，蜡白、焦黄或炭化，痛觉消失；痂下可见树枝状栓塞血管，或可见皮下、肌肉、骨等	3～4 周后焦痂脱落，不能自愈，需要植皮后愈合，遗留瘢痕

（三）烧伤严重程度的评定

按烧伤面积和烧伤深度 2 项指标，将烧伤分为轻度、中度、重度和特重，具体见表 5-3。

表 5-3　烧伤严重程度

严重程度	烧伤面积和烧伤深度
轻度烧伤	Ⅱ度烧伤，烧伤总面积在 9%以下
中度烧伤	Ⅱ度烧伤，烧伤总面积在 10%～29%；或Ⅲ度烧伤总面积不足 10%
重度烧伤	烧伤总面积在 30%～49%；或Ⅲ度烧伤总面积 10%～19%；或Ⅱ、Ⅲ度烧伤总面积虽不到上述百分比，但已发生休克等并发症、呼吸道烧伤或有较重的复合伤
特重烧伤	烧伤总面积在 50%以上；或Ⅲ度烧伤总面积在 20%以上；或已有严重并发症

（四）肥厚性瘢痕的评定

肥厚性瘢痕评定的目的是明确瘢痕的部位、大小、厚度、弹性、成熟程度及与周围组织（器官）的关系，作为选择整形手术的参考。局部检查可确定瘢痕的范围、形状、性质、有无组织缺损和移位、与邻近器官或肢体有无牵拉、对关节功能的影响程度等。瘢痕的厚度可用超声测定，也可用专门仪器测定瘢痕的弹性及瘢痕内的血流量。经皮氧分压测定瘢痕的代谢情况。热刺激舒张指数测定可反映瘢痕内血管的交感神经支配情况，也反映瘢痕的成熟程度。病历记录中应将检查情况作详细的描述，并面对病人绘出简图以补充记录的不足。如有条件，可进行医学摄影，以对比手术前后的治疗效果。

（五）关节活动度的评定

深度烧伤创面愈合后，因瘢痕的过度增生和挛缩，引起关节活动范围减少甚至丧失。评定关节活动范围的目的，在于明确关节活动障碍的程度及对日常生活活动的影响，作为选择康复治疗方法的参考和评定康复治疗效果的手段。各主要关节活动度的测量方法见“康复评定技术”课程教材相关章节。

（六）日常生活活动能力评定

大面积深度烧伤患者的创面愈合慢，创面愈合后的瘢痕过度增生和挛缩常引起患者的运动功能障碍和日常生活活动障碍。在评定日常生活活动能力时，应对患者在完成日常生活活动时所做的每个动作的姿式、速度、应变性、正确性等方面进行综合计分。评定烧伤患者的日常生活活动能力可使用 Barthel 指数分级或 Katz 指数分级等方法，其中以 Barthel 指数更为实用。

（七）职业能力评定

烧伤患者能否自强、自立，能否重返社会与他人平等地生活，能否重新就业是关键环节之一。影响就业能力的因素主要有智能、体能和技能因素，欲了解烧伤患者就业能力的受损和残存情况，就要评定患者的就业能力。在残疾者就业能力评定方面，目前国际上多用的是美国国际残疾人中心研究出来的“康复中工作评定和定向试验”，但由于过于烦琐，现改为一种简缩版，我国简称为“微塔法”。具体评定内容见“康复评定技术”课程教材相关章节。

（八）心理功能评定

烧伤患者在经历了严重的创伤后，由于损伤时的惊恐场面、身体毁容和畸形、疼痛、隔离、生活不能自理及经济上的压力等原因，导致强烈的情绪反应，具体表现如下。

（1）焦虑　早期患者处于急性心理应激状态，庆幸自己脱离了灾害现场，但仍面临死亡的威胁，又开始担心自己能否生存下去，这些都给患者构成了巨大的精神压力。剧烈的疼痛，难以适应的隔离治疗环境以及死亡的威胁，使患者处于忧虑、恐惧、焦灼之中，患者出现交感神经或副交感神经功能亢进、失眠、头痛等。常采用国际通用的汉米尔顿焦虑自评量表进行评定。

（2）抑郁　患者知道自己的伤情，面对艰难的创面修复和可能产生的后遗症，对自己的预后悲观失望，甚至丧失康复的信心，表现为抑郁、悲观，并可由此导致行为的倒退，如烦躁、停止服药、不服从治疗等。客观评定可使用国际通用的汉密尔顿抑郁量表进行评定。

三、康复治疗

（一）康复治疗分期、康复目标及禁忌证

1. 康复治疗分期

烧伤患者的康复治疗过程可分为三个时期。

（1）早期或急性期　指自烧伤时起至Ⅱ度烧伤愈合或Ⅲ度烧伤去痂为止。

（2）制动期　指自植皮时起至移植物血管化时止。

（3）后期（愈合成熟期）　指自有新生上皮或移植皮肤稳定地覆盖烧伤创面，有瘢痕形成时起，至组织愈合成熟止。此期可持续两年或数年。

这三个时期可相互重叠，并不是所有的烧伤患者都要顺序经过这三个时期，如浅Ⅱ度烧伤不合并感染者，2 周内即可痊愈，并不需要经过后两期；大面积深Ⅱ度或Ⅲ度烧伤患者由于供皮区有限，植皮必须分阶段进行，因此，常出现三期同时存在的情况。

2. 康复治疗目标

烧伤早期进行康复治疗，不仅可以促进创面的早期愈合，预防肥厚性瘢痕的形成和关节挛缩，而且可以对患者进行心理治疗，使其积极主动地参与训练，早日重返社会。烧伤后期常见的后遗症是肥厚性瘢痕，它不仅影响患者容貌和发汗散热功能，而且生长于关节附近的肥厚性瘢痕挛缩，还可以影响关节的活动度。因此，烧伤患者康复治疗的总目标如下。

（1）促进创面愈合，改善愈合质量。

（2）消除焦虑、抑郁情绪，恢复正常的精神情绪状态，积极配合康复治疗。

（3）尽力恢复患者日常生活活动能力。

（4）抑制瘢痕的过度生长，减轻瘢痕引起的毁容和畸形。

（5）防止瘢痕挛缩，保持关节的功能位和正常活动范围，最大限度地恢复运动功能。

（6）恢复患者就业能力和消除由畸形或毁容引起的自卑心理，最终使患者重返家庭，回归社会。

3. 禁忌证

（1）患者出现休克、严重全身性感染、肺水肿、肺功能不全、脑水肿等不稳定的临床情况时，禁忌进行肌力练习、耐力训练等。

（2）手背烧伤、关节或肌腱暴露、关节深部疼痛及皮肤移植 5～7 天内，运动疗法要慎重进行。

（二）早期康复治疗

1. 康复治疗目的

（1）预防休克和感染，促进创面愈合。

（2）控制水肿，减轻疼痛。

（3）预防关节和皮肤活动能力的丧失。

（4）预防肌力和肌肉耐力的减退。

（5）促进自我照顾技能的发展。

（6）对患者及家庭进行教育。

2. 康复治疗方法

（1）物理因子治疗 对烧伤创面除进行清创、去痂、抗感染外，配合适当的理疗，有助于促进创面愈合，防治感染。常用的理疗方法如下。

① 紫外线照射：可加快局部组织的血液循环，抑制细菌生长，刺激结缔组织和上皮细胞生长，可消肿止痛、预防感染、促进坏死脱落。伤后即可采用，越早疗效越好，其剂量根据病情而定。

② 红外线照射：能减少创面渗出，促进创面干燥结痂，防治感染，并有一定的保温作用。红外线照射的距离以患者有舒适的温热感为准，每次照射 10～30 分钟，每日 1 次，15～20 次为一个疗程。

③ 电光浴：大面积烧伤可用全身电光浴照射法，温度 30～33℃或稍高些，照射时间 20～30 分钟，每日 1 次，疗程根据病情来定。能促进创面干燥、结痂、减少血浆渗出，预防及控制感染，具有一定的保温作用。

④ 超短波：可使局部血管扩张，单核-巨噬细胞系统功能增强，白细胞和抗体增加，抑制细菌繁殖，加速结缔组织再生，因而能促进坏死组织分离脱落，控制炎症。采用并置法或对置法，微热量，每次 10～15 分钟，常用于小创面的治疗。

⑤ 冷疗法：对中小面积和较浅的烧伤，特别是四肢的表浅烧伤，可进行冷水浸泡、冲洗或冷敷，能减少组织中的热量，收缩周围血管，减轻热对组织的进一步损害，并能减轻疼痛。冷疗温度以 5～10℃为宜，持续 30 分钟以上，以去除冷疗后创面不痛或稍痛为准。

⑥ 水疗：水的温热作用可以减轻疼痛，清除创面分泌物，减轻感染，促进坏死组织脱落，有利于创面愈合。35～36℃漩涡浴有利于创面焦痂脱落。局部烧伤的治疗，水温可稍高，37.7～38.8℃，每次 30 分钟。患者可在水中先浸泡 5～10 分

钟，清理创面后开始主动运动，从小关节开始至大关节逐步进行，然后由治疗师对患者每个关节进行被动活动，活动至最大范围，每次治疗30～60分钟。

⑦ 高压氧治疗：可以促进创面愈合、植皮的生长，减少增生性瘢痕的形成。

（2）运动治疗　早期运动治疗的目的是保持烧伤区和非烧伤区的肌力与关节活动度，控制肿胀，预防烧伤部位的挛缩和畸形，改善机体循环与组织代谢，促进创伤修复。宜少量多次进行。

① 被动关节活动：被动关节活动可预防组织粘连和关节挛缩。对患者所有关节做全范围被动活动练习，每天至少3～4次，有条件者，上午一次在水中进行，下午在床上进行，每一关节活动至少10次，要求达到全关节活动范围。睡前也应进行一次活动。

② 主动关节活动和助力关节活动：能自行活动的患者可进行主动活动和助力活动，除增加关节活动度外，还可改善血液循环，减轻水肿，保持肌肉力量。身体情况允许的患者鼓励早期下床和做最大范围的主动活动，必要时给予辅助具，如助行器、踝矫形器等。

③ 牵引：对瘢痕部位关节进行牵引治疗，可以有效地预防瘢痕挛缩。

（3）体位摆放　烧伤后24～48小时胶原合成和挛缩就开始发生，因此，对于关节的浅Ⅱ度以上烧伤，应尽早强调正确的体位摆放，以预防肢体的挛缩与畸形。体位摆放的总原则就是采取伸展位，但应配合经常性的主动活动和定时的体位变换。

（4）矫形器应用　在患者不能自觉地维持正确的功能体位时，矫形器是固定体位的有效措施。合适的矫形器除能帮患者制动外，还可保护组织和减轻水肿。烧伤后早期就应根据患者需要设计合适的矫形器，如热塑夹板、牵引装置等。

（5）心理康复　由于突然的不良刺激，使患者产生焦虑、恐惧等不良心理反应，进行及时的心理治疗，可改善患者的心理状态，树立患者对康复治疗的信心，积极配合治疗，促进功能恢复。

（三）制动期康复治疗

1. 康复治疗目的

（1）制动植皮区域。

（2）限制肿胀。

（3）促进伤口愈合。

（4）预防继发性功能障碍。

2. 康复治疗方法

（1）体位摆放　在手术前作业治疗师就应与医生和护士讨论术后所需要的体位摆放，并提前准备好体位摆放所需要的用具，以供手术结束后立即使用。

（2）制动　植皮者通常需要制动植皮区域及其远端与近端的关节，制动期的长短取决于医生的习惯与手术的部位，如游离植皮、组织扩张术、带状植皮等手术者，需延长制动时间。制动期一般为5～7天。下肢植皮者10天内不要悬垂下肢，如要下床行走，必须先征得医生的同意，且双下肢使用双层弹力绷带。行走距离要逐渐增加，避免静态站立。行走结束后立即平卧抬高下肢。

（3）物理因子治疗和运动治疗 具体内容可参照早期康复治疗。

（4）辅助用具 提供适应性辅助用具（如加粗手柄的汤匙、擦背器等），以提高患者自我照顾的能力。

（5）自我料理 鼓励患者独立完成洗头、洗漱、进食等自理性活动，并经常主动活动非制动区的肢体。

（6）心理康复 安慰和教育患者及其家属关于正常伤口的愈合过程，植皮后局部皮肤和关节功能的发展和转归，鼓励患者战胜伤痛，积极主动地进行功能训练。

（四）后期康复治疗

1. 康复治疗目的

（1）预防或控制瘢痕增生，促进瘢痕成熟。

（2）预防或纠正挛缩和畸形。

（3）帮助患者最大限度实现日常生活活动的独立。

（4）促进患者早日重返家庭和社会。

2. 康复治疗方法

（1）压力治疗 压力治疗的目的在于软化和消除瘢痕，预防或控制瘢痕增生。不同时期的瘢痕需要施加的压力不同，治疗必须持续进行，每天除洗涤、进食、涂润滑剂外，必须持续加压治疗23～24小时，持续6～18个月，直至瘢痕成熟。压力治疗的方法主要有弹力绷带、烧伤压力衣等。

① 弹力绷带：弹力绷带加压包扎可促进血液回流，减轻水肿，且操作方法简单。弹力绷带由远及近作8字形缠绕肢体、躯干。在弹力绷带内可放置夹板或加压敷料，压力的大小可根据边缘组织隆起的程度判断。缺点是压力不均匀，且易松散脱落。

② 烧伤压力衣：为烧伤患者特制的压力衣是更有效的加压方法，每天24小时穿着。如压力衣弹性丧失或患者身材有改变，应重新量体订制。

（2）物理因子治疗 采用超声波、音频、直流电离子导入等理疗方法，可以软化和减轻瘢痕。

（3）运动治疗 植皮愈合后，鼓励患者进行最大限度的主动活动，以改善血液循环、减轻水肿和炎症反应、防止关节功能障碍。可采用以下方法。

① 徒手操和棍棒操：主要活动受影响的关节，以达到改善关节活动能力的目的。具体方法可根据需要自行设计与编排。

② 器械训练：是利用器械来改善患者运动功能的一种运动方法。可根据功能训练需要选择不同的运动器械。对挛缩的瘢痕可采用滑轮重锤牵伸及沙袋加压牵伸。对手指屈曲和握拳障碍可采用握力练习器、捏橡皮球等锻炼。对手指伸直障碍可在分指板上运动。对于肩肘关节功能障碍可在滑轮装置上运动，或使用划船器、举重器械进行锻炼。对髋膝关节功能障碍可采用固定自行车上运动。对踝关节功能障碍可采用半圆形滚动器练习踝关节的屈伸运动。

③ 被动关节活动：根据病情需要，可施行关节松动术。

④ 瘢痕牵张与按摩：通过对瘢痕的牵张与按摩，可使瘢痕的胶原纤维向顺应拉力的方向蠕变，并重新排列，还可推动局部水肿的移动，分解瘢痕与深层组织的粘连，从而使瘢痕变软变薄。

（4）作业治疗　浅度烧伤在创面愈合后，由于不影响肢体功能，即可恢复劳动能力和日常生活活动能力。大面积深度烧伤严重影响肢体功能，需要进行作业疗法训练才能恢复劳动与生活能力。

① 日常生活活动能力：鼓励患者以正常的运动模式，在正常的时间框架内实现日常生活活动的全面独立。日常生活活动能力训练的内容包括翻身训练、离床活动、洗漱训练、进食训练、穿脱衣训练、如厕训练和洗澡训练等。对于完成活动有困难者，可以提供辅助用具，如患者握匙有困难，可将餐具用绷带等固定在手上练习进食。

② 功能性作业疗法训练：训练的内容包括增加肌力、耐力、体力的功能性训练，对瘢痕的自我牵张，提高手的灵活性、协调性和操作技能等。

③ 工作能力的训练：为患者重返家庭和社会作准备。根据患者原来的职业性质选择训练项目，如曾从事木工者训练锯木；电工训练安装灯具；脑力劳动者训练书写、敲键盘、绘画等；妇女可训练缝衣服、编织毛衣等。

（5）健康宣教　对患者及家属进行康复宣教，宣教的内容包括伤口的护理技术、体位摆放的原则和方法、瘢痕挛缩的影响、保持日常生活活动能力独立的重要性、继续活动与锻炼的必要性、瘢痕的护理与防护、瘢痕的控制技术与原则、加压包扎的方法与注意事项等。

（6）心理康复　针对患者不同的心理状态给予心理安抚与疏导，必要时寻求心理医生的帮助。

（五）预后

烧伤患者的预后，除了与烧伤的面积和深度有关外，还与创面的处理和康复治疗是否及时得当有关。积极的创面处理能使病人早日完成创面修复，适当的康复治疗措施能最大限度地恢复患者的日常生活活动能力和劳动能力。我国在烧伤救治方面积累了丰富的经验，处于世界领先水平，使烧伤面积在90%以上的患者能获得救治，并达到功能恢复，使患者重返家庭，重返社会。

知识拓展

干细胞治疗烧伤的优势

随着干细胞与再生医学研究的不断深入，干细胞治疗烧伤目前已经成为医学研究中的一个热点，越来越多的科学家把目光聚焦到干细胞治疗策略上来，并取得了巨大的突破，证实了干细胞在烧伤创面愈合中的应用前景广阔，干细胞可以通过加速愈合、改善瘢痕结果、更好地再生皮肤及其附属物、调节炎症反应以及减少纤维化和感染的风险。干细胞还显示出通过旁分泌信号抑制瘢痕疙瘩成纤维细胞活性的潜力，从而证明了它们在长期烧伤护理中的瘢痕管理中的潜力，2018年一项源自人脂肪间充质干细胞的条件培养基用于瘢痕疙瘩植入动物模型，该模型显示炎症和纤维化减少。

二维码 5-1　测试题

第二节　恶性肿瘤康复

学习目标

1. 掌握：恶性肿瘤康复的基本概念；恶性肿瘤的康复评定；恶性肿瘤的康复治疗原则和方法。
2. 熟悉：恶性肿瘤的康复治疗目标。
3. 了解：恶性肿瘤的病因；恶性肿瘤的临床治疗。

一、概述

（一）基本概念

1. 定义

恶性肿瘤（malignant tumor）又称为癌症。是指机体在各种致癌因素作用下，局部组织的细胞基因突变，导致异常增生而形成的局部肿块，早期可发生浸润和转移，侵犯破坏邻近组织和器官的结构功能，引起坏死出血合并感染，后期出现恶病质，严重危害人类生命与健康。

随着医疗技术的进步，各类肿瘤治疗方式与药物不断涌现，在过去30年间，肿瘤总体死亡率下降了约32%，但因恶性肿瘤本身以及常规治疗如手术、化疗等产生的不良反应和并发症都会严重影响患者的生活质量。如何提高肿瘤患者的生存率与生活质量，是当前肿瘤康复的关键难题。

2. 流行病学

截至2020年，全世界约有1930万例新增肿瘤病例和近1000万例肿瘤患者死亡，预计到2040年，全球肿瘤负担将高达2840万例。不仅如此，癌症的死亡人数也在全球迅猛上升，据推测到2030年这个数字可能会增至1320万。2020年我国新发癌症病例457万例，死亡病例300万例，癌症成为全球重要的公共卫生问题。

（二）病因病理

恶性肿瘤是环境因素与内在因素相互作用引起的。

1. 环境因素

（1）化学致癌物　人们最先认识的肿瘤病因是化学致癌因素。流行病学与病因学研究证实，具有致癌作用的化学物质超过2000种，常见的化学致癌物包括多环芳香烃类、芳香胺与偶氮染料和亚硝胺类等。

（2）生物致癌物　据估计，15%的人类肿瘤是病毒引起的。目前病因关系比较明确的有乙型肝炎病毒与原发性肝癌，人乳头瘤病毒与子宫颈癌，人免疫缺陷病毒（艾滋病病毒）与卡波济氏肉瘤等。此外，EB病毒可能与鼻咽癌有关，丙型肝炎病毒可能也与肝癌有关。除病毒外，还有一些微生物感染有致癌作用。幽门螺杆菌是导致慢性胃炎和十二指肠溃疡的主要原因，而慢性萎缩性胃炎是胃癌的癌前病变，这提示此种细菌感染可能与胃癌的发生有密切关系。

（3）物理致癌物　人类对某些物理因素致癌的认识已有近百年的历史，到目前为止已经肯定的物理致癌因素主要有电离辐射、紫外线辐射和一些矿物纤维。

2. 内在因素

（1）遗传因素　遗传因素决定个体的易感性。目前认为一些携带变异基因的人对环境致癌因素格外敏感而易患癌症。

（2）内分泌因素　如雌激素和催乳素与乳腺癌有关，雌激素与子宫内膜癌相关，雄激素与前列腺癌相关等。

（3）免疫因素　先天或后天缺陷者易发生恶性肿瘤，如丙种球蛋白缺乏症患者易患白血病和淋巴造血系统肿瘤等。

因此，恶性肿瘤的发生是内外因素长期共同作用的结果。

（三）临床表现

恶性肿瘤的临床表现取决于肿瘤性质、发生组织、所在部位以及发展程度，一般早期多无明显症状，随着疾病的发展，症状逐渐出现，尽管表现不一，但有其共同的特点。

（1）局部表现　主要有局部肿块、疼痛、溃疡、出血、梗阻和转移症状等。

（2）全身症状　如贫血、低热、消瘦、乏力等。如果肿瘤影响营养摄入，如消化道梗阻或继发感染、出血等，则可出现明显的全身症状。恶性肿瘤晚期常可出现恶病质、全身衰竭。

（四）恶性肿瘤的临床治疗

目前临床上治疗肿瘤的方法包括手术治疗、放射治疗、化疗、靶向治疗、免疫治疗等。

二、康复评定

恶性肿瘤患者的心理、疼痛、各系统器官功能、全身活动功能状态的评定方法与一般伤病的评定基本相同，但具有恶性肿瘤的特点。

（一）心理评定

1. 恶性肿瘤患者的心理反应

一般认为，恶性肿瘤患者的心理反应通常要经过否认期、愤恨期、妥协期、抑郁期和接受期5个阶段。不同患者在心理变化分期方面存在很大差异，各期持续时间也不尽相同，出现顺序也有所不同。表5-4是Massie MJ及Heijigeastein E等列举恶性肿瘤患者的特殊的心理反应。

表5-4　恶性肿瘤患者的正常心理反应

症状	持续时间
1期：最初反应 怀疑和否认（“误诊”“病检时混淆了玻片”），绝望（“我一直知道是这样的”“我不接受治疗，治疗无济于事”）	2～5天
2期：烦燥不安 包括焦虑、抑郁情绪、厌食、失眠、易怒、注意力不集中、日常活动能力受限	7～14天
3期：适应 适应新情况、正视出现的问题、找到乐观的理由、重新参加各项活动（包括新的或修改的治疗方案）	＞14天～数月

2. 心理评定方法

对恶性肿瘤患者心理评定的方法与一般伤病的心理评定相同，主要采用以下评定方法。

（1）情绪测验　采用汉密尔顿抑郁量表、汉密尔顿焦虑量表。

（2）人格测验　采用艾森克人格问卷。

（二）疼痛评定

恶性肿瘤患者疼痛评定的原则和方法与一般疼痛评定相同，多采用目测类比测痛法（VAS）、McGill 疼痛问卷法。

（三）躯体功能评定

1. 恶性肿瘤患者的躯体功能障碍

恶性肿瘤所引起的躯体功能障碍可分为以下两大类。

（1）恶性肿瘤本身所致功能障碍　包括：①原发性损伤，如骨关节肿瘤破坏骨关节致肢体活动功能障碍；②继发性损伤，如恶性肿瘤对体质的消耗引起营养不良、贫血，长期卧床缺乏活动引起肌力减退、肌肉萎缩、关节纤维性挛缩、下肢静脉血栓形成等。

（2）恶性肿瘤治疗所致功能障碍　包括：①手术损伤，如喉癌全喉切除术后丧失发声、言语交流能力；乳腺癌根治术后肩关节活动障碍与上肢淋巴性水肿；肺癌肺叶切除术后肺呼吸功能降低。②化疗损伤，如骨髓造血功能抑制、多发性神经病变。③放疗损伤，如骨髓造血功能抑制，鼻咽癌放疗后腮腺唾液分泌减少、颞颌关节活动功能障碍。

2. 躯体功能评定方法

根据恶性肿瘤患者病情的原发性和继发性反应的特点，恶性肿瘤患者各系统器官的功能评定多侧重于：关节活动度评定、肌力评定、步行能力评定、肢体围度测量、骨折等；中枢神经功能、周围神经功能、心肺功能等评定。恶性肿瘤患者躯体功能评定的原则和方法与一般伤病的功能评定相同。

（四）活动功能评定

（1）日常生活活动能力评定　可采用 Barthel 指数、功能独立性评测（FIM 量表）等方法评定。

（2）Karnofsky 患者活动状况评定　Karnofsky 所制定的患者活动状况评定量表，最初用于恶性肿瘤患者的评定，后来也用于其他疾病的评定，主要根据患者能否自理生活、是否需要他人照顾、能否进行正常生活和工作的情况进行评定（表 5-5）。

表 5-5　Karnofsky 活动状况评定分级标准

分数	患者活动状况	生活独立性
100	正常，无疾病表现	不需特殊照顾
90	能正常活动，有轻微症状、体征	
80	勉强能正常活动，有某些症状、体征	
70	能自我料理生活，但不能胜任正常工作	不能正常工作，基本能自理生活
60	需他人帮助，生活基本自理	
50	需要一定的帮助和护理	

续表

分数	患者活动状况	生活独立性
40	不能活动，需特殊照顾	不能自我照料，病情发展需特殊照顾
30	严重不能活动，需住院照顾	
20	病情严重，需住院积极治疗	
10	病危，濒临死亡	
0	死亡	

（五）生活质量评定

肿瘤患者生活质量评定包括通用生活质量评估量表、癌症特异性生活质量评价工具和特定癌症生活质量评价工具。

三、康复治疗

肿瘤康复是通过调动患者的积极性，应用多种方法，促进患者手术或放、化疗后机体功能恢复，提高生活质量，最大限度地使患者回归社会。它涉及医学、社会学、心理学、营养学和运动学等众多学科，包括功能康复、心理疏导、饮食忌宜、自然疗法、音乐疗法、中医中药等多个领域。

（一）康复治疗目标

随着现代医学的迅猛发展，恶性肿瘤的诊治水平不断增高，1/3 的恶性肿瘤可以通过改变生活方式等方法有效预防；1/3 的恶性肿瘤经早期诊断、早期治疗可以获得治愈；1/3 的恶性肿瘤依靠综合治疗能达到延长生存期、改善生活质量的目的，这已成为国际社会的广泛共识和明智选择。由于在恶性肿瘤发生发展的不同阶段，不同恶性肿瘤及其不同程度功能障碍的康复目标不同。Dietz 将肿瘤患者的康复目标分为以下四种。

（1）预防性康复　在恶性肿瘤患者抗肿瘤治疗前及治疗过程中进行康复治疗的目的是：尽可能减轻恶性肿瘤病症及其可能引起的功能障碍对患者精神上造成的冲击，预防残疾的发生，减轻可能发生的功能障碍及残疾的程度。

（2）恢复性康复　通过手术、化疗及放疗等抗肿瘤治疗，恶性肿瘤得到治愈或控制时进行康复治疗的目的是：促进患者恢复健康，使患者功能障碍减轻至最低程度，以便能生活自理，参加力所能及的工作，回归社会。

（3）支持性康复　在患者抗肿瘤治疗过程中或恶性肿瘤仍存在并有进展时，进行康复治疗的目的是：减缓恶性肿瘤的发展、改善患者的身体健康和功能，提高生活自理能力，预防继发性残疾和并发症的发生，延长生存期。

（4）姑息性康复　晚期恶性肿瘤患者病情继续恶化时进行康复治疗的目的是：尽可能改善患者的一般情况，控制疼痛，预防或减轻继发性残疾和并发症的发生和发展，使患者得到精神上的支持和安慰。

（二）康复治疗

医学发展到今天，癌症不一定就意味着死亡，但因恶性肿瘤本身以及常规治疗如手术、化疗等产生的不良反应和并发症都会严重影响患者的生活质量，需要进行康复治疗，以提高其生存质量。

1. 心理康复

心理康复应贯穿抗肿瘤治疗的全过程。恶性肿瘤患者大多有明显的心理变化，表现为不同程度的焦虑、抑郁，甚至有些患者会出现严重的精神问题。如在手术、化疗、放疗等治疗前后，患者会产生疑惑、恐惧心理；在康复期，患者常担心肿瘤复发或转移，影响正常工作和生活；在肿瘤晚期，患者在有限的生存期内会产生绝望、厌世恐惧等心理。

因此，针对于患者的心理问题，治疗师可以为患者设计多个患者参与的活动，以达到患者之间的交流与互助。同时可以利用一些心理疗法，如情绪疏导、认知疗法、行为训练疗法、结构心理干预疗法等恢复患者的心理健康。

2. 运动疗法

运动疗法一方面可以增强心肺功能与蛋白质合成，改善生理功能，增加生理储备；另一方面，还有助于改善体内代谢与免疫平衡，并在体内创造抑癌环境。研究表明，有氧运动、抗阻运动、有氧运动联合抗阻运动可以改善常见的肿瘤相关症状，包括焦虑、抑郁、疲乏，以及提高身体功能和生活质量。

（1）禁忌证及终止指标　常见禁忌证包括手术伤口愈合期内、放化疗后有严重心肺疾病、安静时收缩压＞200mmHg 或舒张压＞110mmHg、直立后血压下降＞20mmHg，并伴有症状、血栓性静脉炎和近期血栓栓塞、以及其他代谢异常，如急性甲状腺炎、低血钾、高血钾或血容量不足等。

在运动时如果出现以下情况：心电图显示心肌缺血、心律失常，出现中重度心绞痛、头晕、胸闷气短、共济失调等，应该由医师检查并排除危险后再恢复运动。

（2）运动处方　恶性肿瘤患者的运动处方，应根据患者的自身情况，结合学习、工作、生活环境和运动喜好等进行个体化制订。恶性肿瘤生存者应每周累积至少 150～300 分钟的中等强度有氧运动，或 75～150 分钟较大强度的有氧运动，每周至少 2 天进行抗阻运动，在进行有氧运动和抗阻运动时，结合平衡能力和柔韧性运动。运动处方以运动频率、强度、时间、类型，为要素进行制订，见表 5-6。

（3）运动处方的调整　仍有一部分恶性肿瘤患者可能无法耐受上述运动处方，因此应基于患者的耐受性对运动处方进行调整，运动处方以低强度、缓慢进展可以降低症状加重的风险。可考虑的调整变量包括：降低运动的强度、减轻运动持续时间、减少运动的频率，以及调整运动方式。

表 5-6　恶性肿瘤患者运动处方制订原则

项目	有氧运动	抗阻运动	柔韧性练习
频率	每周 3～5 天	每周 2～3 天	每周 2～3 天，每天进行更有效
强度	中等（40%～59% HRR；64%～75% HRmax；RPE 12～13）到较大强度（60%～89% HRR；76%～95% HRmax；RPE 14～17）	从低强度（如30% 1-RM）开始，小幅度地增加	在可以忍受的情况下在关节活动范围内活动
时间	每周 150 分钟中等强度或 75 分钟较大强度运动，或两者相结合的等量运动	至少 1 组 8～12 次重复次数	静力性拉伸保持 10～30 秒
类型	动用大肌群的、长时间的、有节奏的活动（如快步走、骑车、有氧舞蹈、慢跑、游泳等）	自由重量、抗阻器械或自身体重的功能活动（如坐站转换），活动所有大肌群	所有大肌群的拉伸或关节活动范围的运动。明确因类固醇、放射线或外科手术治疗引起的关节或肌肉受限的特定区域

注：HRR—heart rate reserve，储备心率；HRmax—heart rate max，最大心率；RPE—ratings of perceived exertion，主观体力感觉表；1-RM—1-repetition maximum，单次最大负荷量测试。

考虑到许多恶性肿瘤患者的机体功能减退状态和疲劳的情况，短时间的抗阻练习可能是更有益的。抗阻运动中可调整的变量包括：减少每个肌群的训练组数、降低负荷、减少同等负荷下的重复次数、增加每组之间休息的时间，见表 5-7。

表 5-7　已经证实的一些对恶性肿瘤问题有益的处方

临床结局	运动类型	强度	时间或次数	频率/(次/周)	周期/周	其他
焦虑	有氧	60%～80% HRmax 60%～80% VO_2maxRPE13～15	30～60 分钟	3	12	监督更有效
	有氧+抗阻	60%～80% HRmax 60%～80% VO_2max	20～40 分钟	2～3	6～12	监督或监督和家庭基础的结合
		RPE 13～15 65%～85% 1RM	2组重复8～12次	3	6～12	
抑郁	有氧	60%～80% HRmax 60%～80% VO_2max RPE 13～15	30～60 分钟	3	12	监督更有效
	有氧+抗阻	60%～80% HRmax 60%～80% VO_2max	20～40 分钟	3	12	监督或监督和家庭基础的结合
		RPE 13～15 65%～85% 1RM	2组重复8～12次	2～3	6～12	
疲劳	有氧	65% HRmax 45% VO_2max RPE 12	30 分钟	3	12	监督和不监督效果类似
	抗阻	60% 1RM RPE 12	2组重复12～15次	2	12	
	有氧+抗阻	65% HRmax 45% VO_2max RPE 12	30 分钟	3	12	监督或监督和家庭基础的结合
		60% 1RM RPE 12	2组重复12～15次	2	6～12	

续表

临床结局	运动类型	强度	时间或次数	频率/(次/周)	周期/周	其他
淋巴水肿	抗阻	60%～70% 1RM RPE 15	1～3 组 重复 8～15 次	2～3	52	有监督
身体功能	有氧	60%～85% HRmax 60%～85% VO_2max RPE 12～13	30～60 分钟	3	8～12	监督更有效
	抗阻	60%～75% 1RM RPE 13～15	2 组 重复 8～12 次	2～3	8～12	确定无人监督的益处的证据有限
	有氧+抗阻	60% ～85% HRmax 60%～85% VO_2max RPE 12～13	20～40 分钟	3	8～12	监督或监督和家庭基础的结合
		60%～75% 1RM RPE 13～15	2 组 重复 8～12 次	2～3	8～12	

（4）注意事项　①需要意识到运动对接受治疗的患者症状的影响是可变的。②与健康成人相比，恶性肿瘤患者需要延缓运动量提升的进度。③已完成治疗的患者在不加重症状或不良反应的情况下，可以逐渐延长运动时间、增加运动频率、提高运动强度。④如果可以耐受，没有出现症状加重或不良反应，肿瘤患者的运动处方的基本内容与健康人群相同。⑤因为一些个体使用影响心率的药物（如 β 受体阻滞剂），仅用心率来监测之前或目前接受治疗的恶性肿瘤患者的有氧运动强度可能不够准确，可以教育患者用自我感觉用力程度来监测运动强度。⑥在治疗期也可以进行柔韧性练习。⑦每天几次短时间的运动比一次较长时间的运动可能增加运动的依从性并从中获益，尤其是在积极治疗期间更是如此。

3. 疼痛康复

60%恶性肿瘤患者伴随有疼痛，25%～30%的患者存在严重疼痛；对于老年肿瘤患者，疼痛、乏力、失眠等症状常伴随着机体机能状况的下降。疼痛又可加重患者的忧虑、抑郁，影响患者的生活质量，甚至形成威胁，晚期肿瘤患者常因难以忍受疼痛的折磨而要求提前结束生命。

（1）药物治疗　根据世界卫生组织（WHO）“癌痛三阶梯镇痛治疗”原则，应根据病人的疼痛程度，有针对性地选用不同强度的镇痛药物。采用数字评分法评分（numerical rating scale，NRS），对于轻度疼痛（NRS≤3 分）可选用非甾体消炎镇痛药物；中度疼痛（3 分<NRS<7 分）可使用弱阿片类药物，也可使用低剂量强阿片类药物，并可联合应用非甾体消炎镇痛药物以及辅助镇痛药物（镇静剂、抗惊厥类药物和抗抑郁类药物等）；重度疼痛（NRS≥7 分）首选强阿片类药，并可合用非甾体消炎镇痛药物及辅助镇痛药物。

癌痛药物治疗的五项基本原则：首选口服给药、按阶梯给药、按时给药、个体化治疗和注意具体细节。要密切观察疼痛缓解程度和机体反应情况，及时采取必要措施以尽可能减少药物的不良反应，提高病人的生活质量。

（2）物理治疗 包括经皮穴位电刺激、针灸、按摩、冷敷、局部热疗、持续的被动运动、固定或支撑等。这些治疗方法作为多模式镇痛中的辅助治疗手段具有一定有效性。

（3）放射治疗 放射治疗对恶性肿瘤疼痛（尤其是骨转移的疼痛）有较好、较快的止痛效果。

（4）神经阻断 对上述治疗方法效果欠佳的患者，可在局部痛点、外周神经、自主神经、硬膜外、蛛网膜下腔及肿瘤组织中注入乙醇或苯酚进行神经阻断，有较好的止痛效果。

（5）神经外科手术 对顽固性疼痛，可以进行神经松解、神经切断、脊神经根后支切断、脊髓前柱切断等神经外科手术。

（6）认知行为模式 大多数认知行为模式干预的研究结果显示，其对恶性肿瘤疼痛患者有一定的积极影响。认知行为模式干预措施包括音乐、冥想、催眠放松技术等。

4. 中医治疗

中医学主张调理阴阳，促进阴平阳秘，以辨证论治为中心，建立起以施药、外治、药膳、施乐、心理疏导、中医运动六个方面的肿瘤康复治疗体系。研究表明中医药可以延长患者无进展生存期和总生存期，且可以提高生活质量。

（1）中医中药 肿瘤患者经过手术、化疗、放疗等规范化治疗后，正气未复，气阴亏虚，瘤毒易散，伏邪（癌毒）难除，机体无形之痰瘀可能再度产生，容易复发转移。中医药以扶正为主，兼以祛邪，同时配合气功、药膳等方法增强机体抗肿瘤的能力，预防肿瘤的复发转移。

（2）针灸治疗 针灸主要作用包括缓解癌症疼痛、改善骨髓抑制反应、减轻消化道反应、提高机体免疫力。采用体针、耳穴贴压和经皮穴位电刺激等方法，一般穴取膻中、太渊、肺俞、肾俞、膏肓、足三里、三阴交等。

（3）食疗 中医有“药食同源”的说法，食疗在中医中占有重要地位，是中医的一大特色。肿瘤发生与正气虚弱有密切联系，因而扶正固本为肿瘤食疗的首要原则，气虚者可食用珠玉二宝粥、补虚正气粥、山药清汤、薏苡仁莲子粥、百合薏苡莲子羹等；阳虚者可食用羊肉羹、狗肉汤等；血虚者可食用桂圆红枣粥等；阴虚者可食用地黄粥、黄精玉竹粥等。放化疗后食用菜花、甘蓝、芹菜等减轻放疗反应；食用银耳、绿茶抗辐射；食用生姜、无花果健胃止呕。

（4）中医传统功法 中医传统功法，如传统气功、五禽戏、太极拳、练功十八法、八段锦。传统气功注重调整呼吸、身体活动和意识，是以强身健体、防病治病为目的的锻炼方法。可以改善癌症患者症状，如失眠、疲乏、焦虑等，还能提高免疫功能，并改善生活质量。

5. 健康教育

对恶性肿瘤患者的健康教育包括宣传恶性肿瘤防治知识、恶性肿瘤患者心理变化的特点、康复治疗的目标和内容等；还应倡导积极健康的生活方式，鼓励患者有规律的生活起居、多参加户外或集体活动、做一些力所能及的家务，多和亲友沟通、保持乐观积极的心态等。

知识拓展

正念干预

正念是当我们以一种开放、接纳和洞察的方式，有意地对此时此刻加以注意时涌现出的觉知。正念干预已被应用于多种心理学与临床情境，并且十分适合癌症人群面临的特殊困境。面向癌症人群的正念干预多从传统正念项目发展而来，大多有所调整以适应不同病人的需要。许多研究发现了正念干预应用于癌症康复的积极结果，体现在心理社会（抑郁、焦虑、压力、生活质量等）、癌症相关症状（如疼痛、疲劳、睡眠）和生物指标（如免疫、内分泌、自主神经系统、端粒）等方面。未来研究需着重探讨正念癌症康复的心理和生物学机制，为精细化干预提供理论支撑。同时，正念干预还应在多种癌症类型、多个治疗阶段和康复阶段中得到更广泛的应用。

二维码 5-2　测试题

第六章　继发疾病和并发症康复

第一节　慢性疼痛康复

学习目标

1. 掌握：慢性疼痛康复评定的常用方法。
2. 熟悉：慢性疼痛的特征；慢性疼痛的康复治疗方法。
3. 了解：常见慢性疼痛综合征及其止痛方法。

一、概述

（一）基本概念

1. 定义

痛感常与躯体感觉、情绪、认知等因素有关，属于主观感受。1986年国际疼痛研究协会（IASP）将之定义为：疼痛（pain）是与现存或潜在的组织损伤有关的或可用损伤来描述的一种不愉快的感觉和情绪体验。本节主要介绍慢性疼痛的康复治疗。

2. 流行病学

疼痛是人群中比较常见的问题，是人们就医最常见原因之一。慢性疼痛的患病率与地区有关。如日本为17.5%，中国城市为8.91%（北京为例），韩国为37.6%，泰国为19.9%，缅甸为5.9%，摩洛哥为21%，德国为24.9%，地区差异非常大。

（二）病因病理

疼痛的常见原因有创伤、炎症、癌症、神经病理性原因和精神病理性原因等。慢性疼痛与急性疼痛存在差别。急性疼痛是疾病的一种症状，而慢性疼痛不仅是一种症状，其本身就是一种疾病，导致患者出现躯体功能障碍、心理障碍、治疗障碍等问题；心理反应不同，急性疼痛常伴随着焦虑，而慢性疼痛常伴随着抑郁；一旦慢性疼痛形成，则疼痛完全缓解的可能性极小，且容易出现药物成瘾。

慢性疼痛常产生疼痛之外的各种表现：①疼痛组织的代谢改变；②运动控制不良；③自主神经功能不良；④中枢神经系统功能不良；⑤自我感觉差；⑥心理障碍。

（三）临床表现

多数学者将慢性疼痛定义为持续6个月以上的疼痛，也有学者以3个月为界。慢性疼痛可以分为两大类：一类是进行性机体组织破坏所致，如癌症性疼痛；另一类虽有持续的疼痛，但却没有进行性机体组织破坏，称之为慢性良性疼痛综合征，临床上常见的有头痛、颈腰部疼痛、关节炎、创伤后痛、肌筋膜性疼痛、纤维肌痛、神经病理性疼痛等。

慢性疼痛可影响患者的睡眠和情绪，因此疼痛、睡眠、情绪被称为慢性疼痛三联征。具体表现为情绪抑郁或焦虑、易疲劳、活动减少、性欲下降、失眠、大量使用药物和乙醇、对他人产生依赖以及与损伤不相称的功能障碍等。慢性疼痛多见于女性，有心理疾病者、缺乏家庭及社会支持者、不愿意工作或对工作状况不满意者、失业者等亦多见。

二、康复评定

临床上根据疼痛的性质、部位、程度、发作情况和时间进程以及诱发原因与伴随症状等对疼痛进行评定，协助诊断疼痛的病因，以便确定控制疼痛最有效的方法。临床上常用的疼痛评定方法如下。

（一）视觉模拟评分法

视觉模拟评分法（visual analogue scale，VAS）也称为目测类比评分法，是在纸上划一条长约10cm的线段，线段最左端表示无痛即0分，最右端表示极痛即10分。让患者根据自己所感受的疼痛程度进行目测，并在线段上用手指出疼痛所处位置。从起点至所指处的距离长度即为疼痛的强度。一般重复两次，取两次的平均值。

（二）口述分级评分法

口述分级评分法（verbal rating scale，VRS）是另一种评价疼痛强度和变化的方法，包括4级评分、5级评分、6级评分、12级评分和15级评分，这些词通常按从疼痛最轻到最强的顺序排列，如：无痛、轻微痛、中度痛、严重痛、剧烈痛等，让患者从中选择最符合自身疼痛程度的词语。VRS是由简单的形容疼痛的字词组成，所以能被医生和患者双方迅速接受。

（三）McGill疼痛问卷和简化McGill疼痛问卷

McGill疼痛问卷（McGill pain questionnaire，MPQ）是在1971年由Melzack和Torgerson提出，该问卷除患者一般情况外，共列出78个描述疼痛性质的形容词，并将其分为4类20组，每组2～6个词。有感觉（sensory）类（1～10组），即自身对身体疼痛的直接感觉；情感（affective）类（11～15组），即主观感受；评价（evaluation）类（16组），即自身对疼痛程度的评价；其余17～20组为其他相关类，可以对多方面因素进行评定。此外还设有疼痛与时间的关系、影响因素、痛对生活的影响等评定项目。目前此法是英语国家应用最为广泛的测定疼痛的工具，多应用于科研方面。多数学者认为，此方法敏感性强，结果可靠，不仅能在多个方面顾及疼痛的感受，而且对疼痛的治疗效果和不同诊断亦十分灵敏。

但由于McGill疼痛问卷（MPQ）过于烦琐、费时，临床上应用时的方便程度较差，1987年Melzack在此基础上提出简化McGill疼痛问卷（short-form of McGill pain questionnaire，SF-MPQ），简称为简式MPQ。由11个感觉类和4个情感类对疼痛的描述词以及视觉模拟评分法（VAS）和现时疼痛强度（PPI）三部分组成。

（四）红外热像诊断

临床上主要根据患者的主诉来判断疼痛的性质、程度和部位。由于每个人对疼痛的敏感程度有较大的差异，给疼痛的诊断、治疗及疗效观察带来一定的困难。红外热像扫描能提供客观评价。当机体发生某些病变时，红外热像图会随着病变部位温度的变化发生相应的改变。应用红外热像扫描，使临床诊断及鉴别诊断更为直观。如患者主诉有下肢疼痛、麻木的感觉，但不能确切指出位置和范围。应用红外热像扫描，有助于神经损伤的定位诊断。

红外热像扫描，可观测出疼痛治疗的效果。治疗前后的温度差值能正确的反映肌肉痉挛解除程度，可作为判断疼痛治疗效果的客观指标。红外热像扫描，反映了机体的红外能量分布，根据热图可以较容易发现病变，不但可以了解患者已感到明显疼痛的部位，而且还可以了解患者尚未感觉到的病变所累及的范围。

三、康复治疗

（一）康复治疗目标

对于慢性疼痛患者康复治疗而言，以消除疼痛行为的强化因素、缓解或控制疼痛反应、提高功能水平和日常生活活动能力、减少药物使用、防止慢性症状的复发、提高生活质量为目标。

当疼痛处于急性期应强调预防性干预，及时干预慢性疼痛的危险因素。在慢性疼痛的治疗中，确定证明患者的疼痛是良性的，没有进行性的破坏性疾病存在是康复医生的首要职责。根据全面评估的结果，针对存在的问题，确定治疗目标，最后为患者制定和实施合理的治疗方案。慢性疼痛往往是由多因素造成的，问题较为复杂，因此其治疗应采用综合的康复治疗计划。

（二）药物治疗

药物治疗是疼痛治疗中基本的常用方法，主要作用于中枢神经系统、选择性抑制痛觉。镇痛药一般有三类。

（1）非阿片类药物　非甾体抗炎药物是临床首选的镇痛药物，具有解热、镇痛、抗炎、抗风湿的作用，对慢性疼痛有较好的镇痛效果，包括对乙酰氨基酚、丙酸类（布洛芬等）、柳酸盐（阿司匹林等）等。

（2）阿片类药物　包括吗啡、芬太尼、可待因、哌替啶等。此类药物镇痛作用强，常用于治疗顽固性疼痛，如癌痛等。但具有成瘾性，应尽量避免用于慢性疼痛患者。

（3）辅助性镇痛药物　慢性疼痛患者常伴有焦虑、抑郁、烦躁、失眠等精神类症状，往往需联合使用辅助药物治疗，包括抗惊厥药（丙戊酸钠等）、抗抑郁药（丙米嗪、舍曲林等）、抗痉挛药（地西泮、巴氯芬等）等。

（三）物理因子治疗

物理因子治疗可缓解疼痛、缓解痉挛、提高痛阈、减少疼痛介质的释放等，在慢性疼痛患者功能恢复中具有重要作用。

（1）热疗和冷疗　热疗包括蜡疗法、热水袋、热水浴、电热垫、电光浴、中药熏蒸等，可以有效抑制疼痛反射，提高痛阈；其原理是降低肌梭兴奋性，减轻肌肉痉挛，改善血液循环，促进炎症吸收。冷疗包括冷敷、冷喷、冰按摩、冰水浴等，可以减轻肌肉痉挛，其原理是降低肌张力，减慢肌肉内神经传导速度。

（2）电疗法　首选经皮神经电刺激疗法。其他可选用经皮脊髓电刺激疗法、音频电疗法、感应电疗法、直流电药物离子导入疗法、干扰电疗法、调制中频电疗法、高频电疗法等。

（3）光疗法　包括激光疗法、红外线疗法、红外偏振光疗法、紫外线疗法、可见光疗法等。

（4）超声波疗法　适用于神经肌肉、骨骼系统所引起的疼痛。

（5）生物反馈疗法　目的是帮助患者体会紧张和放松的感觉，学会对疼痛的自我调节和控制。常采用肌电生物反馈疗法等，经过训练，患者可以达到无需仪器帮助就可自行放松肌肉和对疼痛进行调控的效果。

（6）体外冲击波疗法　体外冲击波疗法兼具声学、力学等物理特性，通过压缩气体产生能量驱动子弹体，脉冲式冲击治疗区域。使人体组织再生、毛细血管和上皮细胞新生，以达到组织创伤修复的目的。具有治疗安全，操作简便，性价比高等优点。

（7）其他　磁疗法、石蜡疗法等。

（四）运动疗法和手法治疗

运动疗法和手法治疗可以通过促进骨骼肌肉正常生物力学关系的恢复，恢复肌肉的正常张力、肌力和关节的正常活动范围，增加柔韧性，改善运动组织的血液循环和代谢，纠正功能障碍，达到止痛目的。主要包括被动运动、主动-助力运动、主动运动、按摩、关节活动度训练、牵伸运动、牵引、肌力训练、关节松动术、PNF 技术等。

（五）肌内效贴

肌内效贴于20世纪70年代起源于日本，发展于欧美，而国内对肌内效贴的认识则始于北京奥运会。现该技术不仅用于各类运动损伤，且广泛延伸到临床康复领域。

肌内效贴布是一种带有弹性的超薄透气胶带，有不同的宽度、颜色和弹性，可以根据需要剪切成不同的形状，贴在需要治疗的皮肤、肌肉和关节上。与传统的膏药或药布相比，它极大减少皮肤过敏，允许治疗部位自然活动。肌内效贴布主要有三个方面的治疗作用：①缓解疼痛；②改善循环，减轻水肿；③支持、放松软组织，改善不正确的动作姿势，增强关节稳定性。

（六）传统康复疗法

包括针灸、推拿、拔罐等。针灸治疗可以激活神经元，释放出5-羟色胺、诱导产生内源性阿片样物质等，抑制痛觉；针灸还能刺激粗感觉神经纤维加强镇痛作用。推拿治疗，有助于放松肌肉，改善异常收缩，纠正关节的紊乱，减轻活动时的疼痛。拔罐可以逐寒祛湿、疏通经络、促进局部血液循环，达到消肿止痛的目的。

其他还有银质针技术、穴位埋线、超声引导下神经介入技术、小针刀技术等，均可以达到止痛祛病的目的。

（七）行为疗法

慢性疼痛患者往往伴有认知行为和精神心理的改变，如不进行干预，易形成恶性循环，进一步加重疼痛。对于慢性疼痛患者，降低心理不良应激，减少用药量和就诊次数，改变对人、对己、对事物的错误思想观念，改善生活习惯以获得良好的适应行为，从而改善个人与生活环境的关系。认知行为疗法可采用放松训练、生物反馈疗法、认知行为矫正、疼痛想象转移、注意力训练等治疗方法。

（八）局部神经阻滞

神经阻滞疗法是应用如利多卡因等局部麻醉剂注射于周围神经干、神经根或神经节以阻断疼痛向中枢传导的方法，可以有效治疗中至重度疼痛。其机制是通过阻断痛觉的神经传导通路，阻断疼痛的恶性循环，达到镇痛目的。另外，为达到长期止痛效果，也可采用100%乙醇、苯酚等神经破坏性药物进行神经阻滞。

临床上也可选用麻醉剂、激素、维生素等注射于腱鞘内、关节内、骶管内等疼痛点处行局部注射以缓解疼痛。

（九）手术治疗

手术方法破坏神经通路，用于严重的且经保守治疗无效的顽痛。但手术方法需慎重选择，因为到目前为止，尚无一种手术能同时满足下述三条要求：①只切断痛觉纤维，不损伤其他感觉纤维或运动纤维；②手术对周围正常组织无侵袭；③术后无疼痛复发。常用的手术有：交感神经切断术、脊神经后根切断术、脊髓前外侧柱切断术等。另有外科冷冻神经、手术置入刺激器等方法治疗慢性疼痛。

（十）心理治疗

慢性疼痛患者常常表现为抑郁或焦虑状态，并伴有精神、心理的改变。可采用集体心理疗法、心理支持疗法、认知行为疗法等方法进行心理治疗。多从事一些休闲性活动如园艺、散步、观赏风景、听轻音乐等，以分散大脑对疼痛的注意力。学会控制自己的不良情绪及对压力的反应，适当宣泄。劳逸结合，确保按时睡眠，保质保量，精力充沛。热爱生活，充分享受生活中的趣事，使自己心情愉快。

（十一）跨学科疗法

慢性疼痛由于其复杂性，传统的生物医学模式不能充分解决其相关的问题，需要生物、心理、社会多学科的综合治疗方法，称为慢性疼痛的跨学科疗法。尽管跨学科疗法的组成部分有所不同，但 Okifuji 等人认为，典型的跨学科治疗方案包括以下三者：①药物治疗；②分级物理锻炼；③疼痛和心理的综合治疗。在慢性疼痛的多种治疗方式中，跨学科治疗拥有疗效好、花费少、医源性并发症低的优势。

（十二）常见慢性疼痛综合征及其止痛方法

（1）肌筋膜痛综合征　多发生在颈肌、提肩胛肌、冈下肌、臀大肌、阔筋膜张肌和腰方肌，特点是疼痛存在触发点，即当刺激该点时可引起局部疼痛和放射痛。常用的康复治疗方法包括药物、理疗、运动、推拿、局部神经阻滞等。

（2）周围神经痛　由系统性疾病及中毒所致的周围神经病变引起的疼痛。在病因治疗基础上，可采用运动、脱敏、经皮神经电刺激和药物等。

（3）截肢后幻肢痛和残肢痛　残肢痛是发生于残肢末端的疼痛。幻肢痛是患者对被截除的肢体部分感到疼痛，有残肢痛患者更易发生幻肢痛。大部分截肢患者均存在幻肢痛。目前尚无特殊治疗方法，只能采取短期镇痛措施，有镇痛药、局部封闭、残肢脱敏、理疗等。

（4）脊髓损伤后慢性疼痛　针对弥漫性疼痛、根性或节段性疼痛、肌肉骨骼疼痛和中枢性疼痛，可采用药物镇痛、触发点封闭、经皮神经电刺激疗法、认知和行为疗法等。

（5）脑卒中后疼痛　脑卒中痉挛性疼痛可用神经阻滞或药物治疗；由于上肢失用，可因肩关节半脱位、关节囊粘连等引起疼痛，可应用多种理疗（如超声、中频电刺激等）、矫形器或辅助具治疗。

（6）癌性疼痛　疼痛是癌症患者最常见的症状之一，药物疗法是最常用的镇痛措施，临床多采用理疗、镇痛剂、麻醉、心理治疗以及支持性治疗等其他的综合措施。药物治疗时可根据世界卫生组织推荐的癌症疼痛三级阶段治疗方案；联合用药可增强镇痛效果；从小剂量开始，逐步加量；可根据癌痛的程度个体化用药；严重疼痛时才采用强阿片类镇痛药。

（7）带状疱疹性疼痛　可采用神经阻滞、针灸、物理因子治疗等方法治疗带状疱疹患者经过急性期治疗后遗留的慢性疼痛。

第二节　痉挛康复

学习目标

1. 掌握：痉挛对人体的影响；康复评定；常用康复治疗技术。
2. 熟悉：痉挛的基本概念；临床分类；康复治疗的目标。
3. 了解：痉挛发生的病因病理；诱发因素。

一、概述

（一）基本概念

痉挛（spasticity）是一种由牵张反射高兴奋性所致的、以速度依赖的紧张性牵张反射增强、伴腱反射亢进为特征的运动障碍，是肌张力增高的一种形式。痉挛常为神经系统疾病及损伤后继发的症状，多发生在脑或脊髓损伤之后。严重的痉挛不仅导致运动功能障碍，且易引发一系列并发障碍。临床多表现为患者姿势异常和运动模式异常，日常生活活动障碍。因此，认识痉挛的发生、发展及其临床表现特点，合理处理痉挛是康复临床中需重点解决的问题之一。

（二）病因与分类

1. 病因

引发痉挛的病因是多方面的，主要见于脑卒中、颅脑损伤、小儿脑性瘫痪、脊髓损伤、多发性硬化症等中枢神经性病损过程中。

（1）脑卒中　在脑血管意外发生后，常因缺血或出血使病灶周围脑组织损伤，引起病灶对侧肢体瘫痪。随着疾病的恢复瘫痪肢体出现对牵张反射兴奋性增高而形成痉挛性瘫痪。

（2）颅脑损伤　颅脑损伤常因脑损伤部位、范围和程度的不同会导致不同程度和各种类型的肌张力障碍。严重的颅脑损伤后痉挛会不确定地持续存在。

（3）小儿脑性瘫痪　主要见于痉挛型小儿脑性瘫痪，因病灶部位和范围不同，有单肢痉挛型瘫、双肢痉挛型瘫、三肢痉挛型瘫、截瘫和四肢痉挛型瘫。

（4）脊髓损伤　脊髓损伤患者主要为神经损伤平面以下脊髓所支配的骨骼肌发生痉挛性瘫痪。

（5）多发性硬化　多发性硬化是中枢神经系统白质脱髓鞘病变，导致一系列综合性中枢神经功能障碍的同时引发阵挛、痉挛等障碍，且以下肢痉挛性瘫痪为多见。

2. 分类

根据病变部位不同进行分类，分为脑源性痉挛、脊髓源性痉挛、混合性痉挛。

（三）临床表现

痉挛对患者的活动和日常生活所造成的影响存在不利和有益两方面。不利方面因发生痉挛的部位不同以及痉挛程度的变化，会妨碍患者的基本运动功能和正常的日常生活活动，如上肢的严重痉挛使患者无法正常完成日常生活的基本动作，下肢屈曲型痉挛使患者不能站立和行走，并且常会因为患者对长期需要特殊处理的日常活动缺乏基本的认识和正确处理能力，由此而继发更多的障碍。常见继发的障碍有：压疮、运动受限、肢体畸形、疼痛失眠等其他影响。

有益的方面是：对于瘫痪的患者，肢体痉挛在一定程度可减慢肌萎缩的速度，因阵发性肌肉痉挛的存在，能促进血液循环，可防止深静脉血栓形成；下肢伸肌痉挛有助于截瘫患者进行站立、转移，甚至步行等动作。

（四）增加和加重痉挛的因素

诱发痉挛的出现或加重痉挛的主要因素有精神紧张、情绪激动、疼痛以及尿路感染、尿潴留、严重便秘、皮肤受压及不良刺激、压疮或外界感觉刺激增强等。特别对于截瘫患者，往往大小便的潴留、皮肤轻度的刺激都会引发明显的痉挛出现。解除诱因后，痉挛多数会明显减轻。在康复治疗中通过宣教使患者对此有足够的认识，便于康复。

二、康复评定

痉挛是一种动态出现在多种神经系统病损过程中的现象，痉挛与发病的时间、体位变化、功能训练与用药情况、患者情绪状况以及原发疾病的影响是评定过程中应特别注意的，综合考虑评定选项和分析评定结果。

（一）体格检查

（1）视诊　通过观察可以发现痉挛时躯体和肢体姿势的异常，刻板的运动模式和各种持续存在的静态姿势为最多的表现。

（2）被动运动检查　肌肉对牵张刺激的反应可通过被动运动检查发现。肌张力正常时肢体被动活动较轻松，评定者感到的是很容易改变患者肢体的运动方向和运动速度；存在痉挛时，评定者会感到患者的肢体僵硬，难于改变肢体位置，肢体有抵抗。

（3）摆动检查　采用对肢体以一个关节作为中心，被动地摆动使其主动肌和拮抗肌交互快速收缩，是功能评定常用的方法。

（4）反射检查　主要检查各种肌腱是否存在反射亢进的情况。

（二）痉挛定量评定

下面介绍一些临床常用的量表。

（1）改良 Ashworth 量表　是目前临床上应用最多的痉挛评定量表，具有良好的效度和信度。该表将肌张力分为 0～4 级，使痉挛评定由定性转为定量。

（2）Penn 分级法　是一种以自发性痉挛发作频度评定痉挛的严重程度，主要用于脊髓损伤患者的双下肢肌肉痉挛程度和频率进行评定。

（3）被动关节活动度（PROM）检查　以快速进行关节被动运动，感受肢体出现阻力时所在的位置和经过的时间进行评价。

（4）Clonus 分级法　以踝阵挛持续时间长短分级评价痉挛程度。

对痉挛采用量表评定时切勿呆板套用，应遵循各量表的检查程序，并与患者病情和功能障碍的综合因素相结合。

（三）痉挛的仪器评定

（1）屈曲维持试验　用于上肢痉挛的评定方法。

（2）钟摆试验　下肢股四头肌与腘绳肌痉挛程度主要用此法进行定量评定。

（3）便携式测力计　通过不同速度下的被动运动，记录达到被动运动终点时便携式测力计的读数，来评定痉挛程度。对长期痉挛的患者可采用此法评定。

（4）等速装置评定　主要对痉挛的速度依赖性做出评定。可用等速摆动试验或等速被动测试。

三、康复治疗

降低肌张力，改善异常的姿势，纠正异常运动模式，恢复患者维持姿势平稳和有目的的运动能力是痉挛康复的最终目的。要在评定的前提下找出主要问题，分析原因然后制订综合的适合的康复治疗方案。对于不同原因而引发的痉挛，在康复治疗过程中须采用多种方法的综合措施。

（一）预防伤害性刺激

在痉挛康复治疗中，要尽量消除如寒冷、精神紧张以及尿路感染、尿潴留、严重便秘、皮肤受压、压疮等会增加肌痉挛严重程度的各种诱发因素。脑卒中、颅脑损伤患者常会因焦虑或压疮使瘫痪肢体的痉挛加重，影响康复训练的效果；脊髓损伤的截瘫患者，会因各种轻度的皮肤刺激如衣服穿戴过紧、小便潴留或大便秘结引发和加重痉挛。

（二）康复教育

常因上运动神经元损害等中枢神经疾病所致导致肢体骨骼肌呈长期高张力状

态，极易引发或加重痉挛。因此，要对患者进行基本知识教育：如何有效预防痉挛发生和减缓痉挛程度。包括：减轻患者的精神压力和思想负担，使患者清楚痉挛是可防、可控的；教会患者日常生活中常需掌握合理的卧位、坐位姿势，将Bobath技术的各种抗痉挛体位、反射性抑制体位应用于日常生活活动中，指导患者学会观察自身易受挤压部位的皮肤，防止压疮出现；学会自我导尿和物理手段排解大便等护理手段，及时做好个人皮肤卫生清理；使患者能够通过宣教认识到康复训练的重要性，增强战胜功能障碍的信心，树立长期康复的信念。主动积极地配合康复治疗。

（三）运动治疗

1. 神经生理学疗法

（1）Rood技术

① 挤压法：可采用挤压盂肱关节的手法对因肩胛带肌群的痉挛引发的肩胛后缩、肩关节内收、外旋、疼痛使肌群张力降低，疼痛缓解；可用轻压背部的骶棘肌的手法于痉挛型脑瘫的小儿以降低全身肌张力；对各类中枢性瘫痪所致的四肢肌痉挛，均可在相应痉挛肌的腱部垂直持续加压，即肌腱加压法，可引起肌肉的放松。

② 牵拉法：持续牵拉或将已经延长的肌肉固定在被延长的位置上一段时间以抑制或减轻痉挛。如对偏瘫患者的手屈曲模式可用手伸展夹板予以缓慢牵拉使其缓解。

③ 促进运动的控制能力：促进正常的运动模式和正常运动能力的巩固，具体方法是分别用关节的重复运动、关节周围肌群的共同收缩、远端固定近端活动和技巧性动作等训练以抑制痉挛。

（2）Bobath技术　Bobath理论认为对于痉挛的治疗，不仅是单纯的抑制和降低痉挛，通过应用易化技术促进正常运动模式的建立更为重要，为从根本上改变痉挛状态，则需要抑制异常的运动反射活动。基本方法是：采用控制关键点、姿势反射和反射性抑制等治疗技术使痉挛缓解、肌张力降低，再实施神经易化技术以建立正常的运动模式。易化技术需要在痉挛得到控制后及时进行易化正常的姿势反应和正常的运动模式训练，以阻断异常模式再次发生的可能。

（3）Brunnstrom技术　Brunnstrom将因高位中枢损害引发的运动障碍对其运动恢复的现象分为六个阶段，痉挛的发生和发展一般处于Brunnstrom的Ⅱ至Ⅳ阶段，应用紧张性颈反射和紧张性迷路反射以及借用共同运动和联合反应抑制偏瘫侧肢体的痉挛，是降低痉挛的治疗方法。

（4）PNF技术　是一种通过接触、命令、引导等方式进行的全面运动治疗，采用肢体和躯干的螺旋形式和对角线主动、被动、抗阻力运动，以正常的运动模式和运动发展为基础，类似于日常生活活动中的功能活动，能有效的抑制痉挛，还可以促进正常运动产生的功能。

2. 持续被动牵伸

被动运动维持的时间较短，采用温和、缓慢、持续的牵伸手法对痉挛的肢体进行牵伸，可使亢进的反射降低，可使肌张力缓解，有利于进行其他功能训练。除良肢位外，应用充气夹板，使痉挛肢体得到持续缓慢的牵伸而暂时缓解。

（四）物理因子疗法

物理因子疗法目前应用的种类较多，可归纳为温热疗法、冷疗法、功能性电刺激疗法、生物反馈疗法和振动疗法等。

（1）温热疗法　温热疗法具有扩张末梢循环的作用。常用的有温水浴、蜡疗、中药热敷、超短波、红外线及远红外等。同时有抑制痉挛达到止痛的目的。

（2）生物反馈疗法　应用相应的声、光仪器仪表的反馈信号系统，让患者直观看到自身瘫痪肢体的痉挛问题并努力根据反馈指示进行主动活动，使其尝试放松痉挛的肌群。

（3）振动疗法　是一种用机械设备产生一定频率的振动波来刺激机体特定部位产生效应的治疗方法。振动刺激作用于肌肉，松解肌肉间粘连，降低肌梭敏感性，是缓解痉挛的可能机制，但针对痉挛程度不同患者治疗参数的选择尚不明确。

（4）功能性电刺激治疗　为促进上运动神经元瘫痪的主动肌运动和抑制主动肌痉挛。临床上常采用对痉挛肌的拮抗肌群进行电刺激，通过神经的交互支配反射性地降低痉挛肌的张力。随着神经调控技术的发展，经颅直流电、经颅磁刺激也开始应用于痉挛治疗。

（5）体外冲击波治疗　是利用能量转换和传递原理，造成不同密度组织之间产生能量梯度差和扭拉力，形成空化效应，产生生物学作用。

（6）水疗　有学者提出，水中的康复训练能够促使患者感觉增强与缓解肢体的痉挛状态，有效提高日常生活活动能力。水疗虽然缓解肢体痉挛效果明显，但是效果持续时间短，且占用场地大，设备花费高，对很多基层医院不能有效推广。

（五）矫形器的使用

矫形器通过持续牵伸肌肉改善痉挛，维持对痉挛肢体的控制，并预防和纠正因痉挛引起的挛缩。研究发现，利用 3D 打印技术设计定制手部矫形器应用于脑卒中患者手功能的康复，实现个体化与精准化，增加了佩戴舒适度，减少了皮肤过敏发生率，患者痉挛、握力、手指活动范围均有改善。

（六）机器人辅助治疗

机器人辅助治疗是近年来痉挛治疗的研究热点，脑机-接口机器人逐渐应用于卒中后痉挛治疗。脑-机接口是在大脑与外部设备之间建立的一种人机交互技术。

有研究将脑机接口技术结合手外骨骼机器人治疗脑卒中痉挛患者，结果提示患者痉挛明显改善，静息态功能 MRI 提示可加强神经重塑。

（七）悬吊疗法

悬吊训练是在专用的悬吊绳索系统上，让身体处于不稳定的各种姿势下进行功能训练，从而达到增强躯干核心肌群的力量和稳定性，提高患者的平衡能力和控制能力。悬吊训练疗法能缓解各部位的痉挛，同时能提高痉挛患者的控制能力和平衡能力；缺点是需要经过培训的专人负责，操作难度较大，部分患者精神、心理紧张或者因认知障碍不能配合者则不适于应用。

（八）药物治疗

药物疗法可以有效解除痉挛，防止关节挛缩等并发症。常见的药物如下。

（1）氯苯氨丁酸　氯苯氨丁酸是一种能有效地减轻神经痉挛的肌肉松弛药物。

（2）盐酸替扎尼定　是一种用于脊髓的中枢性肌肉松弛药物。

（九）肉毒毒素局部注射法

A 型肉毒毒素（BTXA）是目前临床上常用的一种药物，它的作用是通过在神经肌肉连接点（运动终板）上来抑制神经递制的释放，从而放松痉挛的骨骼肌。如果是由于大脑或脊髓损伤引起的肢体痉挛、痉挛性斜颈、书写痉挛等，则需要进行肉毒素的局部注射。

（十）手术治疗

如果严重的痉挛不能通过药物或其他疗法减轻，那么可以选择外科手术。外科治疗包括切断肌腱、外周神经阻断、选择性脊神经后根切除、脊髓切除等。

（1）肌腱切断术　由于长期痉挛所致的严重的肌腱、关节挛缩，造成肢体明显的畸形，从而影响了基本的功能。如髌骨屈曲挛缩肌腱切除术；对于因脑性瘫痪或偏瘫所致的严重足部下垂，采用跟腱切断术；对于髋内收肌痉挛所引起的严重髋关节内收内旋畸形，可以采用内收肌腱切断术。

（2）外周神经阻断术　用于治疗重度痉挛。应用于下肢抽搐，上肢周围神经切除手术极少见。下肢外科治疗主要有：选择性胫神经切除术，以减轻踝关节痉挛；选择闭孔神经阻断，以减轻髋关节的弯曲和内收。

（3）选择性脊神经后根切除术　是一种将神经后根与肌牵张反射相关的Ⅰa 型肌梭传入纤维选择性切除的手术，以降低对肌张力和姿态反射的刺激传导，并对上运动神经元损伤引起的足下垂进行矫正。对下肢痉挛的治疗效果优于上肢。

（4）脊髓切除术　此手术仅用于对屈曲痉挛性瘫痪、没有残余有效活动、膀胱或性功能完全丧失的患者。在冠状面上纵剖腰椎膨大，在前室管膜、后室管膜、椎体束前部、脊髓丘脑束后方进行脊髓切除。

第三节　挛缩康复

学习目标

1. 掌握：挛缩的基本概念、主要功能障碍、康复评定、康复治疗。
2. 熟悉：挛缩的分类、病因。
3. 了解：挛缩的手术治疗。

一、概述

（一）基本概念

挛缩（contracture）是外伤、手术或疾病等各种原因需长期制动所导致的关节周围的软组织、肌肉、韧带和关节囊等失去原有弹性，引起关节的主动和被动活动范围受限。其临床表现为肌张力高，关节畸形，关节活动度差。常见于骨骼、关节和肌肉系统损伤及疾病后，各种类型的神经瘫痪、烧伤、长期坐轮椅或卧床以及老年患者。

（二）病因病理

1. 病因

关节挛缩的形成不仅与肢体瘫痪及限制活动有关，也与痉挛及重力的影响使四肢处于不适当的强制肢位有关。

（1）关节病损　骨、关节、软组织创伤或手术后，早期为减轻损伤局部的出血、水肿、疼痛和炎症反应，减少进一步损伤或再发损伤，常要求以石膏或夹板固定病变部位，关节被迫长期维持于一个位置。不适当的外固定或超时间的外固定，导致关节周围的软组织因受不到牵拉而自动缩短、失去弹性，疏松结缔组织会出现增生性变化，胶原成分增多，密度增大而变成较致密结缔组织，逐渐丧失活动性，造成挛缩。常见疾病有骨折、关节病变及损伤、滑膜及腱鞘疾病、骨性关节病等。

（2）肌肉痉挛　各种原因所致的中枢神经系统瘫痪，因原始反射的释放可引起肌肉痉挛，使关节长期维持于痉挛特有的体位，产生制动效果；还可使关节软骨承受的压力加大，更易造成关节源性挛缩。痉挛是挛缩的原发因素，挛缩是痉挛最严重的后果之一，形成恶性循环。常见疾病有脑卒中、脑外伤、脊髓损伤、脑瘫等。

（3）深度烧伤　烧伤的创面必须通过肉芽组织的形成来进行修复，而肉芽组织内存在有丰富的成纤维细胞和细胞外基质成分，其中胶原纤维增生，排序紊乱，产生大量瘢痕，导致皮肤挛缩，延展性下降。

（4）肌肉无力　肌肉的创伤、感染、周围神经病损、退行性变等可引起肌肉结构和肌筋膜结构的改变，使肌膜弹性下降、硬化，整块肌肉的延展性丧失，导致内在性肌肉挛缩。

（5）长期卧床　患者因肌肉长期的收缩活动减少，或长时间维持某一种体位（如烧伤患者两腿屈曲、双上肢交叉置于胸前、颈前屈、躯干屈曲等），很容易造成肌肉的废用性萎缩，关节软骨退行性变，导致失用性挛缩。

2. 病理

限制关节活动导致肌纤维间结缔组织、胶原纤维增生；关节囊纤维化，疏松结缔组织变为致密结缔组织，使关节周围软组织短缩，活动范围减少；关节变得僵硬，甚至强直畸形，严重者关节可能完全不能活动。

（三）临床分类

（1）关节源性挛缩　挛缩直接由关节构成体（如软骨、滑膜和关节囊等）本身的病变引起。如关节创伤、制动、炎症、感染或退行性变等。

（2）软组织性挛缩　软组织性挛缩为关节周围软组织、肌腱、韧带、皮肤及皮下组织病引起。

（3）肌肉性挛缩　肌肉性挛缩是由肌肉本身的疾病或外在的病变引起肌肉结构的改变，导致内在性肌肉挛缩。

（四）主要功能障碍

（1）关节活动度受限　挛缩使肢体或关节固定于某种姿势状态下，关节囊的柔韧度和弹性减低或消失，关节不能完成正常的生理运动和多个方向的活动，主动和被动运动范围均达不到正常值，终末端抵抗感明显，甚至不能活动。

（2）肌力减退　挛缩导致患侧关节活动范围受限显著，由此关节难以产生理想的摆动，导致关节附近肌群长期处于收缩不充分的状态，肌萎缩明显，肌容积减少，肢体周径变小，关节的稳定性下降，不能完成抗重力或抗阻力的运动。

（3）痉挛　挛缩使痉挛的程度加重，使关节长期受限于痉挛导致的特有的体位，只能以少数的姿势与固定的运动模式进行活动。

（4）日常生活活动能力影响　挛缩可严重影响患者日常生活活动能力，上肢挛缩会影响患者的个人卫生、穿衣、进食、写字、烹饪等日常生活及工作；下肢挛缩会影响患者的行走、上下楼梯、如厕、乘坐交通工具等日常生活中所要频繁产生的动作和功能活动。

（5）疼痛　原发病及挛缩均可致肢体疼痛，疼痛可为持续性，也可能为活动时加重，休息后减轻，使患者更不愿活动患肢而影响其功能的恢复。

（6）心理障碍　挛缩所导致的功能障碍均会对患者造成心理影响；再加上原发病、长期的肌肉肌腱以及关节的局部病理性改变所致的痛苦；烧伤瘢痕、关节功能障碍等也会不同程度的影响个人形象，加重患者的心理负担。治疗进展缓慢的患者往往会放弃康复治疗，在治疗期间需给予心理疏导，使患者增强战胜疾病的信心，主动配合治疗。

二、康复评定

挛缩的评定主要有运动功能、日常生活活动能力、疼痛和精神心理评定。

（一）运动功能评定

（1）关节活动度评定　对于烧伤的患者，被动关节活动范围检查是评定挛缩的最常用的方法。如果涉及的受累部位较多，还应该进行肢体整体功能的评价，如上肢完成一些作业活动的评价。

（2）肌力评定　常采用徒手肌力测定法或 Lovett 肌力分级标准，按 0～5 级与健侧对比检查记录肌力结果。

（3）痉挛评定　常采用改良 Ashworth 痉挛量表进行评定。

（二）日常生活活动能力评定

通常评定躯体的日常生活活动能力（PADL）和工具性日常生活活动能力（IADL）。PADL 反应较粗大的运动功能，IADL 反应较精细的运动功能。PADL 评定常选用 MBI（modified Barthel index）即改良 Barthel 指数量表，可以评定功能并且判断预后。IADL 常采用功能活动问卷（FAQ）。如果两者均需要评定时，常采用功能独立性评定（FIM）量表。

（三）疼痛评定

常采用视觉模拟评分法（visual　analogue scale，VAS）评分，可直观反映出患者的疼痛程度。

（四）精神心理评定

常采用简易智能精神状态检查量表（MMSE）评定认知功能，采用惧怕否定评价量表、自杀态度测评量表、贝克躁狂量表等评定患者的心理状态，采用压力应对方式问卷、社会适应性自评问卷、自尊量表、社会支持量表等评定社会功能与适应。

三、康复治疗

（一）关节挛缩的预防

1. 体位摆放

体位摆放是防止不正确体位导致肌肉、韧带等长期处于短缩状态，失去伸缩性和弹性所采取的预防措施。在早期卧床阶段，为了预防挛缩形成，必须保持关节于正确的体位，使肌肉萎缩和关节囊的挛缩粘连处于最低限度，而且必须是 24 小时连续进行，可以借助于枕头、毛毯等软垫保持关节的位置。根据导致挛缩形成的疾病的性质不同，正确的体位摆放可分为功能位和良肢位两种。

（1）功能位　功能位是可以发挥肢体的最佳功能状态的可长期保持的永久性

体位。多用于外伤、手术后，如骨折等；烧伤和长期卧床患者。上肢各关节的功能位以便于完成日常自理活动为目标，如个人卫生、进食、如厕等，下肢各关节的功能位以便于步行为目标。

（2）良肢位　良肢位是为了防止中枢神经系统损伤后痉挛模式的出现，而设计的一种临时性治疗性体位，患者出现分离运动后即可不再进行良肢位摆放。多用于中枢神经系统损伤的病人，如脑梗死、脑外伤、脑出血等脑部病变或脊髓病变的病人。

2. 关节活动度训练

需要对关节活动的各个方向，进行全关节范围的活动；必须把所有受累肢体未制动的关节都活动一遍，要轻柔地在无痛范围内进行。

（二）挛缩的康复治疗

挛缩患者可通过被动关节活动度训练、关节松动和被动牵伸技术、关节牵引术，使关节周围软组织和关节囊松弛，恢复弹性，能使轻至中度的瘢痕组织变得柔软、有弹性，长度得到延伸。

1. 被动关节活动度训练

是最基本最简单的手段。因软组织具有可塑性，可使其产生弹性和塑性延长，防止纤维挛缩和松解粘连，可达到预防和治疗双重作用。

（1）持续被动运动（continuous passive motion，CPM）　应用 CPM 治疗仪进行持续被动运动，此方法能改善局部血液、淋巴循环，促进关节软骨再生和修复，促进韧带、肌腱的修复，防治关节挛缩。关节活动角度可随着患者的耐受和康复程度逐渐增加，直至最大关节活动范围。

（2）手法治疗

① 关节松动：关节松动技术（joint mobilization）是治疗师在患者关节活动允许范围内完成的一种手法操作技术，主要活动附属运动，可以治疗关节活动受限、僵硬、挛缩等。共分四级手法。

② 被动牵伸：被动牵伸是一种利用外力拉伸挛缩组织，提高其伸长率，扩大其活动范围，从而达到使组织纤维在牵伸力的作用下发生弹性延长和塑性延长的目的。牵伸方向、时间、速度由治疗者来决定，主要有两个原则：一是每一次牵伸都要达到关节所能承受的最大限度 ，二是要使患者能够承受痛苦。

组织在挛缩时弹性较小而脆性较大，如果用力过猛，可能造成组织撕裂等新的损伤，开始牵伸时速度要慢，力度要小，随着康复进程的进步，再逐渐增加运动量。对于严重的挛缩，被动牵伸前应配合蜡疗、温热疗法、红外线等理疗手段，使组织加温到 40～43℃，增加结缔组织的黏弹性，改善治疗的效果。

③ 关节牵引：常采用滑轮、绳索、墙壁拉力器等器械，在挛缩肢体远端按需要方向施加适当拉力进行牵引，使挛缩和粘连的纤维产生更多的塑性延长。一般中度挛缩可以每日牵引 2 次，每次 20～30 分钟，严重时可以增加牵引时间。

牵引前可在关节囊或肌肉肌腱结合部配合蜡疗、热水袋、红外线等对局部组织进行加热。

2. 主动运动

主动运动可强化肌肉力量，促进神经支配恢复，预防挛缩形成或改善挛缩造成的功能障碍。

（1）肌力训练 从发病初期起，当需要制动的关节保持稳定时，不需要制动的关节必须进行主动活动，而制动关节也要进行肌肉等长收缩的训练；在解除制动后，要马上进行关节运动和肌力训练。对于已经出现挛缩的关节，可以先做被动运动，然后进行肌力训练，可以选择主动辅助运动、主动运动和抗阻运动，以提高关节的活动范围，提高肌肉的收缩强度。此外，还可以进行一些体操、日常生活锻炼，以改善身体机能，增强耐力，增强生活自理能力。

（2）步态训练 当出现关节僵硬和挛缩后，随之伴随着肌力减退、肢体瘫痪等因素，常可出现步态的改变，步态训练需要与关节活动度和肌力训练相结合。可应用拐杖、助行器等辅助装置，增加患者站立行走的时间，纠正错误步态。

3. 物理因子治疗

包括超短波、蜡疗和红外线等温热疗法。促进血液循环，减轻组织水肿，帮助加速损伤组织的修复；镇痛，软化瘢痕，松解粘连，缓解肌肉痉挛，增加挛缩组织的延展性，提高改善关节活动度。关节活动度运动之前进行热疗，关节松动和被动牵伸后用冷疗防止出现进一步损伤。

4. 矫形器应用

矫形器是一种较为有效的矫治挛缩的手段，特别是在被动运动后，采用矫形器将其固定在关节的活动极限位置，并进行持续的牵伸，以维持疗效。由于其目的在于维持四肢的功能，所以在制动初期就使用矫形器作为一种预防措施，而不应该在出现了关节挛缩以后再使用。

（1）静态矫形器 如颈矫形器，可以预防颈部的瘢痕挛缩；膝踝足矫形器可以防止膝踝关节损伤、中枢神经系统疾病或烧伤后造成的小腿三头肌的挛缩。

（2）动态矫形器 此类矫形器是由金属或塑料作为固定部分，橡胶带或弹簧进行牵引，可以朝着指定方向持续施加力，又可以在牵伸的同时进行主动运动训练。

（3）低温热塑板材矫形器 用热塑矫形器维持活动范围，适用于手臂、掌指关节等小关节挛缩，如脑卒中患者手指伸直受限。矫形器固定后等待 2～3 天后挛缩组织已产生蠕变，再进行加热二次塑形，扩大关节活动范围，然后重塑矫形器，如此反复进行，最终达到理想的治疗效果。

（三）针刀松解法

针刀在人体内可以起到剥离粘连、松解挛缩、疏通堵塞，起到镇痛、减张减压、促进局部微循环。研究表明，针刀松解术可明显减轻肢体的挛缩，减轻康复师在做康复时的抵抗力。

（四）手术治疗

如果关节挛缩程度严重到已经影响到关节的功能，则需要进行松解手术，手术治疗是最终的选择，手术前即应尽可能进行康复，以减小手术的规模，增加预后效果。手术后的康复同样非常重要，以主动运动为主，辅助被动运动训练，可加入牵伸等训练，并且随着术后的恢复，需要逐日增加运动时间和运动强度，预防瘢痕的再次生成，巩固手术效果。

第四节　压疮康复

学习目标

1. 掌握：压疮的评定；压疮预防和治疗的方法。
2. 熟悉：压疮的病因、力学机制、好发人群和好发部位。
3. 了解：压疮手术治疗方法。

一、概述

（一）基本概念

压疮（pressure sores）是指局部组织长时间受压最终引起血液循环障碍，导致局部不同程度的缺血性溃疡和组织坏死。

（二）病因病理

压疮的形成主要与局部组织持续受压、潮湿、意识障碍、感觉障碍、营养不良和长期卧床护理不当等因素有关。

1. 局部组织持续受压过久

压疮发生的主要原因是持续性压迫，造成局部血流障碍及缺血，具体有以下原因。

（1）长期卧床、不能自主更换体位的患者，因长时间卧床，不改变体位，以致身体重量持续压迫骨突处皮肤的血管，使受压部位血液循环障碍而发生组织营养不良、缺血、缺氧，引起压疮的发生。

（2）使用石膏绷带、夹板时，衬垫不当，松紧度不适宜，活动受限，使局部组织受压，造成局部组织血液循环障碍、营养不良。

（3）支具或矫形器不合适，存在局部过紧的情况，同时由于多数患者存在感觉障碍，不能感知受压过度，造成局部组织血液循环障碍。

（4）在轮椅中，由于长时间的轮椅坐位，不合适的坐垫，不良的坐姿，型号大小不合适的轮椅等原因，造成坐骨结节处受压过度。

2. 局部或全身因素

压力和时间是决定压疮形成的主要原因，而其他的一些局部或全身因素，在压疮的形成过程中也起着一定的促进作用。这些因素如下。

（1）局部因素 局部组织受潮湿的刺激，多由于大小便失禁、大量出汗、分泌物（血及渗出物）外溢，使得皮肤经常处于潮湿刺激中，易被剪切力、摩擦力等所伤而形成压疮。尤其是大便失禁时，由于有更多细菌及毒素，比尿失禁更危险，这种污染物浸渍诱发感染时使情况更趋恶化。

（2）全身状况 包括营养不良、衰弱、高龄、感觉丧失等。

3. 力学因素

（1）压力 长时间持续的机械压力由身体表面传送至骨面，压力呈锥形分布，锥底为受压的身体表面，骨上的组织将承受最大的压力，当压力不间断地作用达到2小时，就可导致皮肤组织发生不可逆损伤。

（2）剪切力 是指两个相互接触的物体沿相反方向平行运动时产生的力量。如脊髓损伤患者仰卧位时，若抬高床头，由于身体下滑，其骶尾部就会产生剪切力，使皮肤缺血而引起剪切性溃疡。

（3）摩擦力 若皮肤在其支撑面上移动则会产生摩擦力。主要作用于表皮，可导致皮肤擦伤甚至撕裂，并使引起压疮所需的外界压力值降低。

（三）临床表现

压疮轻者表现为局部红肿，重者可出现深达骨骼的溃疡，甚至出现关节炎、骨髓炎。压疮会影响主要疾病的治疗，延长疾病康复的时间，严重时还会因继发感染导致细菌入血而出现菌血症、毒血症及败血症危及生命。

（四）压疮好发部位

压疮可发生于体表软组织受压的任何部位，通常情况下多发生于骨突明显且皮肤及皮下组织压力过大的部位。由于体位不同受压点不同，好发部位亦不同。

（1）仰卧位 好发于枕骨粗隆、肩胛骨部、肘部、骶尾部、足跟等。

（2）侧卧位 好发于耳郭、肩峰、股骨大转子、膝关节内外侧、外踝等。

（3）俯卧位 好发于前额、下颌、肩部、女性乳房、男性生殖器、髂嵴、髌骨、足背、脚趾等。

（4）坐位 好发于坐骨结节。

二、康复评定

压疮发生条件及部位可以预知，因此风险是可以预测的，通过危险因素预测和压疮评定，进而选择合适的治疗方案。

（一）危险因素评估

临床上压疮的高危个体可以通过压疮危险因素的评定来筛查和发现，可以有效地防止压疮的发生。用于评定压疮危险因素的量表有 Hofman 压疮危险因素评定量表和 NORTON 压疮危险因素评定量表。

（二）压疮的评估

1. 压疮的分型

（1）溃疡型　临床上较多见的一类压疮。骨性突起的部分易受到压迫，皮肤的血液循环会受阻，首先在皮肤表层将会压疮，之后会在血供更差的皮下组织，尤其是脂肪层出现呈挖掘状的广泛坏死，随着病情加重，坏死组织会逐步向深处发展达肌层、骨组织、关节腔。

（2）滑囊炎型　临床上多出现在坐骨结节滑囊部位。刚开始表现为局部充血肿胀，可抽出黄色血性液体，表现为滑囊炎，皮肤表面无损伤出现。但可能已形成闭合性压疮，皮下组织出现广泛坏死，内腔较大，存在与外界相通的窦道。

（3）龟裂型　部位常出现在肛门附近，易污染，呈龟裂状，较深，创面之间相互接触，难以治疗。

（4）壳皮型　脊髓损伤者足趾末端由于血液循环不良而呈木乃伊化。

2. 压疮的分期

1998 年美国国家压疮咨询委员会（NPUAP）根据不同程度的压疮，将压疮分为淤血红润期、炎性浸润期、浅度溃疡期、坏死溃疡期四期。2007 年又将此更新为六个期，增加了“可疑的深部组织损伤”和“难以分期的压疮”。

（1）可疑的深部组织损伤　皮下软组织受到损害，局部皮肤完整但可出现颜色改变如紫色或红褐色，或导致充血的水疱。受损区域的软组织可能出现疼痛、硬块、有黏糊状的渗出。

（2）淤血红润期（Ⅰ期）　皮肤仍保持完整，局部皮肤受压或受到潮湿刺激后，出现暂时性血液循环障碍，受损部位与周围相邻组织比较，出现了疼痛、硬块、表面变软、发热或者冰凉。特征表现为红、肿、热、麻木或有触痛，持续 30 分钟不退。此外在皮肤较凸起的部位，会有局限性红斑，按压也不会褪色。

（3）炎性浸润期（Ⅱ期）　红肿部位继续受压，血液循环仍得不到改善，静脉回流受阻，局部静脉淤血，此期以部分皮层丧失为特征，涉及表皮层和真皮层，真皮部分缺失，临床可见有紫红、硬结、疼痛、水疱等症状，压疮表面有浅的开放性溃疡，伴有粉红色的创面，也可能表现为一个完整的或破裂的血清性水疱。

（4）浅度溃疡期（Ⅲ期）　表皮水疱逐渐扩大破溃，真皮创面有黄色渗出物，全层皮肤组织缺失，浅层组织坏死，溃疡形成，感染后脓液流出，会有明显的表皮破损、溃疡形成。压疮处甚至可见皮下脂肪暴露，但骨头、肌腱、肌肉未外露，还会有腐肉存在，闻起来有恶臭。在鼻梁、枕骨、踝部等无皮下组织的部位，压疮的深度可能是表浅溃疡，如果脂肪较多，则压疮可能会有深的溃疡。

（5）坏死溃疡期（Ⅳ期）　全层组织缺失，可见压疮的破损已经侵入真皮下层、肌肉层、骨面，甚至能够看到骨、肌腱或肌肉，伤口床的某些部位有腐肉或焦痂，常常有潜行或隧道。是压疮中的严重期，坏死组织侵入真皮下层和肌层，坏死组织发黑，脓性分泌物增多，有臭味，感染向周围及深部扩展，可深达骨骼，若侵犯至骨质可能形成骨膜炎、骨髓炎，甚至可引起败血症。

（6）无法分期的压疮　典型特征是全层组织缺失，溃疡底部有黄褐色腐肉覆盖，或者创口有碳色、褐色或黑色的焦痂附着。

三、康复治疗

治疗压疮最主要的措施是减压，同时要针对创面进行处理。治疗压疮需要全面处理可能的压疮诱发因素，同时还要控制和治疗原发病；防治感染，促进组织愈合。

（一）全身治疗

（1）改善营养状况　例如脊髓损伤患者往往处于负氮平衡状态，不利于压疮的恢复。对有压疮的患者，高蛋白、高维生素饮食非常必要。当情况危急时可静脉输入人体蛋白、全血等。同时还可以配合服用维生素 C、锌制剂等。

（2）控制感染　当病人出现发热、全身严重感染等情况时，需根据临床症状并进行细菌培养，查看结果分析后，考虑使用抗生素控制感染。

（3）积极治疗原发病　如控制血糖、消除水肿、治疗和处理脊髓损伤等。

（二）局部治疗

（1）选择合适的敷料　要在全面评估创面情况后，对于不同的创面应当选择相应的敷料，以控制微环境。根据创面的局部情况更换敷料，每次更换敷料前需要清理周围皮肤并使之干燥，敷料上需要保证不透气环境。

（2）选择清创的方法　清创可以去除坏死组织、减少感染风险，促进健康组织生长。可将普通盐水进行加压对创面进行冲洗清洁，若已发生感染时，则配合实际情况选用自溶性清创、机械性清创等方法，但应避免损伤正常肉芽组织，影响上皮组织生长或引起感染扩散。

（3）感染的治疗　压疮创面出现局部感染，为了避免影响新生组织的生长，一般不使用药物进行治疗。但如果创面的感染时受到多种微生物影响则用银离子敷料。局部不使用抗生素，而当全身出现感染时，则根据情况选用抗生素。

（4）物理因子治疗　光疗法中的紫外线可有效杀灭细菌，促进压疮创口愈合，小剂量的紫外线一般作为清洁创口进行使用，大剂量的紫外线可使溃疡面分泌物和坏死组织脱离，同时还具有杀菌作用；红外线可促进血液循环，适用于感染已完全控制、创口肉芽新鲜、无脓性分泌物的患者等。

（5）生物物理方法　普通类型的生物物理制剂包括来自电磁光谱的能量（如电刺激、磁场、脉冲式射频能量及光疗）、声能（高频及低频超声波）和机械能［如真空能量（负压创伤治疗、抽吸疗法）、动能（涡流、冲洗、震动）和环境能量（高压和局部氧疗）]。

（6）手术治疗　随着手术的复杂性，压疮的手术方法有直接闭合、皮肤移植等。手术治疗适用于创面肉芽老化、严重压疮、长期非手术治疗不愈合、有瘢痕组织形成、合并有骨关节感染、存在深部窦道的创口。早期创口发生闭合可减少液体和营养物质的流失，帮助患者早日重返社会，不需长期卧床。

四、压疮的预防

压疮是可以预防的，目的在于避免机械外力对皮肤的损害作用，消除与压疮形成有关的各种危险因素。具体的预防措施如下。

（1）避免局部长期受压

① 体位变换或定时翻身：这是预防压疮的基本方法，以尽可能减少卧位时局部的压迫强度和受压时间为原则。

② 轮椅坐位训练及减压训练：乘坐轮椅时要坐直，“懒散”乘坐会使骨盆呈后倾位，尾骨部受压，易发生压疮，也容易引起脊柱变形。乘坐轮椅患者每 30 分钟支撑减压一次，如双手无力，可先向一侧倾斜上身，让对侧臀部离开椅面，再向另一侧倾斜。

③ 正确使用石膏、夹板和绷带固定及佩戴矫形器：骨科患者使用石膏、夹板、牵引时，衬垫要平整、松软适度，要仔细观察局部皮肤颜色和温度的变化，尤其注意骨骼突起部位，认真听取患者反应，给予适当调节。

(2)选择良好的床或床垫、坐垫　理想的床垫和坐垫能使承重面积尽量增大，能给皮肤提供良好的理化环境（散热、温度等)。

（3）保持皮肤清洁干燥，做好皮肤护理。

（4）加强营养　了解患者营养状况，及时通过饮食或其他途径补充蛋白质、维生素和微量元素等营养成分。

（5）坚持运动　鼓励患者离床进行积极的功能训练，适当的康复运动可增加患者的活动能力，改善血液循环，增强体质。

（6）保护肢体，避免外伤。

（7）对患者及家属进行预防压疮的教育。

第五节　吞咽障碍康复

学习目标

1. 掌握：吞咽障碍的基本概念；吞咽生理；康复评定；康复治疗。
2. 熟悉：吞咽障碍的临床分类、临床表现。
3. 了解：吞咽障碍的仪器检查。

一、概述

（一）基本概念

吞咽障碍（dysphagia）是由于各种原因导致的下颌、双唇、舌、软腭、咽喉、食管等功能受损，食物不能安全有效地经口腔运送到胃中获得足够营养和水分的进食困难。一般应符合下列标准：①食物或饮品从口腔输送至胃部的过程中出现问题；②食物误吸入气管，形成误吸性肺炎，引起反复肺部感染；③口腔及咽部肌肉控制不良或不能协调收缩而未能正常吞咽。吞咽障碍的康复是指针对吞咽障碍患者上述各个环节的功能异常，通过循序渐进的方式进行训练的方法。

（二）病因病理

吞咽活动是一种极其快速且复杂的运动，根据食团在吞咽时所经过的解剖位置，将正常的吞咽过程分为口腔准备期、口腔期、咽期和食管期。其中口腔准备期及口腔期是在随意控制下完成的，而咽期及食管期则是自动完成的。

1. 口腔准备期

是指摄入食物，在适量唾液参与下，唇、齿、舌、颊对食物进行加工处理形成食团，完成咀嚼的阶段。此期发生于口腔，可随意控制，在任何时候都可停止，口面部肌群以及舌的活动在此期特别重要。

2. 口腔期

指将咀嚼形成的食团运送往咽喉的阶段，主要是食团的形成及运送至咽喉的过程。食团被放置在舌面中间，舌以快速的波浪式运动把食物推向咽喉（首先是舌尖部，继而中部、后部依次抬起），舌上举，与硬腭的接触面积增大至后方，食团被推送至口腔后部，同时软腭上提封闭鼻咽部，舌后部下降舌根稍稍前移，食团被挤压入咽部以触发吞咽反射。口腔期在吞咽过程中是可以由意识控制的，舌的运动在此期特别重要。

此期要求：①双唇肌肉的力量完好，确保嘴唇适当的密闭，防止食物从口腔中流出；②很好的舌运动，可自主地向各个方向移动，可将食团送至口腔后部；③两侧颊肌运动功能良好，防止食物残渣留于两侧颊沟；④颚肌的正常确保呼吸顺畅。

3. 咽期

即食物经咽喉进入食管的过程，是吞咽的最关键时期，最容易发生误吸。食物到达舌根部诱发咽期吞咽的启动点产生吞咽反射，带动了一系列的生理过程，包括以下动作：①软腭上抬与后缩而完全闭锁腭咽，避免鼻腔逆流；②舌骨和喉部上举关闭呼吸道入口，前移有助于松弛环咽肌，使食管上括约肌打开，能够向下推动食团；③气道关闭，关闭由下向上产生，可预防误吸的发生；④舌根下降、后缩形成舌腭连接，闭锁上咽腔，增加咽推动食团的动力，防止食物重新进入口中；⑤咽缩肌规律地由上到下收缩，推动食团向下运动；⑥会厌反转，覆盖喉前庭；⑦环咽肌舒张以打开进入食管之门。此期运动是不受随意控制的自主运动，一旦启动，则是不可逆的。

4. 食管期

即食物通过食管输送到胃的过程。吞咽反射结束后，食团因重力及食管蠕动而顺食管往下推送到达胃部，正常情况下由喉部下降、环咽肌开放开始，食物通过整个食管经贲门进入胃内结束，需8～20秒，此期为食物通过时间最长的一个时期。

吞咽障碍可由多种原因引起，多见于脑部病损患者如脑卒中、帕金森病、脑外伤、脑肿瘤等；也可见于重症肌无力、食管癌、多发性肌炎、其他神经肌肉或上消化道构造上的损伤、放射线治疗期等。

（三）临床表现

主要症状为进食速度慢，出现吞咽反射延迟，吞咽费力、小口多次下咽、进食或饮水呛咳、误吸入气管、吞咽时有梗阻感等。合并症状为发音困难、嘶哑、气短、喉咙痛、胸部不适等症状。最常见的继发障碍为造成饮食习惯改变、误吸性肺炎、营养失调、体重减轻等。临床各不同分期的主要特点如下。

（1）口腔准备期　口唇闭合不全，流涎，食物从口中溢出，咀嚼无力或不能咀嚼，舌活动不灵活等。

（2）口腔期　舌的波浪式运动不能完成，食团形成困难，向咽部运送困难，吞咽反射延迟，仰头吞咽或侧头吞咽，液体或固体食物吞咽后口腔内有残留等。

（3）咽期　进食后出现梗阻感，食物经鼻腔反流、呛咳，咽部遗有残留食物等。

（4）食管期　进食后反流、呕吐是此期最重要的症状，另还有胸部堵塞感、胸痛、慢性烧心感等。

神经系统病损引起的吞咽困难，除上述表现外，患者还可表现为面部两侧肌肉不对称，颈部痉挛性倾斜，进食时头颈部常做出某种动作，试图吞咽时产生情绪变化，反复吞咽，不愿意在公共餐厅用餐等症状。

二、康复评定

旨在评定是否存在吞咽功能障碍；为吞咽功能障碍提供解剖学和生理基础；明确与误吸相关的风险因子，预防误吸；确定营养方法是否需要改变，以提高营养状况；为进一步的诊断及治疗提供参考。在康复治疗后，可以对患者的功能改变和代偿情况进行再次评价。

（一）吞咽障碍临床检查法

吞咽障碍临床检查法是患者、照顾者和家人对吞咽功能异常的详细描述。主要内容有：吞咽困难持续时间、频度、加重及缓解因素、症状、继发症状等；临床资料和有关的病史；当前的饮食习惯和饮食种类等。在怀疑患者有吞咽功能异常时，吞咽障碍临床检查法是最基本的评估指标。

（二）反复唾液吞咽测试

为评价吞咽反射诱发功能提供了一种新的评价手段。患者取坐位，检查人员用手指按在患者的喉结和舌骨上，让患者快速吞咽，吞咽的过程中，舌头和喉结会随着吞咽的动作而向上移动，然后又重新回到原来的位置。观察患者在30秒内的吞咽次数和喉部上抬的活动度，当喉部上下运动低于2 cm时，可认为异常；老年病人在30秒之内做两次喉上抬的动作即可。

（三）饮水试验

患者坐位，一次喝下2～3勺水，如果没有问题，就让他喝30mL温水，同时观察患者在喝水时有无呛咳，记录用水的时间。观察饮水量的变化，包括啜饮、含饮、水从嘴唇流出、边喝边呛、喝时小心翼翼喝、喝后声音的变化、患者反应、听诊情况等。评价标准如下。①Ⅰ（优秀）：在5秒内喝完所有饮料，没有呛咳，诊断为正常。②Ⅱ（良好）：连续5秒内连续两次饮用，没有咳嗽，有怀疑。③Ⅲ级（中等）：一口喝光，但有呛咳。④Ⅳ级：连续2次饮用，并伴有呛咳。⑤Ⅴ级（较差）：反复咳嗽，无法将所有的水都喝光。Ⅲ、Ⅳ、Ⅴ级诊断为异常。本试验可作为是否进行吞咽造影术的一项筛选指标。

（四）口面部功能评定

通常使用Frenchay构音障碍的评估方法来评估与吞咽相关的口腔肌肉的活动，包括唇、舌、喉、软腭的动作、下颌骨的位置等。

（1）用口腔直接观察唇部、颊黏膜、唇沟、颊沟、硬腭的构造、软腭及悬雍垂的容积、腭咽弓及舌咽弓完整性、舌的外形及表面是否干燥、结痂等。

（2）口腔器官的运动和感官功能检查　①观察静态下唇、颊部、下颌、舌的位置和有无流涎的情况；②观察重复的“u”“i”，以及在讲话时嘴唇的运动；③观察发音、咀嚼后颌骨的部位及是否有抵抗运动；④观察伸舌、抬舌、舌向两侧移动、说话时的姿势和能否抗阻动作；⑤观察在“a”音时是否有软腭抬高、说话时是否有鼻孔漏气等情况。

（五）进食功能评定

1. 口腔期

（1）无法将嘴里的食物送到喉咙，从口唇排出，或仅仅通过重力进入喉咙（0分）。

（2）无法形成食团进入喉咙，仅允许食物流入喉咙（1分）。

（3）不能一次性将食物全部送进喉咙，一次吞咽，有部分食物残留在口腔。

（4）一次吞咽，能将食物送到喉咙（3分）。

2. 咽期

（1）不能引起喉部抬高、会厌闭锁、软腭弓关闭、吞咽反射不足（0 分）。

（2）在会厌谷和梨状窝中存在大量残食（1 分）。

（3）少量残余食物，并多次吞咽，可将剩余食物全部吞下（2 分）。

（4）一次吞咽，可以将食物送到食管（3 分）。

3. 误咽程度

（1）多数误咽，但未发生呛咳（0 分）。

（2）多数误咽，但有呛咳（1 分）。

（3）少量误咽，未发生呛咳（2 分）。

（4）少量误咽，有呛咳（3 分）

（5）无误咽，4 分。

重度饮食功能评分为 0，普通评分为 10。

（六）吞咽造影检查

本检查是在 X 线和影像装置的帮助下，通过含钡的食物，观察患者是否有误咽和评估进食-吞咽功能紊乱。

观察内容如下。①口腔期：口唇的闭合和随意运动，舌的搅动运动，舌的运送功能，软腭的运动和是否有鼻内反流，口腔内的异常滞留和残留。②咽期：激活吞咽反射的时机、有无误吸入呼吸道、误吸食物的浓度和量等。③食管期：食管上括约肌是否开放、开放程度、食管蠕动、食管下括约肌开放等。

吞咽造影检查可观察与吞咽相关的舌、咽、喉、食管等解剖结构及运动轨迹，并可对吞咽生理进行量化分析，可以完整地评价和分析整个吞咽过程，是吞咽障碍诊断的“金标准”。通过逐帧分析，也可以从生物力学角度观察吞咽解剖结构的运动协调性，以及食团随时间推送情况。然而，为避免长期暴露在 X 线下，吞咽造影检查不能作为管理吞咽障碍治疗进程的常用评估方法。

（七）超声检测技术

超声可显示软组织细节，具有实时性、可重复性高、简单易操作等特点，将超声探头置于口腔底部或舌骨上，评估吞咽过程中肌肉的形态和运动是其在吞咽障碍评估中的两点主要应用。有研究者通过超声检查量化吞咽过程中舌骨上肌群的收缩情况，发现当吞食稀流质时，颏舌骨肌横截面积增加的百分比与舌骨前移距离显著正相关。超声检测咽部残留的敏感性和特异性较高，应用于进食过程，可为防止误吸提供指导，也可应用于环咽肌的肉毒毒素注射。

三、康复治疗

康复治疗可以恢复或改善病人的吞咽能力，改善机体的营养；消除由于无法通过口吃而引起的精神上的恐慌和沮丧；提高饮食的安全性，降低误食，降低误吸性肺炎等并发症的发生。

（一）吞咽训练

脑卒中吞咽康复训练主要包括直接训练和间接训练。早期康复训练能充分调动残余细胞代偿能力，提高中枢神经系统的可塑性，改善吞咽相关肌肉运动的协调性，促进吞咽功能的恢复和重建。

1. 直接训练

直接训练是指指导患者应用合理的吞咽技巧来改善患者吞咽功能的治疗方法。直接训练适用于意识状态清醒、病情稳定、存在吞咽反射的患者。

2. 食物的选择

（1）食物的形态　应根据吞咽障碍的严重程度及病变部位，本着先易后难的原则进行选择。容易吞咽的食物其特征为：①柔软、密度及性状均一；②有适当的黏性、不易松散；③易于咀嚼，通过咽及食管时容易变形；④不容易在黏膜上滞留。要结合病人的实际情况和饮食习惯，首先要吃均匀的糊状食物或半流食，如米粉、蛋羹、面糊等；其次是固体食物，最后才是流食，要注意食物的颜色、香味、味道和温度。

（2）摄食量　一般人一次摄入的数量是：1～20mL 液体，3～5mL 土豆泥。在培训过程中，若一口的数量太多，要么从嘴里流出，要么造成咽下残渣，造成误咽；相反，如果一口的数量太小，就很难引起吞咽反射，因为它的刺激力度不够。通常先用少量的（3～4mL）液体，再适当的添加。为了避免误食，可以与声门上吞咽相配合。

（3）进食速度　为了降低误咽的危险，进食、咀嚼、吞咽都要比正常人慢；第一次吞咽完后，第二次吞咽，这样可以防止两次吞咽的情况发生；一顿饭的时间最好是 45 分钟。针对患者吞咽功能的不同，医师应引导患者调整及调整饮食，并警告快速进食的病人，以避免误食。

（4）进食姿势　一般让患者取躯干 30°仰卧位，头部前屈，偏瘫侧肩部用枕头垫起，辅助者位于患者健侧。为使吞咽更安全、有效，应在训练前采用特定的方法去除咽部残留物，主要包括空吞咽、侧方吞咽、点头样和交互吞咽等方法。

3. 间接训练

间接训练是指不利用食物，只针对吞咽障碍所进行的治疗方法，适用于所有吞咽障碍患者。

（1）口咽部肌肉运动训练　患者面对镜子练习抗阻鼓腮、口唇突出与旁拉、嘴角上翘等动作，通过口唇轮匝肌训练能有效地增强患者肌肉力量，改善口唇闭合功能，为口腔食物组织、压力梯度的形成、食团的喷射和推进做好准备。舌的训练主要在于练习舌的灵活性及舌压抗阻训练。舌压的增强可使患者吞咽反射的持续时间增加，减少咽部残留，降低食管上括约肌压力，加大口腔及咽部压力，从而促进食团更为顺利地进入食管。下颌运动包括张口-松弛训练以及左右摆动练习，该训练有助于加强吞咽器官的运动控制能力、稳定及协调能力，提高咀嚼功能。

（2）口唇封闭训练　口唇运动锻炼可以增强嘴唇的运动控制、力量和协调能力，促进口腔内的食物和饮水的流出，促进咀嚼和吞咽的能力。

（3）下颌运动锻炼　可以增强下巴运动的控制、稳定性、力量和协调能力，从而改善咀嚼能力。

（4）舌运动锻炼　强化舌的运动控制，增强舌的力量和协调，增强对食物的控制，并将其送入咽的功能。

（5）口面部冷热交替刺激法　口面部冷热交替刺激法是指用蘸有0～5℃冰水的棉签和蘸有38～50℃温热水的棉签交替刺激软腭、腭弓、舌根及咽后壁。冰刺激疗法反复使用机械、温度和压力刺激，有效改善舌头和软腭的运动和感觉功能。它通过增加感觉输入来增强软腭和咽部的敏感度，从而提高局部神经感觉的敏感度，使局部肌肉收缩进而诱发吞咽反射。

（6）气道保护法　气道保护法旨在增加患者口、咽、舌骨、喉复合体等结构的运动范围，加强运动力度，增强患者的感觉和运动协调性，避免误吸。其方法主要包括用力吞咽法、声门上吞咽法、门德尔松吞咽法。

① 用力吞咽法：是指让患者将舌用力向后移动，推送食物进入咽腔，长期训练可以促进咽部偏移和会厌倾斜的垂直速度和距离，有效清除食物在咽部残留。

② 声门上吞咽法：又称“屏气吞咽”，屏气时声门闭锁、声门气压加大，食物不易进入气管，吞咽后立即咳嗽可以清除滞留在咽喉部的食物残渣。

③ 门德尔松吞咽法：是指患者吞咽时舌用力抵住硬腭，屏住呼吸，尽量保持长时间的喉部抬升状态，它可代偿舌骨上肌群和咽纵肌群的舌骨—喉复合体抬高功能并激活大脑皮质中吞咽相关区域，提高吞咽的安全性及有效性。

（7）呼吸训练　吞咽与呼吸在结构与功能上密切相关，在进行吞咽动作的瞬间伴有短暂的呼吸暂停。吞咽障碍患者常因吞咽肌群无力、吞咽启动延迟等因素，完成一次吞咽动作需较长的屏气时间。然而，这一类患者也常常因营养不良、长期卧床导致氧储备能力下降，在吞咽动作未完成就因缺氧而被迫提前开放气道，容易导致误吸甚至是吸入性肺炎的发生。

（二）物理因子治疗

（1）神经肌肉电刺激（NMES）　NMES主要是通过输出电流刺激喉返神经、舌下神经等与吞咽功能有关的神经，以加强吞咽肌肉的活动并提供感觉刺激；早期大多数NMES研究已将它应用于脑卒中后吞咽困难患者的咽喉部肌肉，帮助恢复喉上抬运动控制，防止声门下误吸。

（2）经颅磁刺激（TMS）　TMS是利用时变磁场作用于大脑皮层产生感应电流，改变皮层神经细胞的动作电位，从而影响脑内物质代谢和神经电生理活动的生物刺激技术。有研究证实，高频重复经颅磁刺激作用于健侧大脑半球舌骨上肌群皮质对应区，可改善脑卒中患者的吞咽障碍，促进脑卒中吞咽困难患者吞咽功能相关脑区激活。

（3）表面肌电生物反馈（sEMGBF） sEMGBF 是根据患者肌肉活动来做出相应的反馈，患者根据反馈对肌肉进行调整。它的临床介入时间是发挥吞咽肌收缩功能的关键。研究表明在进行吞咽动作时配合使用 sEMGBF，可以有效增加吞咽肌肉兴奋性，从而达到改善吞咽功能的目的。

（三）相关新技术

（1）导管球囊扩张术　导管球囊扩张术利用机械性牵拉的原理，扩张痉挛的环咽肌，从而促使食物能够顺利通过咽部进入食管，适用于环咽肌失弛缓的吞咽障碍患者。

（2）运动想象疗法　运动想象与运动执行在大脑皮层控制中存在重叠，将其应用于健康人群吞咽功能训练，发现其可能与口腔内压的增加相关。运动想象疗法有可能成为无法直接进行摄食训练患者的一种实用、有效的训练方法，更多研究可围绕运动想象和舌运动及口腔压力改变开展。

（3）干细胞移植技术　干细胞植入技术在涉及舌功能障碍和口干症的动物研究中已经取得很大进展，如注射干细胞可改善口干症相关症状；其在恢复甲杓肌和喉内收功能方面具备潜力。目前该领域的研究较少且处于初期，远没有成为临床实践的一部分，但在改善吞咽功能上有巨大潜力。

（四）中医疗法

（1）针刺　精准研究吞咽组穴的针刺疗法有助于提高治疗效果。有学者总结出古代针灸治疗神经性吞咽障碍以合谷、颊车、地仓、水沟、承浆为配伍核心腧穴，强调远近配穴及随症取穴。

（2）中药　近几年随着康复技术的发展，在各项吞咽训练的同时服用或鼻饲中药，已然成为趋势，临床证实疗效显著。

（3）电针　研究表明，采用电针治疗中风后吞咽障碍患者的总有效率高于普通针刺组，低频电针改善中风后吞咽功能的疗效优于高频电针。

（五）其他事项

包括呼吸训练、排痰训练、上肢进食功能训练、食物调配、餐具选择、辅助器具的选择和使用、进食前后口腔清洁。

综上所述，吞咽困难的治疗方法不断发展进步，单一的方法不再能满足现阶段的吞咽障碍的治疗，更倾向综合的治疗方式。无论是技术的创新，还是诊疗方法的改进，都需要考虑患者的实际病情和个体性差异，进行深入和精准的功能评估，实施针对性的合理康复与治疗方法。积极探索、不断创新和改进治疗技术，对于吞咽障碍的诊治与发展具有重要意义。

第六节　盆底功能障碍性疾病康复

学习目标

1. 掌握：盆底功能障碍性疾病的定义；适应证及禁忌证；康复治疗方法。
2. 熟悉：盆底功能障碍性疾病的临床表现、康复评定。
3. 了解：盆底解剖及功能；盆底功能障碍性疾病的危险因素。

一、概述

（一）基本概念

1. 定义

盆底功能障碍性疾病（pelvic floor dysfunction，PFD）又称盆底缺陷或盆底支持组织松弛，是由于各种病因如退化、妊娠、分娩、手术、创伤等因素，导致盆底支持变薄，进而引发盆腔器官的位置和功能异常，主要表现为盆腔器官脱垂（pelvic organ prolaps，POP）或膨出、压力性尿失禁（stress urinary incontinence，SUI）、生殖道瘘（genital tract fistula）、以及性功能障碍（sexual disfunction，SD）等。

2. 流行病学

我国 PFD 发病率为 18.5%～46.5%，65 岁以上老年女性的患病率为 51.1%，导致其生活质量明显下降。因女性发病显著高于男性，故本节重点讨论女性盆底功能障碍性疾病（female pelvic floor dysfunction，FPFD）。

（二）病因病理

1. 女性盆底解剖

女性盆底前方为耻骨联合下缘，后方为尾骨尖，两侧为耻骨降支、坐骨升支及坐骨结节。两侧坐骨结节前缘的连线将骨盆底分为前、后两部，前部为尿生殖三角，其内有尿道和阴道通过。后部为肛门三角，肛管在此通过。

盆底软组织又称盆膈，由外向内分为三层。外层为浅层筋膜与肌肉；中层即泌尿生殖膈，由上下两层坚韧的筋膜及一层薄肌肉组成；内层由肛提肌及筋膜组成，是最坚韧的一层。其中，肛提肌起于耻骨后面与坐骨棘之间的肛提肌腱弓，肌纤维向内下，止于会阴中心腱、直肠壁、尾骨、肛尾韧带；尾骨肌起于坐骨棘盆面，止于尾骨与骶骨下部。

2. 骨盆底功能

（1）女性的盆底肌肉，对膀胱、子宫、直肠等盆腔脏器起重要的支持作用。

（2）与腹肌协同增加腹内压，参与控制排尿、排便。

（3）维持阴道紧缩度，性生活时增加性满意度等。

3. 病因

PFD 的病因及发病机制一直是临床及基础研究的热点。据临床研究报道，POP 患者中 71%伴有 SUI，SUI 患者中 59%合并 POP。目前普遍认同 POP 和 SUI 的高危因素相互交错。因此，导致盆底支持结构的退行性病变的因素（主要包括先天性发育障碍、衰老、雌激素水平撤退等）和导致盆底支持结构机械性损伤的生物力学因素（主要包括妊娠、分娩、便秘、肥胖等）都是 PFD 的致病因素。

（三）危险因素

（1）妊娠和分娩　是 PFD 最常见的危险因素。妊娠期随着子宫增大，受重力作用影响，对盆底产生慢性牵拉造成不同程度的软组织损伤；妊娠期孕激素增高、雌激素下降，改变了盆底结缔组织的胶原代谢，导致盆底支持结构减弱，增加了盆腔器官脱垂的发生风险。分娩时盆底组织受胎头挤压，软产道及盆底组织不断拉伸、扩张，肌纤维不断拉长、延伸，特别是难产、器械助产等易引起盆底及尿道周围组织的损伤（如会阴撕裂）、膀胱颈位置及活动度改变、尿道闭合压下降，导致压力性尿失禁的发生。

（2）年龄增大　尿失禁或子宫脱垂的女性最好发的年龄为 50～60 岁。随着年龄增大，尤其是绝经后，雌激素缺乏，女性生殖器官退化，可导致阴道壁萎缩变薄、阴道分泌物不足，引起性功能异常。还可导致盆底结缔组织胶原代谢能力下降，使盆底支撑能力减弱。

（3）慢性便秘　便秘时需增加腹压协助排便，对盆底软组织造成牵拉，长期导致盆底肌肉松弛。

（4）糖尿病　糖尿病患者易导致周围神经病变，可影响对盆底组织的支配作用；同时因糖尿病损害调节阴道平滑肌的肾上腺素能、胆碱能及 NANC 能神经递质 NO 的调节机制，从而导致性生活障碍。

（5）慢性呼吸系统疾病　长期慢性咳嗽也可通过反复增加腹压导致盆底肌肉松弛。

（6）肥胖　由于肥胖患者自身体重因素，加之运动减少，使盆底长期受自身体重的慢性牵拉、支持能力减弱而损伤。

（7）盆底手术　会阴侧切术、人工流产手术等，可直接导致盆底肌肉损伤，也可引起阴部神经机械性损伤。

（8）药物　任何能改变患者精神状态、神经传导、生殖系统血流或血管反应性及性激素水平的药物可影响盆底功能，尤其是女性性功能。

（四）临床表现

1. 症状

（1）排尿异常　以压力性尿失禁最多见，有时也发生尿潴留；如合并膀胱阴道瘘或尿道阴道瘘者，还可出现溢尿。反复出现泌尿道、生殖道感染。

（2）排便异常　因肛门括约肌松弛可导致大便失禁，直肠蠕动下降导致患者长期便秘。

（3）盆腔器官脱垂或膨出　因盆底肌肉松弛，可出现子宫脱垂、阴道壁膨出等，患者经常腰部不适及疼痛。

（4）下腹疼痛　产后女性主要以会阴伤口疼痛为主，可伴发性交痛。合并膀胱阴道瘘者可出现漏尿，因尿液外渗入腹腔而腹痛。

（5）性生活质量下降　主要表现性快感和高潮质量下降或缺失，导致女性性冷淡。

2. 体征

（1）妇科检查　会阴局部可有伤口；合并阴道壁膨出者，阴道口张开，阴道前后壁膨出，会阴弹性下降，局部有压痛；合并子宫脱垂者，子宫颈水平下降或脱出；盆底肌松弛，肌力、肌张力下降，协调性、控制力差。

（2）腰腹部查体　腹部肌肉松弛，腰腹肌肌力下降。

（五）常见的盆底功能障碍性疾病

常见的盆底功能障碍性疾病包括盆腔器官脱垂或膨出（子宫脱垂、阴道前壁膨出、阴道后壁膨出、阴道穹窿膨出等）、压力性尿失禁、生殖道瘘（尿瘘、粪瘘等）以及女性性功能障碍等。

二、康复评定

包括其分娩情况、是否合并慢性便秘、慢性咳嗽、糖尿病等容易导致 PFD 的高危因素。

（一）常规检查

主要包括会阴检查、妇科检查、肛门检查。

（1）会阴检查　主要检查会阴，伤口愈合情况（包括有无红肿、硬结、瘢痕、触痛或压痛），会阴体弹性、长度，阴道口能否闭合、是否有组织脱出，最大向下用力屏气时会阴平面同坐骨结节平面的联系。再者检查会阴骶神经分布区的痛温觉，以此来检查有无神经损伤。

（2）妇科检查　主要了解阴道前壁及后壁；检查泌尿生殖裂隙宽松情况；子宫位置与复旧情况对于产后的女性需特别注意评估。

（3）肛门检查　主要了解直肠疝囊的情况。

（二）辅助检查

可采用尿动力学检查、膀胱 B 超、内镜、膀胱尿道造影、磁共振成像等。

（1）尿动力学检查　主要包括尿流量及膀胱内压测定，是诊断尿失禁最重要的一种辅助检查。

（2）膀胱 B 超　可以经阴道或经直肠进行检查可直观了解到静息状态和屏气

（即 Valsalva 动作）时膀胱的位置改变及膀胱颈的活动度。

（3）内镜 尿道镜或膀胱镜检查有助于了解尿道长度、张力，还可排除外膀胱黏膜的病变。

（4）膀胱尿道造影 尿道角度的变化、膀胱尿道位置及膀胱颈的改变可用此方法直观了解。

（5）磁共振成像 即可清晰地观察到盆底软组织的边界，有助于诊断器官脱垂或膨出，也可对膀胱前间隙进行测定。

（三）盆底肌肉功能评估

盆底肌肉功能评估主要包括盆底肌肉徒手肌力检查、阴道最大收缩压测定、阴道肌电图等。

（1）盆底肌肉徒手肌力检查 主要评估肌肉收缩强度、能否对抗阻力，肌肉重复收缩及快速收缩次数。其中直肠检查通过直肠评定盆底肌肉，评价在静息状态及自主收缩状态下的肛门括约肌有无受损，以及肛门上提肌的收缩情况。

（2）阴道最大收缩压测定及阴道肌电图 可反映阴道浅肌层、深肌层的综合肌力水平。

（四）压力性尿失禁的特殊检查

（1）压力试验（stress test） 为压力性尿失禁的诊断性试验之一。

（2）指压试验（bonney test） 检查者将示指放入患者阴道前壁的尿道两侧，指尖置于膀胱与尿道交界处，向前上抬高膀胱颈，再嘱患者用力咳嗽 8～10 次，如压力性尿失禁现象消失，则为阳性。

（3）1 小时尿垫实验（pad test） 尿道压力试验阴性者可行尿垫试验。要求患者先饮 500mL 水，然后穿着事先称重的无菌尿布进行行走、用力咳嗽、跑步等活动，1 小时后取下尿垫称重可知溢尿量。这是压力性尿失禁最常用且较客观的定量检测方法，也可用来评估尿失禁的程度。通常将测定结果分为：轻度，溢尿 0～2g；中度，溢尿 2～10g；重度，溢尿 10～50g；极重度，溢尿＞50g。

三、康复治疗

（一）盆底功能康复基本原则

提高盆底肌肉收缩能力、增强盆底肌肉张力、减轻尿失禁及盆底器官脱出情况、改善性生活质量，从而预防和治疗盆底功能障碍性疾病是盆底功能康复的基本原则。

（二）盆底康复适应证及禁忌证

1．适应证

（1）盆腔脏器脱垂，如轻至中度子宫脱垂，尤其是伴阴道前后壁膨出者。

（2）压力性尿失禁或频繁尿潴留、排便异常；反复阴道炎，尿路感染患者非急性期；泌尿生殖修补术辅助治疗。

（3）盆底肌力减弱者。如无法对抗阻力、收缩持续时间≤3s（检测盆底肌力评级≤3 级）或阴道收缩压≤30cmH_2O 者。

（4）产后 42 天女性可进行常规盆底肌肉锻炼。

（5）产褥期症状（腰背痛、腹痛伴耻骨联合分离等）。

（6）术后会阴瘢痕疼痛。

2. 禁忌证

（1）恶性盆腔脏器肿瘤患者。

（2）孕妇的腹部。

（3）产后阴道出血（如晚期产后出血或月经期）。

（4）手术瘢痕裂开。

（5）神经系统疾病，如痴呆或不稳定癫痫发作。

（三）康复治疗

盆底肌肉的力量训练以 Arnold Kegal 医生提出的 Kegal 训练法为核心，在此基础上辅以生物反馈技术、电刺激等技术，以减少尿失禁、盆腔器官脱垂等症状的发生。

1. 盆底肌锻炼法

（1）盆底肌肉锻炼（pelvic floor muscle training，PFME） 又称为Kegel 运动，指患者自主控制以耻骨尾骨肌群（即肛提肌）为主的盆底肌肉群进行反复收缩训练，以提高盆底支持组织的张力，可减轻或预防尿失禁。主要用于提高盆底肌肉收缩强度、耐力、速率、收缩持续时间，以及增强肌肉综合能力达到要求或预期张力产生疲劳。

（2）盆底肌肉锻炼机制　盆底肌肉肌纤维主要分为两类，Ⅰ类纤维又称慢肌纤维、白肌纤维；Ⅱ类纤维又称快肌纤维、红肌纤维。在此训练中需兼顾 5 个方面：①强度，肌肉收缩可以产生的最大张力；②速率，最大张力和达到最大张力所需时间之比；③持续时间，肌肉收缩可以持续或重复的时间长度；④重复性，可以达到一定张力的反复收缩次数；⑤疲劳，维持肌肉收缩达到要求或预期张力产生疲劳。

Ⅰ类纤维训练，主要针对强度、持续时间和重复性这三个方面；Ⅱ类纤维训练，主要针对力度、速率和疲劳这几个方面。训练时先训练Ⅰ类纤维，后训练Ⅱ类纤维。Ⅰ类纤维强化训练模式采用 50%左右的最大自主收缩强度收缩，尽可能延长收缩时间，休息时间与收缩时间相等，每次训练总时长为 10 分钟。当Ⅰ类纤维每次持续收缩时间可以达到 10 秒，再强化Ⅱ类纤维。Ⅱ类纤维强化训练时，每个单次收缩后休息 2 秒，每次训练总时长为 5 分钟。Ⅰ类纤维和Ⅱ类纤维都进行强化训练之后，开始训练盆底肌肉协调性收缩，训练模式为在Ⅰ类纤维持续收缩的基础上进行Ⅱ类纤维的快速收缩，可分别在不同体位训练，对于产妇需要在用力咳嗽、提重物等引起腹内压增高过程中，自主控制进行Ⅱ类纤维收缩，增大尿道闭合，避免漏尿。

（3）具体方法　首先应向患者普及相关基本解剖学知识，指导患者做缩肛的动作，每次收缩保持 3 秒以上，随后放松。连续做 15～30 分钟，每日进行 2～3 次；或每日做 Kegel 运动 150～200 次，6～8 周为 1 个疗程。

通常 Kegel 锻炼分为 4 个阶段。①检查者通过用指诊鉴别患者耻骨尾骨肌有无收缩：当检查者能感觉到放置在阴道后壁中段的手指尖能向前向上抬举时即为耻骨尾骨肌产生收缩。②指导患者记住耻骨尾骨肌收缩的感觉；嘱患者尝试在排尿过程中中断排尿，放松后再继续排尿，重复多次，使患者能熟练掌握耻骨尾骨肌收缩，达到具有主动控制排尿的功能。③指导患者正确地进行盆底肌收缩，避免腹肌和臀大肌的收缩。另外，训练过程强调个体化及收缩频率的调整，收缩 1～2 秒后放松，逐步增加至 10 秒后放松，频率调整为 1∶1 或 1∶2。④当症状改善后仍应坚持训练，直至完全建立场景反射为止。另外，在 Kegel 锻炼过程中还可通过将阴道压力计、阴道重物（如阴道哑铃）、球形导管放入阴道的方法提高触觉敏感性，增强盆底运动效果；如果肌肉收缩仍无改善，应考虑运用功能性电刺激。

2. 盆底肌肉电刺激

盆底肌肉电刺激机制：通过放置在阴道内的电极传递不同强度的电流，刺激尿道外括约肌收缩，兴奋交感通路并抑制副交感通路，以此增强括约肌收缩，提高尿道关闭压，改善控尿能力；抑制膀胱收缩能力，降低逼尿肌代谢水平，增加膀胱容量，加强储尿能力。电刺激还可针对因肌痉挛引起的疼痛进行盆底肌放松来缓解，直接诱导治疗性的反应或者调节下尿路功能的异常，是促进盆底神经肌肉康复最有效的手段之一。通常每周 2 次，必要时每日 1 次，每次 20 分钟，6～8 周为 1 个疗程。电刺激强度选择以患者能耐受且不感觉疼痛为度。

3. 盆底生物反馈治疗

盆底生物反馈治疗主要检测盆底肌肉电信号活动，通过将电子生物反馈治疗仪的探头置入阴道或直肠内，并采用模拟的声音或视觉信号把肌肉活动的信息转化并反馈给患者和治疗者，即可反映出正常或异常的盆底肌肉活动状态。为后续指导患者正确、自主控制盆底肌的收缩和舒张，形成条件反射；又可指导治疗者通过反馈的信息找到正确的锻炼方法，使盆底肌肉收缩变得有效，并增强阴道紧缩度，提高性生活质量，预防和治疗尿失禁、子宫脱垂等盆底障碍性疾病。生物反馈方法包括盆底肌肉生物反馈治疗、膀胱生物反馈治疗、场景反射等。

4. 综合个体化治疗

单纯 Kegel 锻练、生物反馈及电刺激对于盆底康复都是有效的。但电刺激结合 Kegel 锻炼治疗盆底功能障碍性疾病，有效率达 56%～91%，并有 30%的病人能达正常控制排尿，对年轻的女性尿失禁患者效果较好；但对于绝经期老年患者，其疗效相对较差。康复治疗师需考虑患者病情程度，同时结合各类患者的心理和生理特点，设定个体化方案，使盆底肌肉康复训练、电刺激及生物反馈有机的结合起来，尽可能达到理想的治疗效果。

5. 其他治疗

（1）膀胱训练　对于存在压力性尿失禁的患者，还需配合膀胱训练。首先要求患者记录每日的排尿次数、尿量、尿失禁的次数及程度（溢尿量）、尿垫的使用、液体的摄入量；然后根据排尿记录，指导患者有意识地延长排尿间隔。

（2）药物治疗　可选择盐酸米多君等药物，改善压力性尿失禁患者的控尿能力；轻度子宫脱垂或阴道膨出患者可用补中益气汤促进盆底肌张力恢复等。

（3）辅助具　尿失禁可选择使用止尿器辅助控制排尿，轻度子宫脱垂患者可使用子宫托等辅助治疗。

（4）瑜伽锻炼　另有报道，PFMT 联合瑜伽锻炼缓解了围绝经期妇女的 PFD 症状、改善了生活质量、增加了盆底肌肉力量，推荐有 PDF 症状的女性可以结合 PFMT 和瑜伽锻炼来促进康复和改善，但这种联合锻炼应该在合格的卫生专业人员的指导下进行。

（5）中医针灸疗法　有研究报告，传统的针灸疗法对盆底功能障碍有较好的效果。

6. 手术治疗

对于康复治疗效果不佳的压力性尿失禁、严重子宫的脱垂、直肠脱垂及阴道前或后壁膨出，可考虑进行盆底重建手术治疗。手术方式包括：无张力性尿道中段悬吊术（TVT-0 吊带）、保留子宫全盆底悬吊术、Prolift TM 全盆底修复、阴道残端-骶骨岬固定术。对于病程超过 1 个月的生殖道瘘患者，则需进行瘘修补术。

7. 多学科团队管理

多学科团队管理是近年来提出的一种新的医疗模式，旨在通过跨学科合作为患者提供最有效和全面的医疗服务。国外有报道建议对 PFD 患者进行多学科团队（MDT）管理，以规范治疗并改善患者预后。

二维码 6-1　测试题

参考文献

[1] Walter R Frontera, Alan M Jette, Gregory T Catter, 等. DeLisa 物理医学与康复医学理论与实践. 5 版. 励建安, 毕胜, 黄晓琳, 译. 北京: 北京人民出版社, 2013.

[2] 卓大宏. 中国康复医学. 2 版. 北京: 华夏出版社, 2003.

[3] 李晓捷, 唐久来, 马丙祥. 儿童康复. 北京: 人民卫生出版社, 2020.

[4] 葛均波, 徐永建, 王辰. 内科学. 9 版. 北京: 人民卫生出版社, 2022.

[5] 缪鸿石. 康复医学理论和实践. 上海: 上海科学技术出版社, 2000.

[6] 张绍岚, 王红星. 常见疾病康复. 3 版. 北京: 人民卫生出版社, 2020.

[7] 王俊华, 杨毅. 康复医学导论. 北京: 人民卫生出版社, 2021.

[8] 王玉龙, 周菊芝. 康复评定技术. 3 版. 北京: 人民卫生出版社, 2019.

[9] 章稼, 王于领. 运动治疗技术. 3 版. 北京: 人民卫生出版社, 2020.

[10] 张维杰, 吴军. 物理因子治疗技术. 3 版. 北京: 人民卫生出版社, 2019.

[11] 闵水平, 孙晓莉. 作业治疗技术. 3 版. 北京: 人民卫生出版社, 2020.

[12] 王左生, 马金. 言语治疗技术. 3 版. 北京: 人民卫生出版社, 2020.

[13] 陈健尔, 李艳生. 中国传统康复技术. 3 版. 北京: 人民卫生出版社, 2020.

[14] 贾建平, 陈生弟. 神经病学. 8 版. 北京: 人民卫生出版社, 2021.

[15] 张英泽, 翁习生. 骨科学. 2 版. 北京: 人民卫生出版社, 2022.

[16] 袁涛, 王忠太. 骨质疏松症康复指南(上). 中国康复医学杂志, 2019, 34(11): 1265-1272.

[17] 石秀娥, 方国恩, 杨克虎等. 骨质疏松症康复指南(下). 中国康复医学杂志, 2019, 34(12): 1511-1519.

[18] 中国微循环学会神经变性病专委会, 中华医学会神经病学分会神经心理与行为神经病学学组, 中华医学会神经病学分会神经康复学组. 阿尔茨海默病康复管理中国专家共识(2019). 中华老年医学杂志, 2020, 39(01): 9-19.

[19] 张先卓, 吕萌, 罗旭飞等. 脑卒中康复临床实践指南推荐意见研究. 中国康复理论与实践, 2020, 26(02): 170-180.

[20] 张皓. 脑卒中康复治疗的新进展. 医学与哲学(B), 2016, 37(06): 24-27.

[21] 宋鲁平, 王强. 帕金森病康复中国专家共识. 中国康复理论与实践, 2018, 24(07): 745-752.

[22] 陈进, 倪朝民. 常见病康复诊疗规范(1)——脑卒中康复规范管理与分级诊疗. 安徽医学, 2016, 37(07): 926-927.

[23] 饶美林, 肖洪波. 常见病康复诊疗规范——腰椎间盘突出症康复规范管理与分级诊疗. 安徽医学, 2017, 38(09): 1230-1231.

[24] 王丽. 常见病康复诊疗规范——冠心病分级康复诊疗指南解读. 安徽医学, 2017, 38(07): 956-957.

[25] 陈进, 倪朝民. 常见病康复诊疗规范——股骨颈骨折人工髋关节置换术康复规范管理与分级诊疗. 安徽医学, 2017, 38(01): 124-125.

[26] 盛勇, 蔡力. 从欧美高血压指南看高血压病的康复. 心血管康复医学杂志, 2003(S1): 539-540.

[27] 黄华磊, 李莉, 徐永清等. 多学科联合管理模式对社区糖尿病患者心身康复管理效果研究. 中国全科医学, 2019, 22(15): 1842-1847.

[28] 中国康复医学会骨质疏松预防与康复专业委员会. 骨质疏松性椎体压缩骨折诊治专家共识(2021 版). 中华医学杂志, 2021, 101(41): 9.

[29] 国家卫生健康委能力建设和继续教育中心疼痛病诊疗专项能力培训项目专家组, 刘堂华, 刘庆, 等. 慢性腰背痛康复中国疼痛科专家共识. 中华疼痛学杂志, 2021, 17(6): 10.

[30] 卫生部. 慢性阻塞性肺疾病诊疗规范(2011年版)(一). 全科医学临床与教育, 2012, 10(4): 3.

[31] 神经根型颈椎病诊疗规范化研究专家组. 神经根型颈椎病诊疗规范化的专家共识. 中华外科杂志, 2015, 53(011): 812-814.

[32] 章薇, 李金香, 娄必丹, 等. 中医康复临床实践指南·项痹(颈椎病). 康复学报, 2020, 30(5): 6.

[33] 中医康复临床实践指南·腰痛(腰椎间盘突出症)制定工作组, 章薇, 娄必丹, 等. 中医康复临床实践指南·腰痛(腰椎间盘突出症). 康复学报, 2021, 31(4): 6.

[34] 中华中医药学会骨伤科分会. 中医骨伤科临床诊疗指南·肩关节周围炎: T/CACM 1179—2019. 上海中医药杂志, 2022, 56(03): 1-5.

[35] 朱珲莹. 运动康复防治高血压. 医师在线, 2021(6): 36-37.

[36] 兰克涛, 刘晓宁, 李黎, 等. 完善肿瘤预防及诊疗和康复服务体系建设. 中华医院管理杂志, 2016, 32(006): 468-469.

[37] 王均玉, 刘广会, 郭玲, 等. 小针刀松解联合康复训练治疗髂胫束挛缩症. 中国骨与关节损伤杂志, 2021, 36(6): 561-564.

[38] 龙威力, 梁丽君, 黄洁, 等. 脑卒中后躯干肌痉挛的物理康复研究进展. 中华老年心脑血管病杂志, 2017, 19(10): 1114-1115.

[39] 张全兵, 周云钟, 华璋, 等. 关节挛缩的发病机制和治疗进展. 中华创伤骨科杂志, 2017, 19(6): 548-551.

[40] 李婷, 潘建华, 黄峻, 等. 序贯压力康复疗法联合负压创面治疗技术对手烧伤后瘢痕挛缩修复患者关节功能障碍及瘢痕情况的影响. 中国美容医学, 2021, 30(10): 51-54.

[41] 韩济生. 我国疼痛治疗新进展. 医学研究杂志, 2010(1): 1-2.

[42] 巩树伟, 刘爱峰, 郎爽, 等. 虚拟现实技术对慢性疼痛治疗的应用进展. 中国疼痛医学杂志, 2020, 26(6): 438-441.

[43] 窦祖林, 戴萌, 王玉珏, 等. 吞咽障碍临床及研究 2015 年回眸. 中华康复医学与康复杂志, 2015, 37(12): 889-891.

[44] 陈夏清, 于丽, 张静, 等. 负压封闭引流术联合银离子抗菌敷料对老年压疮康复的临床意义研究. 中国现代药物应用, 2020, 14(20): 108-109.

全书案例分析